Gesund durch Kräutertee

Peter A. Zizmann

Die Deutsche Bibliothek
CIP-Einheitsaufnahme
Zizmann, Peter A.:
Gesund durch Kräutertee
Bonn: Verlag Volksheilkunde, 2005
ISBN: 3-9807430-9-8

Impressum
ISBN: 3-9807430-9-8

Maarweg 10, 53123 Bonn

Fotos: Peter A. Zizmann
Gestaltung: Brainwatchers, Niedernhausen
Redaktion und Satz: Anita Borhau-Karsten
Druck: LV Druck
im Landwirtschaftsverlag GmbH, Münster

Printed in Germany.
1. Auflage 2005

Vorwort

Kräutertee gehört zu den ältesten Heilmitteln der Menschheit. Über lange Zeiträume wurden Erfahrungen über die Heilwirkung, Dosierung und Zubereitung gesammelt. Diese habe ich vor Jahren, kombiniert mit meinen eigenen Erfahrungen aus einer über 25-jährigen Praxistätigkeit, in dem Buch »Die erfolgreiche Teemischung« für den naturheilkundigen Behandler zusammengefasst. Da ein spezielles Teebuch mit einfacher und übersichtlicher Darstellung für jeden einen hohen Nutzen bringen kann, habe ich diese Rezeptsammlung zur praktischen Anwendung jetzt in diesem Buch niedergeschrieben. Uralte Erfahrungen – ergänzt durch neueste Erkenntnisse – haben sich in der Naturheilpraxis bewährt. So entstand ein allgemein verständliches Buch zur Anleitung bei gesundheitlichen Beschwerden und zur Ergänzung einer heilkundigen Behandlung.

Bewusst wurde in diesem Buch auf eine spektakuläre Darstellung verzichtet. Modernen »Aufreißern« wie Kloster- oder Hexenmedizin wurde ebenso wenig Raum gegeben, wie rein spekulativen Wirkungen, die oftmals in das Reich der Fabeln gehören. Behandlungen mit pflanzlichen Mitteln bieten derart viele Möglichkeiten bei einer Vielzahl von Beschwerden und Krankheiten, dass getrost auf übertriebene Phantastereien verzichtet werden kann, die letztendlich nur zu Enttäuschung und Hoffnungslosigkeit führen.

Als erfahrener Praktiker durfte ich erfahren, dass die heutigen wissenschaftlichen Vorgaben nicht ohne hinreichenden Grund über die Erfahrung dominieren dürfen. Die Ergebnisse einer einseitigen Sicht oder bruchstückhaft angelegter Forschung können und dürfen fundierte Erfahrungen nicht ersetzen. So wichtig wissenschaftliche Erkenntnisse sind – für den kranken Menschen steht die Linderung oder Heilung seiner Leiden und gesundheitlichen Beschwerden im Vordergrund! Dies war stets das höchste Ziel naturheilkundiger Behandlung.

Mein Dank gilt den zahlreichen Behandlern, die zur Erhaltung, Bereicherung und Fortentwicklung des Erfahrungsschatzes mit pflanzlichen Arzneimitteln beigetragen haben. Bedanken möchte ich mich vor allem bei meinen Lehrmeistern und deren Lehrern. Einen herzlichen Dank allen, die bei der Umsetzung des Manuskriptes in das vorliegende Buch mitgeholfen haben. Besonderen Dank auch an meinen Sohn Marcus für seine fachmännische Beratung bei der Gestaltung und an meine liebe und geduldige Frau für ihre Mitarbeit und für ihre Anregungen, für die mehrfache Durchsicht des Manuskriptes und für ihr Verständnis für meine Zeitnot und Ungeduld beim Schreiben des Buches!

Hechingen, im Januar 2005
Peter A. Zizmann

Inhalt

Inhalt

Inhalt

Inhalt

Inhalt

Inhalt

Inhalt

Inhalt

Inhalt

Einführung

Einführung

Pflanzenauszüge mit Wasser – allgemein als Tee bezeichnet – zählen zu den ältesten medizinischen Anwendungen der Menschheit. Entsprechend lang und umfangreich sind die Erfahrungen mit den Wirkungen dieser Auszüge. Aus vielerlei Gründen wurden aus Pflanzenauszügen die unterschiedlichsten Arzneimittel: Salben, Tinkturen oder Tabletten. So gab es 1978 rund 80.000 naturheilkundliche Medikamente.

Die meisten pflanzlichen Arzneimittel sind jedoch in den letzten Jahren wieder aus den Apotheken verschwunden. Entweder wurde ihnen von der zuständigen Bundesbehörde keine weitere Zulassung mehr erteilt oder die Hersteller haben freiwillig auf eine Nachzulassung verzichtet.

Bewährte Arzneimittel stehen damit heute nicht mehr zur Verfügung, andere werden vermutlich schon bald nicht mehr erhältlich sein.

Die dadurch entstandene gewaltige Lücke kann nur noch durch eine von einem Behandler zusammengestellte Rezeptur oder eine sinnvolle Teemischung geschlossen werden.

Dabei bietet sich die Chance, ein pflanzliches Arzneimittel oder eine Teemischung zusammenzustellen, die genau dem Krankheitsgeschehen, der Persönlichkeit, der Reaktionsweise und Reaktionslage eines Erkrankten angepasst wird. Dies entspricht dann dem Wesen einer naturheilkundlichen Vorgehensweise.

Es ist jedoch ein Grundwissen erforderlich, damit die Beschwerden möglichst rasch beseitigt werden können und der Erkrankte den vollen Nutzen der Medizin erfährt.

Bei der Zusammenstellung einer Teemischung kann auf die Erfahrungen aus langen Zeiträumen und das Wissen erfahrener Behandler zurückgegriffen werden.

Mit der erforderlichen Sorgfalt und der Aufmerksamkeit für das Wesentliche kann alles Notwendige zur Bewältigung von gesundheitlichen Beschwerden unternommen werden.

Beobachtung und Erfahrung, Handlung und Reaktion – diese Säulen der Heilkunst können bei vielen Beschwerden mit der entsprechenden Anleitung umgesetzt werden. Wer immer auch eine Medizin anwendet, muss dabei selbstverständlich seine Grenzen erkennen und sich erforderlichenfalls um Rat und Hilfe an einen erfahrenen Behandler wenden.

Pflanzliche Nahrungs- und Arzneimittel begleiten den Menschen durch seine gesamte Geschichte und sind untrennbar mit ihm verbunden. Gerade bei den arzneilich verwendeten Teepflanzen ist der Übergang vom Nahrungsmittel zum Heilmittel oft fließend. Es gilt somit, Heilpflanzen dem jeweiligen Zustand eines Erkrankten entsprechend auszuwählen und zu verwenden.

Viele Krankheiten und Beschwerden wurden im Laufe der Menschheitsgeschichte mit Hilfe von Heilpflanzen geheilt oder gelindert und so viel Leid vermieden.

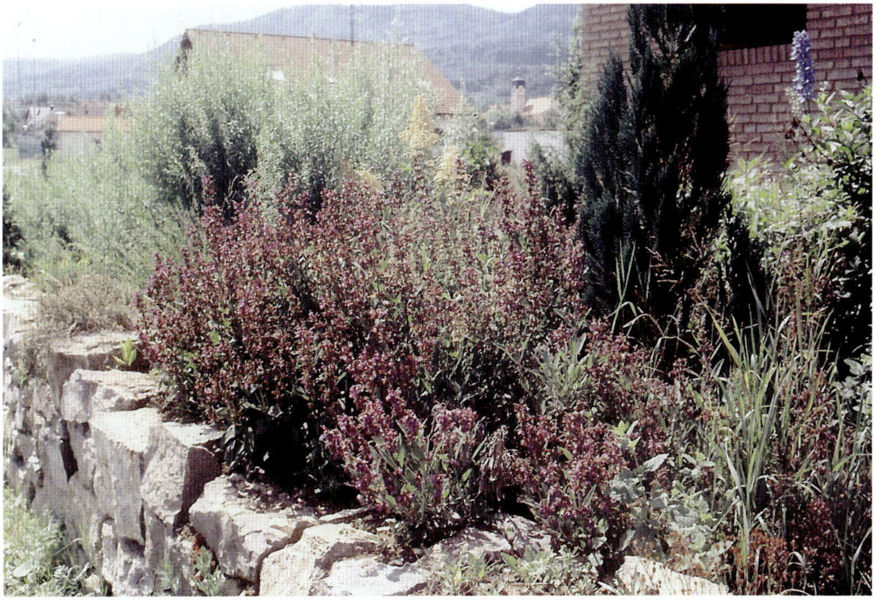

Soll ein Einzelwirkstoff oder ein Gemisch aus vielen Stoffen verwendet werden?

Diese Frage stellt sich beim Heilpflanzentee glücklicherweise nicht. Jeder Pflanzenauszug ergibt automatisch ein Vielstoffgemisch – im Optimalfall aus allen Inhaltsstoffen der Pflanze. Das Zusammenspiel der verschiedenen Inhalts- und Wirkstoffe führt in vielen Fällen erst zur erwünschten Heilwirkung. Einzelne Wirkstoffe können eventuell durch das Vorhandensein anderer Stoffe besser aufgenommen oder in ihrer Wirkung verstärkt werden. In einem sinnvollen Zusammenspiel ergänzen sich viele Pflanzen oder Pflanzenwirkstoffe und führen dadurch erst zur erwünschten Wirkung.

Selbstverständlich kann der isolierte Einzelwirkstoff wissenschaftlich leichter bewertet werden. Es zeigen sich berechenbarere Wirkungen, unabhängig von den Begleitumständen. Es kann die erforderliche Dosis für eine bestimmte Wirkung beim Einzelwirkstoff experimentell erforscht und beobachtet werden – das kommt einem breiten Einsatz ohne Berücksichtigung der individuellen Umstände entgegen. Warum sollten Menschen mit individuell verschiedenen Konstitutionen und Reaktionsweisen mit unterschiedlichen Heilmitteln aufwendiger behandelt werden, wenn mit einem Einzelwirkstoff, ausreichend dosiert, bei vielen Menschen die gleiche Wirkung erzielt wird? Der Einzelwirkstoff kann oft leichter den einzelnen Symptomen entsprechend angewendet werden. So erfolgt normalerweise die Auswahl bei chemisch hergestellten, herkömmlichen Arzneimitteln.

Naturheilkundliche Verwendung von Heilpflanzen möchte möglichst nicht nur die Symptome lindern, sondern eine Heilung erzielen, wodurch die Auswahl der Mittel scheinbar komplizierter ist. Die Wirkung eines Vielstoffgemisches gilt als schwieriger vorhersehbar und ist damit aus wissenschaftlicher Sicht ein Nachteil – dies genau aber macht die Stärke der Heilpflanzentherapie aus. Der Anteil einzelner Wirkstoffe am Gesamtvorgang kann zwar schwerer beurteilt werden, erfahrungsgemäß führt die Kombination verschiedener Pflanzen aber zu einer umfassenderen Wirkung. Dies gilt insbesondere für eine ursächliche Behandlung eines vielschichtigen, umfangreichen Krankheitsgeschehens. Der scheinbare Nachteil einer Behandlung mit Heilpflanzen wird jedoch durch die langen Erfahrungen mit ihnen während der ganzen Menschheitsgeschichte mehr als ausgeglichen. Unterschieden werden muss jedoch, ob eine Heilpflanzentherapie eine kurzfristige Wirkung erzielen kann oder ob eine Anwendung über einen längeren Zeitraum erforderlich ist. Die unterschiedlichen Inhaltsstoffe entfalten oft erst nach längerem Gebrauch ihre Wirkung auf die Organsysteme und den Gesamtorganismus. Ja, manchmal erlaubt erst der verbesserte Gesundheitszustand eines Erkrankten eine Beurteilung, ob das eingesetzte Mittel seine Wirkung entfaltet.

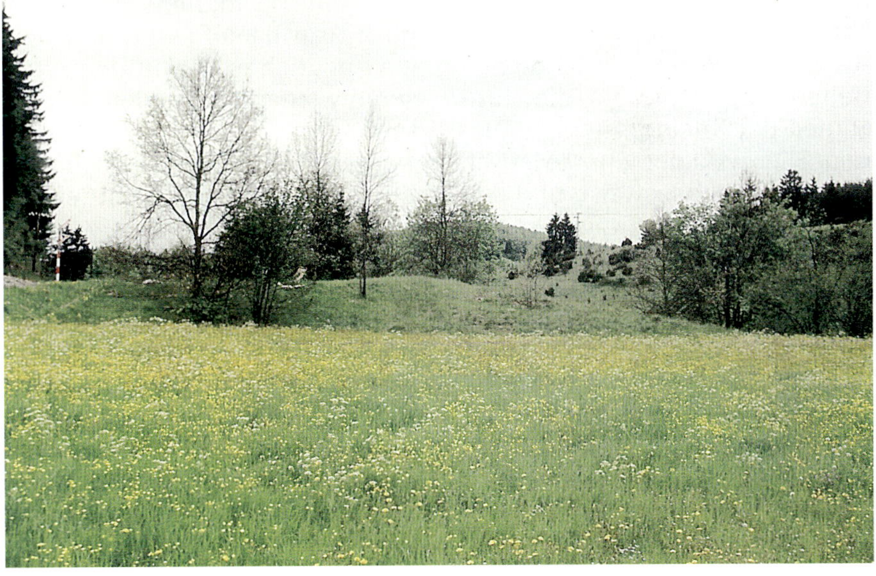

Ergänzungen zur Behandlung mit Teemischungen

Die Therapie mit Pflanzentees kann ohne zusätzliche Maßnahmen erfolgen, naturheilkundliches Denken und Vorgehen wird sich jedoch oftmals nicht mit einer Monotherapie zufrieden geben. Da weder einfache Ursachen noch isolierte Krankheitsverläufe vorausgesetzt werden können, erfordert ganzheitliches Betrachten und Behandeln oft eine umfassende Vorgehensweise. Dies wird von allen naturheilkundlichen Heilsystemen berücksichtigt.

Als Beispiel einer ganzheitlichen Behandlung können die fünf Säulen der Kneipp-Therapie dienen. Hier wird der ganze Mensch mit seiner Lebensweise und seinen Umweltbedingungen in die Bewertung einer Erkrankung einbezogen – daraus folgt zwangsläufig eine umfassende Therapie. Einer gesunden Vollwerternährung wird genauso Rechnung getragen wie ausreichender Bewegung, möglichst an frischer Luft. Die »Ordnungstherapie« umfasst alle Bereiche körperlichen, seelischen und geistigen Daseins: ausreichend Schlaf, notwendige Ruhephasen, die Bewältigung von Stress, die Beachtung des Seelenlebens und der geistigen Tätigkeit. Diese Faktoren müssen im Zusammenhang mit den Lebens- und Krankheitsäußerungen gesehen und erforderlichenfalls korrigiert werden.
Der Einsatz von physikalischen Reizen in Form der Wassertherapie, ergänzt durch eine sachkundige Pflanzentherapie, gibt die notwendigen Impulse, um ein Krankheitsgeschehen positiv zu beeinflussen und den bestmöglichen Gesundheitszustand wiederherzustellen. In diesem Sinne sollte stets bedacht werden, welche Ergänzungen im Einzelfall sinnvoll, erforderlich oder möglich sind.
Nur im begründeten Ausnahmefall – und auch dann nur vorübergehend – sollte man bei einem komplizierten Krankheitsgeschehen auf eine umfassende naturheilkundliche Ganzheitsbehandlung verzichten.

Vor- und Nachteile von Heilpflanzentees

Die individuelle Teemischung lässt sich sehr gut an das Krankheitsgeschehen, die Persönlichkeit und Reaktionsweise eines Erkrankten anpassen.
Bei sachgemäßer Aufbewahrung kann eine Heilpflanzenmischung in guter Qualität über einen recht langen Zeitraum gelagert werden.
Im häuslichen Bereich erfordert die Anfertigung eines Tees nur wenig Zeit; auch am Arbeitsplatz ist dies meist mit geringem Aufwand möglich.
Das schluckweise Trinken eines Heilpflanzentees wird in der Regel als sinnfälliger empfunden als die nüchterne Verabreichung von Pillen und Tropfen.

Die individuelle Zusammenstellung einer Teemischung erfordert zweifellos einige Übung und Erfahrung. Dieses Buch bietet die Möglichkeit, auf die Erfahrungen kundiger Behandler und deren Rezepturen zurückzugreifen. Sehr schnell kann dabei durch den Austausch einzelner Bestandteile eine individuelle Anpassung vollzogen werden, die nach und nach zu einer größeren Sicherheit im Umgang mit Teemischungen führt.
Die Beachtung der Begleitumstände einer Erkrankung, möglichst auch der Persönlichkeit und der Reaktionsweise des Patienten, ebnet den Weg für eine erfolgreiche Behandlung mit einem Heilpflanzentee.
Die angeführten Beispiele führen unter Beachtung der beschriebenen Regeln, die aus der Erfahrung gewonnen wurden, nahezu zwangsläufig zum Erfolg.

Ursächliche oder symptomatische Behandlung?

Welche Frage! – Selbstverständlich wollen wir ursächlich behandeln! Was jedoch ist eine ursächliche Behandlung? Wie weit können wir die Kette der Ursachen zurückverfolgen? Wie schnell führt eine Behandlung der Ursachen zum Ziel?
Oft wird die Frage aufgeworfen, ob der Erkrankte geduldig genug ist, die Zeit abzuwarten, bis die ursächliche Behandlung zum Verschwinden der Symptome führt. Behandelt man symptomatisch oder ursächlich, wenn die Kausalkette nur ein Stück weit zurückgegangen wird? Ist es gering zu schätzen, wenn einer entzündeten Haut oder Schleimhaut Schutz und Erleichterung gegeben wird, noch bevor die ursächliche Behandlung wirkt? Kann eine kurzfristig symptomatische Behandlung nicht auch das gesamte Krankheitsgeschehen positiv beeinflussen und damit die Gesundung beschleunigen?
Wenn wir uns diesen Fragen stellen, werden wir sehr schnell die Vorteile eines parallelen Vorgehens schätzen lernen. Noch während wir an der Beseitigung der tieferen Krankheitsursachen arbeiten, verschaffen wir dem Erkrankten Erleichterung durch symptomatische Maßnahmen. Diese dürfen jedoch nicht die ursächliche Behandlung unbeabsichtigt in eine falsche Richtung beeinflussen – oder allenfalls in einem vertretbaren Rahmen.

Die ursächliche Behandlung hat stets im Vordergrund zu stehen. Der Verzicht auf symptomatische Maßnahmen kann jedoch bedeuten, dass das Wohl des Erkrankten in den Hintergrund tritt. Unter diesem Aspekt kann ein scheinbarer Widerspruch eine sinnvolle Ergänzung heilerischen Wirkens sein.
Bei vielen Krankheiten ist die Wiedererlangung der Gesundheit nicht mehr oder nur auf lange Sicht möglich; hier ist eine symptomatische Behandlung meist unumgänglich. Pflanzentherapie bedeutet somit im Zweifelsfall, sowohl ursächlich als auch symptomatisch zu behandeln.

Bezugsquellen

Die Bezugsquelle für den arzneilich verwendeten Tee ist die Apotheke. Die Qualität der arzneilich verwendeten Pflanzentees hat den arzneimittelrechtlichen Vorgaben zu entsprechen, und ausschließlich die Apotheke bietet die Gewähr für einwandfreie Ware.

Dies schließt nicht aus, dass andere Bezugsquellen nicht eine gleichwertige oder sogar bessere Qualität anbieten. Dann sollten aber Herkunft und Verarbeitung der Pflanzenteile erkundet werden oder eine anerkannte Qualitätsgarantie vorliegen.

Insbesondere muss die Identität des Tees gesichert sein. Falsche Deklarationen, Verunreinigung oder Mischung mit giftigen oder schadstoffbelasteten Pflanzenteilen müssen ausgeschlossen sein.

Behandler und Patient müssen sicher sein, einwandfreie Ware zu verwenden – sowohl im Hinblick auf die Qualität als auch auf die Bezeichnung. Die Nomenklatur im Deutschen Arzneibuch (DAB) sollte im Zweifelsfall mit den botanisch/lateinischen Namen abgeglichen werden.

Der Bezug von günstigen Pflanzentees aus dubiosen Quellen muss ausgeschlossen sein. Verwechslungen von Pflanzen, die – wie bereits vorgekommen – zu erheblichen Gesundheitsschädigungen von Patienten führen können, dürfen nicht riskiert werden.

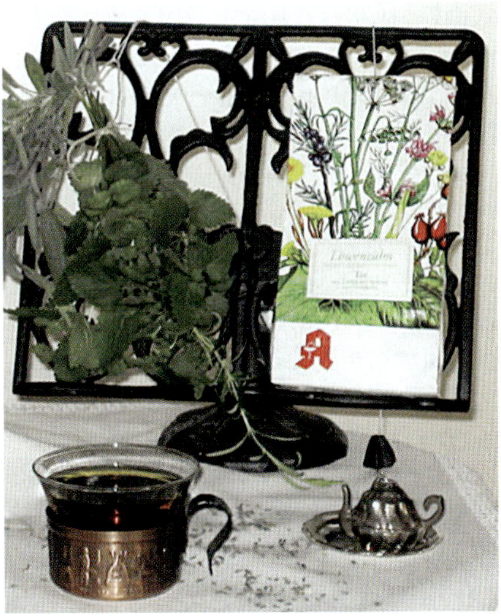

Aufbewahrung von getrockneten Pflanzenteilen

Teepflanzen sollten sorgsam aufbewahrt werden. Der Apotheker füllt die Teemischung normalerweise in eine Papiertüte. Wenn der Tee umgehend verwendet wird, kann er auch dort verbleiben. Die Tüte sollte trocken und kühl, höchstens bei Zimmertemperatur aufbewahrt, nicht dem Frost ausgesetzt und in kurzer Zeit (innerhalb von zwei bis drei Wochen) aufgebraucht werden.

Für einen längeren Zeitraum empfiehlt es sich, den Tee in einem dunklen Glas trocken und kühl (10-18 Grad) aufzubewahren. Es können auch durchsichtige Gläser verwendet werden, die man dann aber an einem dunklen Ort unterbringen sollte.

Bevor man die Teemischung abfüllt, sollte das Glas unbedingt gereinigt und vollständig an der Luft getrocknet werden. Insbesondere Blütenteile verderben schon bei geringen Mengen von Restfeuchtigkeit im Glas.

Wenn die Teepflanzen auf diese Art, vor allem lichtgeschützt, aufbewahrt werden, sind sie erstaunlich stabil. Die Wirkstoffe sind dann oft besser haltbar als in einzelnen Zubereitungsformen. Bitte beachten Sie das vom Apotheker angegebene Verfalldatum.

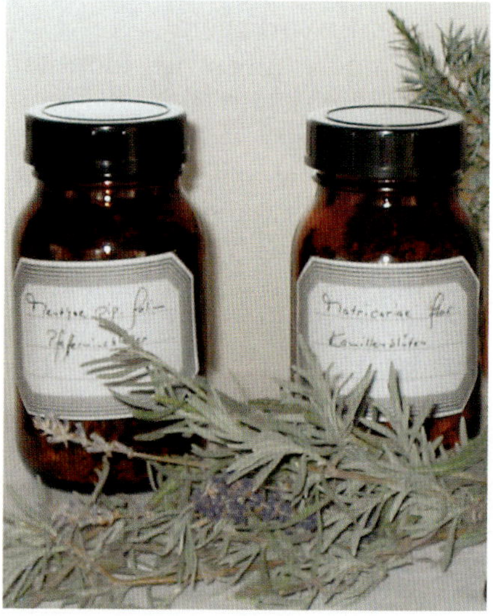

Grundwissen

Zubereitungsart

Die Art der ZUBEREITUNG spielt gerade bei pflanzlichen Arzneimitteln eine große Rolle. Sie müssen gut verfügbar und haltbar sein, zugleich ist es erforderlich, dass der Erkrankte die Medizin annimmt. Nicht zuletzt kommt den Wirkstoffen natürlich eine große Bedeutung zu. Bei einer Teemischung gilt es somit, die in den getrockneten Pflanzenteilen enthaltenen Inhaltsstoffe in den fertigen Tee zu übertragen.
Dabei kann der Wunsch im Vordergrund stehen, möglichst viele Wirk- und Inhaltsstoffe zu lösen. Oftmals gilt es aber auch, eine besondere Gewichtung vorzunehmen. Der Tee soll z.B. möglichst viele der erwünschten Wirkstoffe enthalten, während bei anderen Stoffen eine nur geringe Konzentration angestrebt wird. So soll ein Tee oftmals möglichst wenig Gerbstoffe gelöst haben, um die Magenschleimhäute nicht unnötig zu reizen.
Eine wertvolle, wenn auch nur in begrenztem Umfang mögliche Auswahl kann durch die Zubereitungsart erfolgen. Vom Aufguss, als der am weitesten verbreiteten Art der Teezubereitung, bis zum Kaltauszug, vom kurzen, nur eine Minute dauernden bis zum stundenlangen Auszug, steht ein breites Spektrum zur Verfügung.

Auch die Kombination verschiedener Auszugsarten kann der Herstellung der gewünschten Teearznei dienen. Man wählt das Verfahren in erster Linie nach der Löslichkeit der erwünschten Inhaltsstoffe.

Aufguss (Infus)

Wasser wird zum Sieden gebracht und über die getrockneten Pflanzenteile gegossen. Danach wird das Gefäß zugedeckt. Der Auszug erfolgt nach der vorgegebenen Zeit. Anschließend gießt man den Tee durch ein Sieb. Er ist die vorherrschende Art des Auszugs von Blüten, Blättern und des Krautes.

Kaltauszug (Mazerat)

Die zerkleinerten Pflanzenteile werden mit kaltem Wasser übergossen. Der Ansatz bleibt stundenlang bei Zimmertemperatur stehen, mehrmaliges Umrühren ist zu empfehlen. Nach der angegebenen Zeit wird der Tee abgeseiht und vor dem Trinken eventuell leicht erwärmt. Der Kaltauszug wird vorwiegend bei schleimhaltigen Teepflanzen verwendet. Ein Test mit heißem Wasser zeigt hier sehr schnell, dass – meist durch eine Verkleisterung – ein widerliches Gebräu entsteht.

Bei anderen Pflanzen will man so vermeiden, dass unerwünschte Stoffe vermehrt in den Auszug übergehen, z.B. magenreizende Gerbstoffe.

Abkochung (Dekokt)

Mit kaltem Wasser werden Pflanzenteile angesetzt, eventuell eine bestimmte Zeit stehen gelassen und danach zum Sieden gebracht. Nach Vorschrift kocht der Tee auf kleiner Flamme weiter, bevor er abgeseiht wird. Beim Einweichen quellen die Zellwände auf, wodurch die Inhaltsstoffe besser herausgelöst werden können.

Die Abkochung ist geeignet für härtere Pflanzenteile, wie Hölzer, Rinden und Wurzeln, bei denen sich die Inhaltsstoffe schwer lösen lassen.

Kaltauszug-Abkochung (Mazerat-Dekokt)

Während bei der Abkochung der »Einweichvorgang« nur kurz ist, wird hier vorher zunächst über einen längeren Zeitraum kalt ausgezogen. Diese Auszugsart wird vorwiegend bei Hölzern, Rinden und Wurzeln verwendet.

Aufguss-Kaltauszug (Infus-Mazerat)

Nach dem Aufguss wird die Teemischung noch für mehrere Stunden ausgezogen. Es eignen sich dafür alle Pflanzenteile. Diese Art des Auszuges empfiehlt sich aber besonders bei Pflanzen, die ätherisches Öl enthalten.

Mischverfahren

Bei manchen Teemischungen kann es sinnvoll sein, einzelne Teile getrennt auszuziehen, um sie anschließend zusammenzugießen. Ein Beispiel: Bei einem Tee gegen Blasenentzündungen wird Bärentraubenblättertee kalt ausgezogen. Anschließend kann der fertige Auszug mit einem Aufguss aus Birken- oder Brennnesselblättern gemischt werden. Dies hat zugleich den Vorteil, dass der Tee eine trinkgerechte Temperatur hat.

Einnahme des Tees

Die Einnahme: Grundsätzlich sollte ein Heilpflanzentee bedachtsam getrunken und keinesfalls schnell »hinunter geschüttet« werden, um Zeit zu sparen, nach dem Motto: drin ist drin.
Es empfiehlt sich, nach der bereits »zelebrierten« Herstellung des Tees, sich an einem geeigneten Ort niederzulassen, sofern keine Bettruhe erforderlich ist. Danach wird der Tee schluckweise eingenommen. Die Besinnung auf den Zweck der Einnahme fördert zweifellos den Heilungsvorgang – Seele und Geist werden auf die »Heilung« eingestimmt. Jedoch auch der rein physiologische Vorteil einer schluckweisen Einnahme rechtfertigt allein die geruhsame Verabreichung, z.B. bei Entzündungen im Hals- und Rachenraum, aber auch bei Magenbeschwerden. Langsam durchströmt die hilfreiche Arznei den Organismus und entfaltet dabei ihre heilende Kraft. Seele, Geist und Körper sind allein auf das Ziel ausgerichtet, eine Erkrankung zu überwinden. Dafür sollten – gerade in unserer hektischen Zeit – einige Minuten der Ruhe verwendet werden.

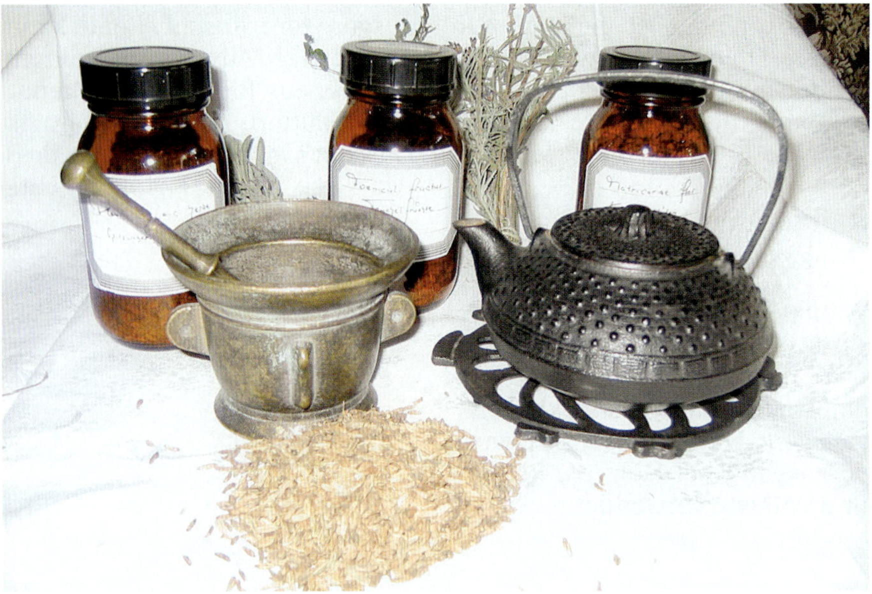

Wirkstoffe im Tee?

Welche WIRKSTOFFE können wir im fertigen Tee erwarten?

Beim Herstellen eines Kräutertees wollen wir erreichen, dass sich die Wirkstoffe aus den getrockneten Pflanzenteilen lösen und in das Teewasser übergehen. Der fertige Tee wird nach seinem Wirkstoffgehalt bewertet. Es gilt deshalb, möglichst viele der gewünschten Inhaltsstoffe der Pflanze in den Tee zu übertragen.

Stoffe unterscheiden sich grundsätzlich in ihrem Lösungsverhalten. Die meisten Wirkstoffe lösen sich in heißem Wasser leichter als in kaltem:

- Glykoside und Amine sind in Wasser leicht löslich.
- Säuren, Schleimstoffe, Enzyme und Salze (z.B. Alkaloidsalze) sind in Wasser gut löslich.
- Ätherische Öle sind in Wasser schlecht löslich. Sie neigen dazu, sich mit dem Wasserdampf zu verflüchtigen, und erfordern deshalb eine besondere Sorgfalt. Teepflanzen mit ätherischem Öl sollte man daher nicht kochen.
- Alkaloidbasen, Harze und Balsame sind nicht in Wasser löslich.

Wenn der Gehalt an bestimmten Stoffen im fertigen Tee niedrig sein soll, empfiehlt sich eventuell ein Kaltauszug. Dies gilt zum Beispiel bei Bärentraubenblättertee. Hier legt man keinen Wert auf die Gerbstoffe, da sie magenreizend sein können. Früchte wie Fenchel, Anis oder Kümmel sollten vor der Zubereitung vorsichtig zerquetscht werden (Mörser).

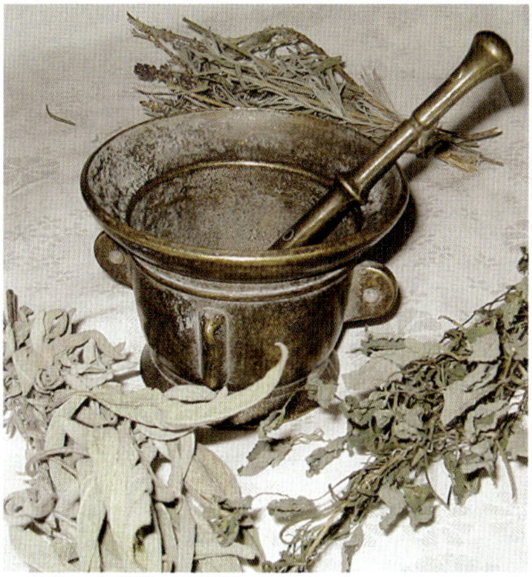

Zusammenstellung

Bei der ZUSAMMENSTELLUNG einer Teemischung empfiehlt es sich, einige einfache, aber wichtige Regeln zu beachten.

- Zunächst stellt sich die Frage: Was möchten wir mit der Teemischung erreichen?
- Nachdem das Ziel und die Wirkrichtung feststehen, gilt es, das Haupt- oder Basismittel auszuwählen. Ein, zwei, höchstens drei Hauptmittel werden ausschließlich nach der erwünschten Wirkung gewählt.
- Hinzu können sich ein oder zwei Ergänzungs- oder Unterstützungsmittel gesellen. Sie sollten die ursprüngliche Wirkrichtung unterstützen und dabei die Wirkbasis verstärken. Dies kann auch im Sinne einer breiteren Wirkung sein.
- Ein weiteres Mittel dient dazu, den Geschmack zu verbessern. Dafür eignen sich Pflanzenteile mit ätherischem Öl hervorragend. Dieser Bestandteil sollte zugleich möglichst dem angestrebten Ziel dienen und wie das Basismittel wirken.
- Ein zusätzliches Mittel kann der Teemischung oder dem fertigen Tee ein gefälligeres Aussehen geben. Es bringt einen »Farbtupfer« in die Mischung oder gibt dem Tee etwas Farbe. Auch hier ist eine dem Basismittel entsprechende Wirkrichtung zu bevorzugen.

Als Beispiel für die sinnvolle Zusammenstellung einer Teerezeptur eignet sich das folgende verdauungsfördernde Teegemisch. Es hat sich bei Blähungen, Völlegefühl und bei Beschwerden bewährt, die auf eine mangelhafte Verdauungsleistung zurückzuführen sind. Durch seine krampflösende und beruhigende Wirkung ist der Tee bei vielen Verdauungsbeschwerden geeignet.

Die Mengenangaben erfolgen bei allen Teerezepten in Gramm.

Rp.	
Kümmelfrüchte	20,0
Fenchelfrüchte	15,0
Pfefferminzblätter	25,0
Melissenblätter	30,0
Pomeranzenschalen	10,0

Die einzelnen Pflanzenteile werden vom Apotheker oder von Ihnen zusammengeschüttet und gut gemischt. Die fertige Teemischung wird dann folgendermaßen zubereitet: Ein gehäufter Teelöffel wird mit 1/4 l kochendem Wasser übergossen und soll danach 10 Minuten zugedeckt ziehen. Anschließend abseihen.

Mehrmals täglich wird eine Tasse des fertigen Tees getrunken.

Die Kümmelfrüchte stellen das Basismittel, zu dem sich mit den Fenchelfrüchten ein weiteres gesellt. Beide wirken verdauungsfördernd, blähungswidrig und entkrampfend, sie regen die Produktion von Magensäften an und wirken gegen Bakterien.
Die Pfefferminzblätter als Ergänzungsmittel wirken ebenfalls verdauungsfördernd und entkrampfend. Sie regen zudem das Leber- und Gallesystem an und haben zusammenziehende Eigenschaften.
Die Melissenblätter dienen zur Ergänzung. Sie wirken verdauungsfördernd, entkrampfend und schwach antibakteriell. Ihre beruhigenden Eigenschaften sind vor allem auch bei funktionellen Magen- und Darmbeschwerden von großem Nutzen. Zugleich verbessern sie den Geschmack des Tees.
Als zusätzliches Mittel verbessern die Pomeranzenschalen den Geschmack und unterstützen die anderen Bestandteile in ihrer Wirkung durch ihre entkrampfenden und anregenden Eigenschaften auf die Verdauungsdrüsen.
3 Tassen täglich bedeutet, dass über den Tag verteilt dreimal eine Tasse Tee getrunken werden soll. Der Inhalt einer Tasse beträgt zwischen 150 und 200 ml.
Eine Teemischung besteht somit aus einer sinnvollen Kombination von 4 bis 7 Einzelpflanzen, die sich möglichst gegenseitig ergänzen oder gar potenzieren. Es sollte tunlichst vermieden werden, ein bloßes Sammelsurium von Teepflanzen aus einem Wirkungsbereich zusammenzustellen. Im Zweifelsfalle ist weniger mehr!

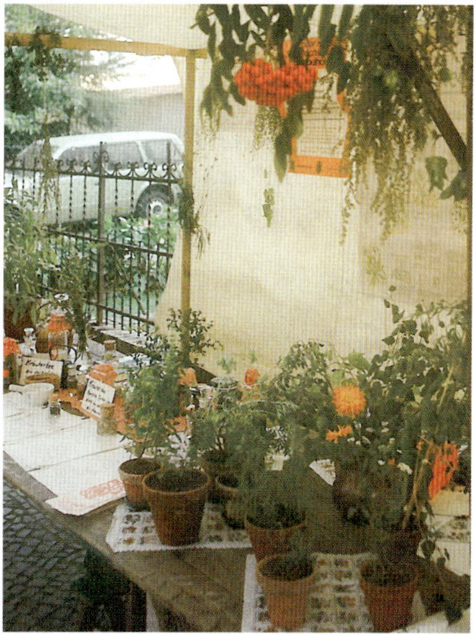

Fertige Tees

Es gibt heute ein breites Angebot FERTIGER TEES: Teebeutel, Instant-Tees und Fertigteemischungen. Vom Nahrungs- und Genussmittel bis zum medizinischen Tee ist alles erhältlich. Für die Verwendung als Arzneimittel ist es unbedingt erforderlich, dass der Tee Arzneibuchqualität besitzt.
Alle anderen Tees sind für die Therapie von Krankheiten und gesundheitlichen Beschwerden nicht geeignet.

Fertigteemischungen

Die pharmazeutische Industrie bietet zahlreiche Fertigteemischungen an. Sie sind zum überwiegenden Teil hervorragend zusammengestellt und von guter Qualität. Für die einzelnen Krankheitsgebiete stehen verschiedene Mischungen zur Verfügung. Eine individuelle Therapie ist mit ihnen jedoch nur bedingt möglich.

Teebeutel

Sie können schnell zubereitet werden, und es befindet sich eine genau festgelegte Menge Tee in einem Beutel. Dies erschwert eine patientengerechte Dosierung. Völlig ungeeignet sind Teebeutel für die individuelle Verordnung. Als medizinischer Tee müsste der Inhalt eines Teebeutels Arzneibuchqualität besitzen. Dies ist bei den zur Getränkeherstellung vorgesehenen Teebeuteln aus dem Lebensmittelgeschäft nicht der Fall.

Instant-Tee

Er besteht aus löslichem Pulver oder Granulat. Dies kommt der Bequemlichkeit der meisten Menschen sehr entgegen: einen Löffel voll in die Tasse, heißes Wasser darüber, fertig.
Instant-Tees sind meist geschmacklich »abgerundet«: Die Trägersubstanzen bestehen zu einem hohen Anteil aus Weißzucker (bis zu über 90 Prozent) und entsprechen somit nicht unseren Vorstellungen von einem medizinischen Tee.

Erfolgreiche Teemischungen bei Erkrankungen

Erfolgreiche Teemischungen

Mit den Teemischungen in diesem Kapitel wird auf das Krankheitsgeschehen direkt oder indirekt, heilend oder unterstützend eingewirkt.
Ganz bewusst möchte ich nur soweit auf anatomische Einzelheiten, die Körperfunktionen und auf krankheitsbedingte Vorgänge sowie die allgemeine Krankheitslehre eingehen, wie das für die Anwendungen eines Kräutertees erforderlich ist. Dies gilt auch für die ganzheitliche Betrachtungs- und Behandlungsweise.

Ein Kräutertee bzw. -auszug wird insgesamt als wirksames Medikament gesehen. Dabei spielt es keine Rolle, ob ein Hauptwirkstoff bestimmt worden ist oder ob die einzelnen Inhaltsstoffe bekannt sind, denen man die Wirkung zurechnen könnte. Sofern die Wirkstoffe eindeutig einer Wirkstoffgruppe, z.B. den Schleim-, Gerb- oder Bitterstoffen, zuzuordnen sind und dies eine Bedeutung für die Behandlung hat, wird die Gruppe hinter der Teebezeichnung erwähnt. Bei mehreren Stoffen mit gleicher Wirkrichtung können bereits daraus Schlüsse für ihre Verwendung gezogen werden.
Schleimstoffe bilden eine Schutzschicht über Schleimhäuten, was bei Entzündungen sinnvoll ist. Seifenstoffe (Saponine) können dazu beitragen, dass zäher Schleim verflüssigt wird, und Gerbstoffe wirken durch ihren zusammenziehenden Charakter. Durch Veränderungen in den obersten Schichten der Schleimhäute wird eine reizmildernde, entzündungswidrige und hemmende Wirkung auf die Schleimbildung erzielt. (Siehe auch Kapitel »Wirkstoffe«.)
Viele Tees wirken auf mehrere Organsysteme und darüber hinaus auf den Gesamtorganismus. Der Wirkungsschwerpunkt liegt jedoch meist auf einem speziellen Gebiet, während andere Bereiche oder Krankheitsgeschehen weniger beeinflusst werden.

Die Teepflanzen sind jeweils in alphabetischer Reihenfolge angeführt. Sofern eine Pflanze auf einem Krankheitsgebiet ihren Therapieschwerpunkt hat, wird sie als Hauptmittel (H) bezeichnet – auf die jeweilige Krankheit bezogen. Es werden hier nur die Hauptwirkungen (HW fl) der Kräuter bei den jeweiligen Erkrankungen genannt.

Weiteres können Sie im Kapitel »Teepflanzen« nachlesen. Die in der Regel auf jahrhundertealten Erfahrungen beruhende Anwendung von Heilpflanzen, wissen-

schaftliche Erkenntnisse und persönliche Beobachtungen bei zehntausendfacher Anwendung von Arzneipflanzen wurden dort festgehalten.
Ergänzend finden Sie die Pflanzenbeschreibungen (Monographien) der Kommission E, des von den Gesundheitsministern berufenen Sachverständigengremiums, das sich mit Heilpflanzen und den daraus hergestellten Arzneimitteln befasst.

Die Teerezepte sind aus der Praxis entstanden und haben sich dort auch bewährt. Sie sind als Beispiele für ähnliche Erkrankungen und Beschwerden zu betrachten und sollten erforderlichenfalls dem Krankheitsgeschehen und dem Erkrankten individuell angepasst werden.

Die Erkrankung, ihr Verlauf, die körperliche Beschaffenheit und Reaktionsweise des Kranken bestimmen die Auswahl der Kräutermischung. Die kurzen Hinweise dienen als Denkanstöße und können die Richtung für eine Auswahl aufzeigen. Der Erfolg einer Teemischung hängt davon ab, dass der Anwender die Begleitumstände berücksichtigt hat, Erfahrungen – eigene und übernommene – einbringt und diese konsequent umsetzt.

Mangelnder Erfolg ist zumeist auf eine Fehlbeurteilung der Krankheitsumstände, eine unzureichende Auswahl oder nachlässige Anwendung zurückzuführen. Dies kann nur durch eine kritische Beurteilung des eigenen Handelns und einer entsprechenden Korrektur vermieden werden. Dem in der Teeverordnung noch Ungeübten sei versichert, dass noch kein Meister vom Himmel gefallen ist. Es gilt, bekannte Fehler zu vermeiden, allgemeine Regeln und Ratschläge zu beachten und durch eine bessere Abstimmung der ausgewählten Heilpflanzen auf den Patienten und das vorliegende Krankheitsbild die Höhen der Therapie mittels Teemischungen zu erklimmen.

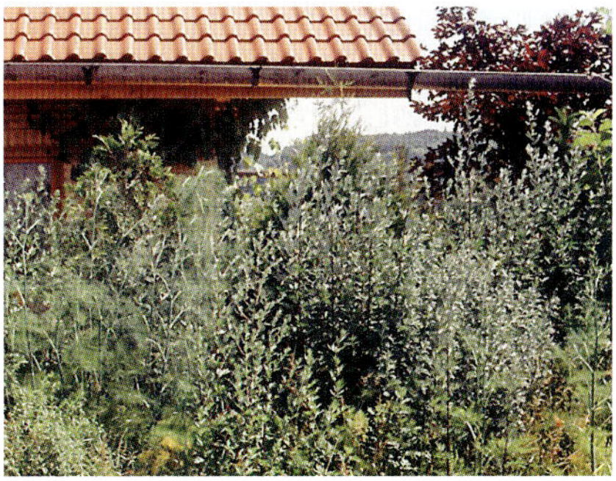

Atemsystem

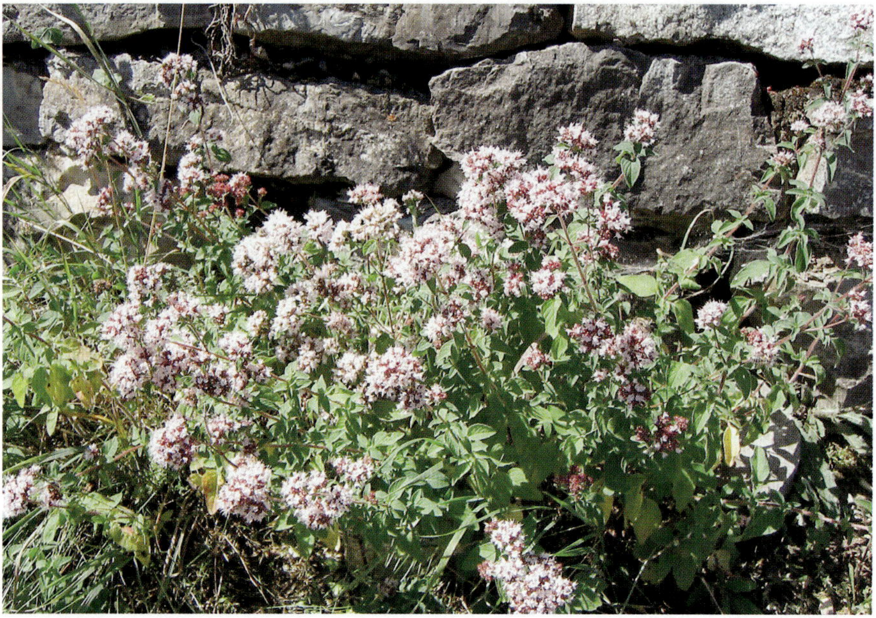

ATEMWEGSERKRANKUNGEN eröffnen ein weites Tätigkeitsfeld für eine erfolgreiche Behandlung mit Arzneipflanzen. Das Anwendungsgebiet reicht von der Verbesserung der »Abwehrlage« bis zur Linderung von Symptomen bei schweren chronischen Zuständen. Die erhöhte Infektanfälligkeit ist genauso behandlungsdürftig wie eine akute oder chronische Bronchitis.
Zahlreiche Arzneipflanzen stehen für die Behandlung von Erkrankungen der Atemwege zur Verfügung. Ein großer Teil davon kann ihren Wirkstoffen entsprechend einer speziellen Gruppe zugeordnet werden. Die Teepflanzen einer Wirkstoffgruppe zeichnen sich durch gruppenspezifische allgemeine Wirkungen aus. Daneben können bei vielen Pflanzen zusätzliche Eigenschaften erwartet werden, je nach Inhaltsstoffen.

Die nachfolgend aufgeführten **Ätherisch-Öl-Pflanzen** wirken entzündungswidrig, auswurffördernd, keimhemmend bzw. antibakteriell, aber auch gegen Pilze und krampflösend auf die Atemwege. Einige Pflanzen wirken auch gegen Viren. Typische Vertreter sind Thymian, Eukalyptus, Salbei oder Anis. Sie besitzen neben gleichwirkenden Gemeinsamkeiten jedoch auch deutliche Unterschiede in ihrer Wirkung.

Eine weitere große Gruppe bei Atemwegserkrankungen sind die **Pflanzen mit Seifenstoffen** (Saponinen). Sie wirken entzündungswidrig, verflüssigen den zähen Schleim und helfen mit, dass dieser leichter aus den Atemwegen abtransportiert wird. Dazu trägt auch eine Aktivierung des Flimmerepithels, der kleinen Flimmerhärchen in den Atemwegen bei. Seifenstoffe vermindern zudem die Oberflächenspannung des Schleims und verändern damit dessen Beschaffenheit. Der Schleim verflüssigt sich und wird leichter aus den Atemwegen entfernt. Damit sind sie auswurffördernd, wirken gegen Pilze und hemmend gegen Bakterien. Zu den Pflanzen mit Seifenstoffen zählen Efeu, Schlüsselblume, Seifen- und Süßholzwurzel.

Die **Schleimstofftees** sind ebenfalls bedeutsame Atemwegspflanzen. Sie wirken entzündungswidrig, reizlindernd und schleimhautschützend und damit gegen Husten. Eine vermehrte Schleimproduktion im Bronchialraum wird vermindert, zugleich tragen die Schleimstoffe zum Schutz der gereizten Schleimhäute bei. Eibisch, Huflattich, Isländisches Moos, Spitzwegerich und Wollblumen zählen zu dieser Gruppe.

Neben den Pflanzen dieser Wirkstoffgruppen stehen zahlreiche weitere zur Verfügung, die zum Teil sehr unterschiedliche Wirkungen entfalten. Wie stets muss nach der Feststellung der Erkrankung, dem Krankenbild und der Konstitution des Erkrankten das Therapieziel bestimmt werden. Meist ist ein kombiniertes Vorgehen erforderlich: So muss zum Beispiel oftmals zäher Schleim verflüssigt werden, damit er leichter abgehustet werden kann. Zugleich müssen die gereizten Schleimhäute geschützt werden, und selbstverständlich gilt es, entzündungswidrig und keimabwehrend zu behandeln. Das Immunsystem anregende oder entkrampfende Maßnahmen können zusätzlich erforderlich werden.

Bronchitis, akut und chronisch

Husten

Die akute Bronchitis zählt zu den häufigsten Erkrankungen der Atemwege. Die folgende lange Liste der Teepflanzen bei Bronchitis könnte noch erheblich erweitert werden und zeigt die Möglichkeiten auf, die unterschiedlichsten Erkrankungsformen optimal zu behandeln.
Bei einer naturheilkundlichen Vorgehensweise dürften sich chronische Verlaufsformen nicht entwickeln.
Eine chronische Bronchitis äußert sich durch Husten und Auswurf über einen längeren Zeitraum. Sie ist meist die Folge einer unzureichenden oder falschen Behandlung oder einer Schädigung durch physikalische oder chemische Einflüsse.
Sowohl bei der akuten wie auch der chronischen Bronchitis ist das Behandlungsziel die Ausheilung der Erkrankung.

Insbesondere bei der chronischen Bronchitis stellt sich die Frage, was bewirkt werden soll und was erreicht werden kann. Das Therapieziel – die Ausheilung – und die erwünschten Sofortwirkungen müssen nicht immer identisch sein.
Bei einer akuten Bronchitis stehen entzündungswidrige, keimhemmende und ausleitende Maßnahmen sowie die Anregung des Immunsystems im Vordergrund. Es gilt, die entzündete Schleimhaut zu schützen und zu beruhigen, um ihr Gelegenheit zu geben, auszuheilen. Allgemein ist es sinnvoll, regulierend auf die Schleimhäute einzuwirken, die Durchblutung zu verbessern und den zähen Bronchialschleim zu verflüssigen, damit er besser abgehustet werden kann. Auswurffördernde, jedoch auch entkrampfende, antibakterielle und gegen Viren wirkende Pflanzen leisten ihren Beitrag.
Es kann zu jedem Zeitpunkt der Erkrankung sowohl symptomatisch als auch heilend behandelt werden. Welches der beiden Therapieziele Vorrang erhält, bestimmt die Verlaufsform der Erkrankung. Bei einem Husten sind reizlindernde Maßnahmen stets angebracht. Ob darüber hinaus der Hustenreiz durch eine dämpfende Maßnahme unter-

drückt werden soll, hängt sehr stark von der Schleimproduktion und deren Beschaffenheit (zäh oder flüssig) ab. Eine symptomatische Unterdrückung des Hustenreizes ist nur bei wenigen Verlaufsformen kurzfristig angebracht, z.B. bei Keuchhusten.
An kieselsäurehaltige Pflanzen, wie Schachtelhalm und Vogelknöterich, sollte immer gedacht werden, wenn es sich um chronische Erkrankungen handelt oder körperliche Schwächen vorliegen.

Wie bei anderen Erkrankungen gelten auch hier die Regeln naturheilkundlichen Vorgehens, das verschiedene zusätzliche Maßnahmen einschließt, von denen Ruhe und eine ausreichende Flüssigkeitszufuhr nur beispielhaft erwähnt sein sollen.
Um eine leichtere Auswahl aus den vielen »Atemwegspflanzen« treffen zu können, wurden aus jeder Wirkstoffgruppe einige als Hauptmittel (H) gekennzeichnet.

Bewährte Teepflanzen

Andornkraut (Marrubii herba)
HW fl auswurffördernd

Angelikawurzel (Angelicae radix)
HW fl auswurffördernd, entkrampfend

Anisfrüchte (Anisi fructus)
Ätherisch-Öl-Pflanze (H)
HW fl auswurffördernd, schleimlösend, entzündungswidrig, antibakteriell, leicht entkrampfend

Bibernellwurzel
(Pimpinellae radix)
HW fl auswurffördernd, schleimlösend, hustenreizlindernd

Dostenkraut
(Origani vulgaris herba)
HW fl auswurffördernd

Efeublätter (Hederae helicis folium) Seifenstoff-Pflanze (H)
HW fl zähen Schleim verflüssigend, auswurffördernd, entzündungswidrig, hemmend auf Bakterien

Eibischwurzel (Althaeae radix)
Schleimstoff-Pflanze (H)
HW fl entzündungswidrig, reizlindernd, schleimhautschützend

Eukalyptusblätter
(Eucalypti folium)
Ätherisch-Öl-Pflanze (H)
HW fl auswurffördernd, entzündungswidrig, keimhemmend, antibakteriell, entkrampfend

Fenchelfrüchte (Foeniculi fructus)
Ätherisch-Öl-Pflanze (H)
HW fl auswurffördernd, entzündungswidrig, keimhemmend, antibakteriell, entkrampfend

Atemsystem

Gundelrebenkraut
(Glechomae hederae herba)
HW fl entzündungshemmend, reizmildernd

Hohlzahnkraut
(Galeopsidis herba)
HW fl auswurffördernd

Holunderblüten (Sambuci flos)
HW fl Abwehrkräfte und Bronchialsekretion steigernd, schweißtreibend, fiebersenkend

Huflattichblätter
(Farfarae folium)
Schleimstoff-Pflanze (H)
HW fl entzündungswidrig, auswurffördernd, reizlindernd, schleimhautschützend

Isländisches Moos (Lichen islandicus) Schleimstoff-Pflanze (H)
HW fl auswurffördernd, entzündungswidrig, reizlindernd, schleimhautschützend

Kamillenblüten
(Matricariae flos)
Ätherisch-Öl-Pflanze
HW fl entzündungswidrig, antibakteriell, entkrampfend

Kiefernsprossen
(Pini turiones)
Ätherisch-Öl-Pflanze
HW fl auswurffördernd, entzündungswidrig, keimhemmend

Lindenblüten (Tiliae flos)
HW fl schweißtreibend, fiebersenkend, Abwehrkräfte stärkend, auswurffördernd, reizlindernd, harntreibend

Lungenkraut
(Pulmonariae herba)
HW fl schleimlösend, auswurffördernd, reizlindernd, ausleitend

Malvenblätter (Malvae folium)
Schleimstoff-Pflanze
HW fl schleimlösend, entzündungshemmend, reizlindernd

Malvenblüten (Malvae flos)
Schleimstoff-Pflanze
HW fl schleimlösend, entzündungshemmend, reizlindernd

Mädesüßblüten
(Spiraeae flos)
HW fl entzündungswidrig, fiebersenkend

Primelwurzel (Primulae radix)
Seifenstoff-Pflanze (H)
HW fl schleimlösend, auswurffördernd, entzündungswidrig, hemmend auf Bakterien

Quendelkraut
(Serpylli herba)
Ätherisch-Öl-Pflanze
HW fl auswurffördernd, entzündungswidrig, gegen Bakterien und Viren, Bronchien entkrampfend

Salbeiblätter (Salviae folium)
Ätherisch-Öl-Pflanze
HW fl auswurffördernd, sekretionsfördernd, entzündungswidrig, antibakteriell, hemmend gegen Viren und Pilze

Schlüsselblumenblüten
(Primulae flos)
Seifenstoff-Pflanze (H)
HW fl zähen Schleim verflüssigend, auswurffördernd, entzündungswidrig, hemmend gegen Bakterien, ausleitend

Seifenwurzel, rote
(Saponariae rubrae radix)
Seifenstoff-Pflanze
HW fl auswurffördernd, zähen Schleim verflüssigend, entzündungswidrig, hemmend gegen Bakterien

Sonnentaukraut
(Droserae herba)
HW fl zähen Schleim verflüssigend, gegen Husten durch zentrale Hustenreizunterdrückung, antibakteriell, entkrampfend auf die Bronchien

Spitzwegerichkraut
(Plantaginis lanceolatae herba)
Schleimstoff-Pflanze (H)
HW fl auswurffördernd, reizlindernd, entzündungswidrig, antibakteriell, anregend auf die Interferonbildung

Süßholzwurzel (Liquiritiae radix)
Seifenstoff-Pflanze
HW fl zähen Schleim verflüssigend, auswurffördernd, entzündungswidrig, entkrampfend, hemmend gegen Bakterien

Taubnesselblüten
(Lamii albi flos)
HW fl entzündungswidrig, hemmend auf Schleimbildung

Thymiankraut (Thymi herba)
Ätherisch-Öl-Pflanze (H)
HW fl auswurffördernd, entzündungswidrig, keimhemmend, gegen Bakterien und Viren, entkrampfend

Veilchenkraut
(Violae odoratae herba)
HW fl auswurffördernd, schleimlösend

Vogelknöterichkraut
(Polygoni avicularis herba)
HW fl zähen Schleim verflüssigend, auswurffördernd, ausleitend

Weidenrinde (Salicis cortex)
HW fl entzündungswidrig, fiebersenkend, antibakteriell, ausleitend

Wollblumen (Verbasci flos)
Schleimstoff-Pflanze (H)
HW fl schleimlösend, auswurffördernd, entzündungswidrig, reizlindernd

Bronchitis, Husten – Rezeptvorschläge

Die nachfolgenden Kräutertees werden bis 3 Tage nach Abklingen der Beschwerden eingesetzt.

Als hustenreizlinderndes, schleimlösendes und auswurffördernde Mittel

Rp.	
Spitzwegerichkraut	
(Plantaginis lanc. herb.)	30,0
Wollblumen (Verbasci flos)	20,0
Huflattichblätter (Farfarae fol.)	20,0
Eibischwurzel (Althaeae rad.)	20,0
Anisfrüchte (Anisi fruct.)	10,0

Als Teemischung.
2 gehäufte Teelöffel mit 1/4 l kochendem Wasser übergießen, 10 min. zugedeckt ziehen lassen. 3 Tassen über den Tag verteilt trinken.
Huflattich sollte nicht länger als 4 bis 6 Wochen im Jahr und nicht während der Schwangerschaft oder Stillzeit eingenommen werden! Eine Überempfindlichkeit oder Allergie gegen Anis sollte beachtet werden!

oder

Rp.	
Spitzwegerichkraut	
(Plantaginis lanc. herb.)	30,0
Primelwurzel (Primulae rad.)	30,0
Fenchelfrüchte	
(Foeniculi fruct.)	25,0
Anisfrüchte (Anisi fruct.)	15,0

Als Teemischung.
2 gehäufte Teelöffel mit 1/4 l kaltem Wasser übergießen, zum Sieden bringen, 3 min. zugedeckt ziehen lassen. 3 Tassen über den Tag verteilt trinken.
Eine Überempfindlichkeit oder Allergie gegen Anis oder Fenchel sollte beachtet werden!

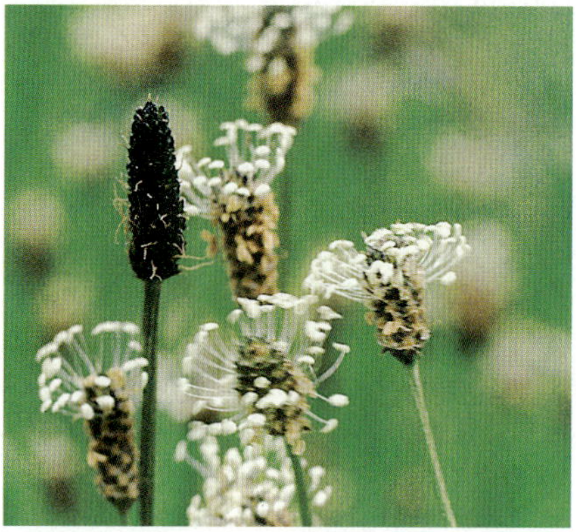

Spitzwegerich

oder

Rp.

Spitzwegerichkraut (Plantaginis lanc. herb.)	25,0
Alantwurzel (Helenii rad.)	25,0
Primelwurzel (Primulae rad.)	20,0
Huflattichblätter (Farfarae fol.)	20,0
Anisfrüchte (Anisi fruct.)	10,0

Als Teemischung.
2 gehäufte Teelöffel mit 1/4 l kochendem Wasser übergießen, 10 min. zugedeckt ziehen lassen. 3 Tassen über den Tag verteilt trinken.
Huflattich sollte nicht länger als 4 bis 6 Wochen im Jahr und nicht während der Schwangerschaft oder Stillzeit eingenommen werden! Eine Überempfindlichkeit oder Allergie gegen Alant oder Anis sollte beachtet werden!

oder

Rp.

Lungenkraut (Pulmonariae herb.)	25,0
Primelwurzel (Primulae rad.)	25,0
Alantwurzel (Helenii rad.)	20,0
Isländisches Moos (Lichen islandicus)	20,0
Thymiankraut (Thymi herb.)	10,0

Als Teemischung.
1-2 gehäufte Teelöffel mit 1/4 l kaltem Wasser übergießen, zum Sieden bringen, 3 min. zugedeckt ziehen lassen. 3-4 Tassen über den

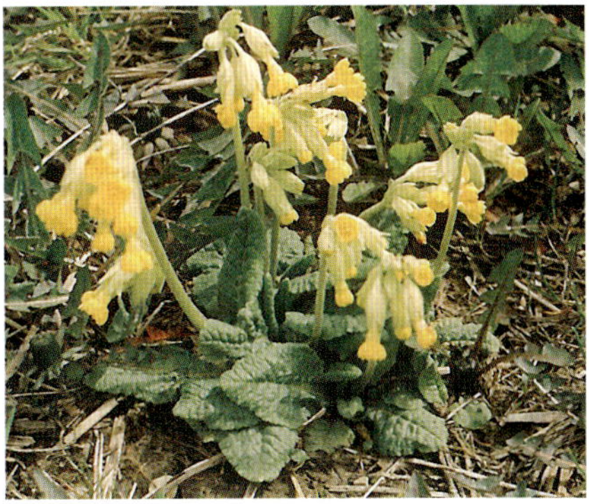

Schlüsselblume

Tag verteilt trinken. Eine Überempfindlichkeit oder Allergie gegen Alant sollte beachtet werden!

Als entzündungswidriges, schleimlösendes, auswurfförderndes, reizlinderndes und krampflösendes Hustenmittel

Rp.

Spitzwegerichkraut (Plantaginis lanc. herb.)	30,0
Wollblumen (Verbasci flos)	20,0
Huflattichblätter (Farfarae fol.)	15,0
Primelwurzel (Primulae rad.)	15,0
Thymiankraut (Thymi herb.)	10,0
Malvenblüten (Malvae flos)	10,0

Als Teemischung.
2 gehäufte Teelöffel mit 1/4 l kochendem Wasser übergießen, 6-8 min. zugedeckt ziehen lassen. 3 Tassen über den Tag verteilt trinken. Huflattich sollte nicht

länger als 4 bis 6 Wochen im Jahr und nicht während der Schwangerschaft oder Stillzeit eingenommen werden!

oder

Rp.	
Lungenkraut	
(Pulmonariae herb.)	30,0
Isländisches Moos	
(Lichen islandicus)	30,0
Eibischwurzel (Althaeae rad.)	20,0
Anisfrüchte (Anisi fruct.)	20,0

Als Teemischung.
2 gehäufte Teelöffel mit 1/4 l kochendem Wasser übergießen, 10 min. zugedeckt ziehen lassen. 3 Tassen über den Tag verteilt trinken. Eine Überempfindlichkeit oder Allergie gegen Anis sollte beachtet werden!

oder

Rp.	
Spitzwegerichkraut	
(Plantaginis lanc. herb.)	30,0
Wollblumen (Verbasci flos)	25,0
Andornkraut (Marrubii herb.)	20,0
Eibischwurzel (Althaeae rad.)	15,0
Thymiankraut (Thymi herb.)	10,0

Als Teemischung.
2 gehäufte Teelöffel mit 1/4 l kochendem Wasser übergießen, 10 min. zugedeckt ziehen lassen. 3 Tassen über den Tag verteilt trinken.

Bei Husten als entzündungswidriges, reizmilderndes und auswurfförderndes Mittel

Rp.	
Spitzwegerichkraut	
(Plantaginis lanc. herb.)	30,0
Primelwurzel (Primulae rad.)	25,0
Huflattichblätter (Farfarae fol.)	25,0
Quendelkraut (Serpylli herb.)	20,0

Als Teemischung.
2 gehäufte Teelöffel mit 1/4 l kochendem Wasser übergießen, 10 min. zugedeckt ziehen lassen. 3 Tassen über den Tag verteilt trinken. Huflattich sollte nicht länger als 4 bis 6 Wochen im Jahr und nicht während der Schwangerschaft oder Stillzeit eingenommen werden!

Als reizlindernder, schleimverflüssigender, auswurffördernder Hustentee

Rp.	
Isländisches Moos	
(Lichen island.)	25,0
Spitzwegerichkraut	
(Plantaginis lanc. herb.)	25,0
Thymiankraut (Thymi herb.)	20,0
Süßholzwurzel	
(Liquiritiae rad.)	20,0
Eibischwurzel (Althaeae rad.)	10,0

Als Teemischung.
2 gehäufte Teelöffel mit 1/4 l

kochendem Wasser übergießen, 10 min. zugedeckt ziehen lassen. 3 Tassen über den Tag verteilt trinken. Mögliche Neben- oder Wechselwirkungen von Süßholzwurzel siehe Monographie!

Als krampflösendes Hustenmittel

Rp.

Angelikawurzel (Angelicae rad.)	30,0
Fenchelfrüchte (Foeniculi fruct.)	30,0
Efeublätter (Hederae helic. fol.)	25,0
Thymiankraut (Thymi herb.)	15,0

Als Teemischung.
2 gehäufte Teelöffel mit 1/4 l kochendem Wasser übergießen, 10 min. zugedeckt ziehen lassen. 3 Tassen über den Tag verteilt trinken. Eine Überempfindlichkeit oder Allergie gegen Fenchel sollte beachtet werden!

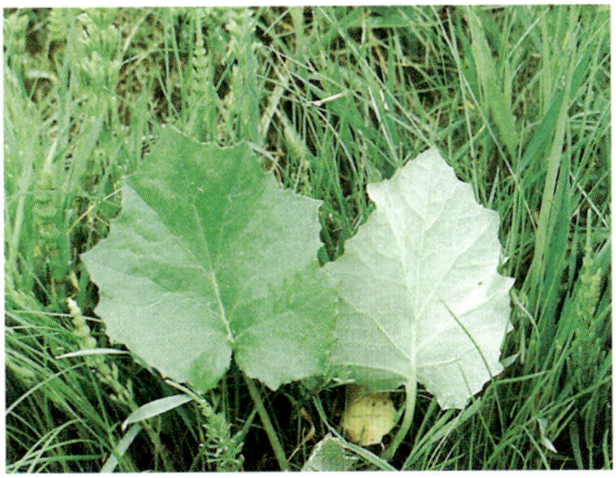

Huflattich

Bei Reiz- und Kitzelhusten als schleimhautschützendes und reizmilderndes Mittel

Rp.

Bibernellwurzel (Pimpinellae rad.)	30,0
Eibischwurzel (Althaeae rad.)	30,0
Malvenblätter (Malvae fol.)	25,0
Wollblumen (Verbasci flos)	15,0

Als Teemischung.
2 gehäufte Teelöffel mit 1/4 l kochendem Wasser übergießen, 10 min. zugedeckt ziehen lassen. 3 Tassen über den Tag verteilt trinken.

oder

Rp.

Spitzwegerichkraut (Plantaginis lanc. herb.)	35,0
Isländisches Moos (Lichen islandicus)	30,0
Wollblumen (Verbasci flos)	25,0
Malvenblüten (Malvae flos)	10,0

Als Teemischung.
2 gehäufte Teelöffel mit 1/4 l kochendem Wasser übergießen, 10 min. zugedeckt ziehen lassen. 3 Tassen über den Tag verteilt trinken.

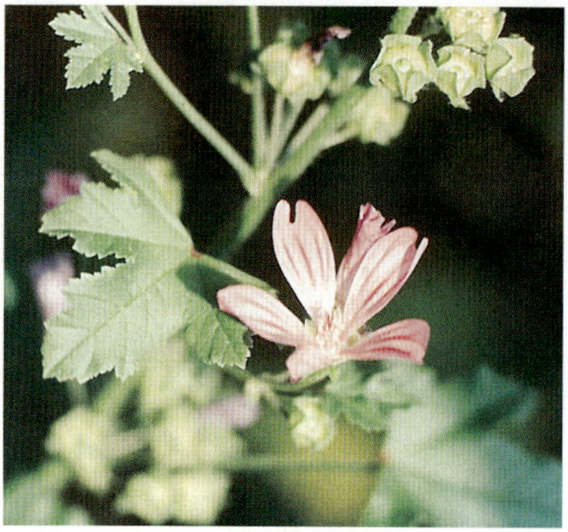

Malve

Bei festsitzendem, verschlepptem Husten mit zähem Schleim

Rp.	
Vogelmierenkraut	
(Stellariae med. herb.)	25,0
Wollblumen (Verbasci flos)	20,0
Seifenkraut (Saponariae herb.)	15,0
Primelwurzel (Primulae rad.)	15,0
Schachtelhalmkraut	
(Equiseti herb.)	15,0
Malvenblüten (Malvae flos)	10,0

Als Teemischung.
2 gehäufte Teelöffel mit 1/4 l kochendem Wasser übergießen, 10 min. zugedeckt ziehen lassen. 3 Tassen über den Tag verteilt trinken.
Mögliche Nebenwirkungen und Gegenanzeigen von Seifenkraut siehe Monographie!

Bei Husten mit zähem Schleim als schleimverfüssigendes und auswurfförderndes Mittel

Rp.	
Efeublätter (Hederae helic. fol.)	25,0
Primelwurzel (Primulae rad.)	25,0
Wollblumen (Verbasci flos)	20,0
Malvenblätter (Malvae fol.)	20,0
Fenchelfrüchte	
(Foeniculi fruct.)	10,0

Als Teemischung.
2 gehäufte Teelöffel mit 1/4 l kochendem Wasser übergießen, 10 min. zugedeckt ziehen lassen. 3-4 Tassen über den Tag verteilt trinken. Eine Überempfindlichkeit oder Allergie gegen Anis sollte beachtet werden!

Bei chronischer Bronchitis und Raucherhusten zum leichteren Abhusten

Rp.	
Senegawurzel (Polygalae rad.)	25,0
Spitzwegerichkraut	
(Plantaginis lanc. herb.)	25,0
Primelwurzel (Primulae rad.)	20,0
Thymiankraut (Thymi herb.)	20,0
Malvenblüten (Malvae flos)	10,0

Als Teemischung.
2 gehäufte Teelöffel mit 1/4 l kochendem Wasser übergießen, 10 min. zugedeckt ziehen lassen. Morgens 1-2 Tassen trinken.

Bei chronischer Bronchitis als entzündungswidriges, auswurfförderndes, umstimmendes Mittel

Rp.	
Spitzwegerichkraut	
(Plantaginis lanc. herb.)	30,0
Senegawurzel (Polygalae rad.)	20,0
Schachtelhalmkraut	
(Equiseti herb.)	20,0
Thymiankraut (Thymi herb.)	20,0
Hagebuttenschalen	
(Rosae pseudofr. cum fruct.)	10,0

Als Teemischung.
2 gehäufte Teelöffel mit 1/4 l kochendem Wasser übergießen, 10 min. zugedeckt ziehen lassen. 3 Tassen über den Tag verteilt trinken.

Als kieselsäurehaltiger Tee bei chronischer Bronchitis und Lungenleiden

Rp.	
Schachtelhalmkraut	
(Equiseti herb.)	30,0
Vogelknöterichkraut	
(Polygoni avicul. herb.)	30,0
Schafgarbenkraut	
(Millefolii herb.)	15,0
Malvenblätter (Malvae fol.)	15,0
Quendelkraut (Serpylli herb.)	10,0

Als Teemischung.
2 gehäufte Teelöffel mit 1/4 l kaltem Wasser übergießen, zum Sieden bringen, 10 min. zugedeckt ziehen lassen. 3 Tassen über den Tag verteilt trinken.
Eine Überempfindlichkeit oder Allergie gegen Schafgarbe sollte beachtet werden!

oder

Rp.	
Schachtelhalmkraut (Equiseti herb.)	
Vogelknöterichkraut	
(Polygoni avicul. herb.)	
Lungenkraut (Pulmonariae herb.)	
Hohlzahnkraut (Galeopsidis herb.)	
zu gleichen Teilen	100,0

Als Teemischung.
2 gehäufte Teelöffel mit 1/4 l kochendem Wasser übergießen, 10 min. zugedeckt ziehen lassen. 3 Tassen über den Tag verteilt trinken.

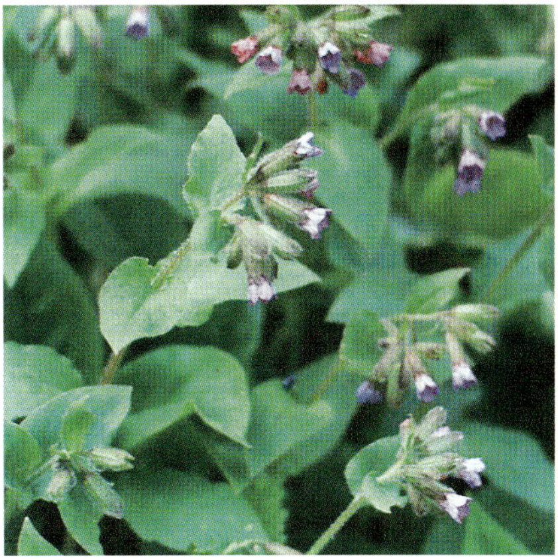

Lungenkraut

oder

Rp.	
Spitzwegerichkraut	
(Plantaginis lanc. herb.)	30,0
Schachtelhalmkraut	
(Equiseti herb.)	30,0
Malvenblätter (Malvae fol.)	15,0
Fenchelfrüchte	
(Foeniculi fruct.)	15,0
Thymiankraut (Thymi herb.)	10,0

Als Teemischung.
2 gehäufte Teelöffel mit 1/4 l kochendem Wasser übergießen, 10 min. zugedeckt ziehen lassen. 3-4 Tassen über den Tag verteilt trinken.
Eine Überempfindlichkeit oder Allergie gegen Fenchel sollte beachtet werden!

Bei Keuchhusten als reizlinderndes und hustenreizdämpfendes Mittel

Rp.	
Spitzwegerichkraut	
(Plantaginis lanc. herb.)	25,0
Wollblumen (Verbasci flos)	25,0
Fenchelfrüchte	
(Foeniculi fruct.)	20,0
Thymiankraut (Thymi herb.)	20,0
Sonnentaukraut	
(Droserae herb.)	10,0

Als Teemischung.
2 gehäufte Teelöffel mit 1/4 l kochendem Wasser übergießen, 10 min. zugedeckt ziehen lassen. 3 Tassen über den Tag verteilt trinken. Eine Überempfindlichkeit oder Allergie gegen Fenchel sollte beachtet werden!

oder

Rp.	
Isländisches Moos	
(Lichen islandicus)	30,0
Fenchelfrüchte	
(Foeniculi fruct.)	30,0
Thymiankraut (Thymi herb.)	20,0
Angelikawurzel	
(Angelicae rad.)	20,0

Als Teemischung.
2 gehäufte Teelöffel mit 1/4 l kochendem Wasser übergießen, 10 min. zugedeckt ziehen lassen. 3 Tassen über den Tag verteilt trinken. Eine Überempfindlichkeit oder Allergie gegen Fenchel sollte beachtet werden!

oder

Rp.	
Eibischwurzel (Althaeae rad.)	25,0
Anisfrüchte (Anisi fruct.)	25,0
Fenchelfrüchte	
(Foeniculi fruct.)	20,0
Thymiankraut (Thymi herb.)	15,0
Sonnentaukraut	
(Droserae herb.)	15,0

Als Teemischung.
2 gehäufte Teelöffel mit 1/4 l kochendem Wasser übergießen,

10 min. zugedeckt ziehen lassen. 3 Tassen über den Tag verteilt trinken. Eine Überempfindlichkeit oder Allergie gegen Anis oder Fenchel sollte beachtet werden!

Bei Neigung zu allergischen Reaktionen der oberen Atemwege und Heuschnupfen

Rp.	
Gundelrebenkraut	
(Glechomae hed. herb.)	25,0
Lavendelblüten	
(Lavandulae flos)	15,0
Ysopkraut	
(Hyssopus offic. herb.)	20,0
Augentrostkraut	
(Euphrasiae herb.)	15,0
Meisterwurz	
(Imperatoriae rad.)	15,0
Malvenblüten (Malvae flos)	10,0

Als Teemischung.
2 gehäufte Teelöffel mit 1/4 l kochendem Wasser übergießen, 10 min. zugedeckt ziehen lassen. 2-3 Tassen über den Tag verteilt trinken.

Bei trockenem Reizhusten

Rp.	
Eibischwurzel (Althaeae rad.)	25,0
Spitzwegerichkraut	
(Plantaginis lanc. herb.)	20,0
Süßholzwurzel	
(Liquiritiae rad.)	15,0
Wollblumen (Verbasci flos)	15,0
Thymiankraut (Thymi herb.)	15,0
Anisfrüchte (Anisi fruct.)	10,0

Als Teemischung.
2 gehäufte Teelöffel mit 1/4 l kochendem Wasser übergießen, 10 min. zugedeckt ziehen lassen. 3 Tassen über den Tag verteilt trinken. Eine Überempfindlichkeit oder Allergie gegen Anis sollte beachtet werden! Mögliche Nebenwirkungen und Gegenanzeigen von Süßholzwurzel siehe Monographie!

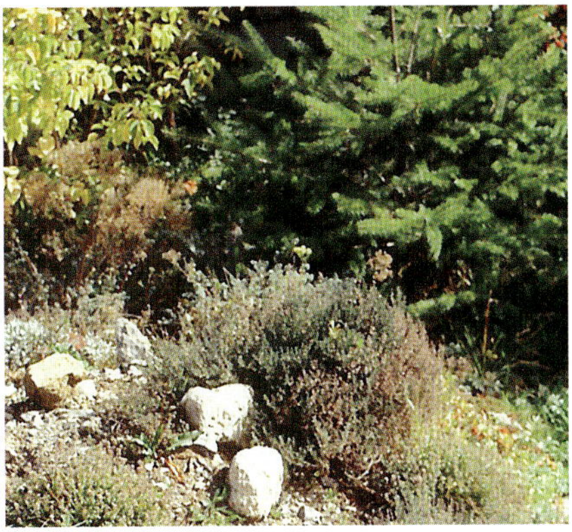

Thymian

Bei chronischer Bronchitis, Staublunge oder Lungenemphysem

Rp.	
Hohlzahnkraut	
(Galeopsidis herb.)	20,0
Queckenwurzelstock	
(Graminis rhiz.)	20,0
Spitzwegerichkraut	
(Plantaginis lanc. herb.)	20,0
Wollblumen (Verbasci flos)	15,0
Fenchelfrüchte	
(Foeniculi fruct.)	15,0
Thymiankraut (Thymi herb.)	10,0

Als Teemischung.
2 gehäufte Teelöffel mit 1/4 l kochendem Wasser übergießen, 10 min. zugedeckt ziehen lassen. 3 Tassen über den Tag verteilt trinken. Eine Überempfindlichkeit oder Allergie gegen Anis sollte beachtet werden!

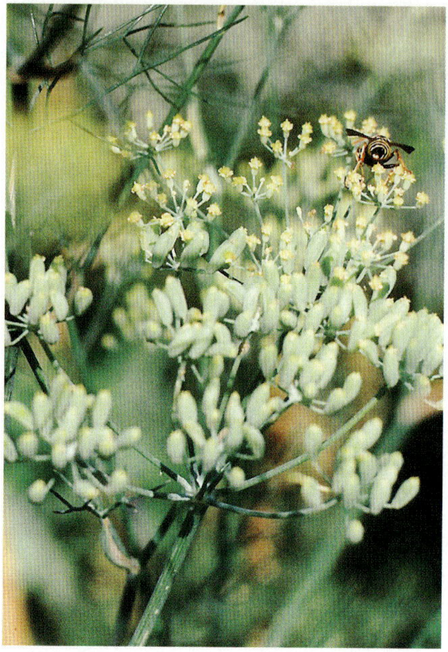

Fenchel

Entzündungen im Mund- und Rachenraum

Die Behandlung ist darauf ausgerichtet, ein gestörtes »Milieu« wieder zu normalisieren und Krankheitskeime zu reduzieren. Nach Art und Ausmaß der Erkrankung gilt es, entzündungswidrige, durchblutungsfördernde oder auch reizlindernde Pflanzen einzusetzen. Mit Mundspülungen und Gurgeln können Krankheitskeime aus dem entzündeten Bereich ausgespült werden.

Es stehen Ätherisch-Öl-Pflanzen mit entzündungswidrigen, gegen Bakterien und Pilze und teilweise auch gegen Viren wirkenden Eigenschaften zur Verfügung.

Hinzu kommen Gerbstoffpflanzen mit ihren zusammenziehenden Eigenschaften.
Um die gereizte Schleimhaut zu schützen und eine Reizlinderung zu erzielen, können Schleimstoffpflanzen verwendet werden.
Die folgenden Pflanzen sind nur eine kleine Auswahl aus vielen.

Bewährte Teepflanzen

Arnikablüten
(Arnicae flos)
Gerbstoffe
HW fl entzündungswidrig, keimhemmend, wundheilungsfördernd, zusammenziehend, reizlindernd

Brombeerblätter
(Rubi fruticosi folium)
Gerbstoffe
HW fl entzündungswidrig, keimhemmend, wundheilungsfördernd, zusammenziehend, reizlindernd

Eibischblätter
(Althaeae folium)
Schleimstoffe
HW fl entzündungswidrig, keimhemmend, wundheilungsfördernd, reizlindernd

Eibischwurzel
(Althaeae radix)
Schleimstoffe
HW fl entzündungswidrig, keimhemmend, wundheilungsfördernd, reizlindernd

Gänsefingerkraut
(Potentillae anserinae herba)
Gerbstoffe
HW fl entzündungswidrig, keimhemmend, wundheilungsfördernd, zusammenziehend, reizlindernd

Isländisches Moos
(Lichen islandicus)
Schleimstoffe
HW fl entzündungswidrig, keimhemmend, wundheilungsfördernd, reizlindernd,

Kamillenblüten
(Matricariae flos)
Ätherisches Öl
HW fl entzündungswidrig, keimhemmend, wundheilungsfördernd, antibakteriell, gegen Pilze, immunstimulierend

Malvenblätter
(Malvae folium)
Schleimstoffe
HW fl entzündungswidrig, keimhemmend, wundheilungsfördernd, reizlindernd

Odermennigkraut
(Agrimoniae herba)
Gerbstoffe
HW fl entzündungswidrig, keimhemmend, wundheilungsfördernd, zusammenziehend, reizlindernd

Ringelblumenblüten
(Calendulae flos)
Ätherisches Öl
HW fl entzündungswidrig, keimhemmend, wundheilungsfördernd, reizlindernd, antibakteriell, gegen Pilze, hemmend auf Viren

Rosenblüten
(Rosae flos)
Ätherisches Öl
HW fl entzündungswidrig, keimhemmend, wundheilungsfördernd

Salbeiblätter
(Salviae folium)
Gerbstoffe
HW fl entzündungswidrig, keimhemmend, wundheilungsfördernd, zusammenziehend, reizlindernd

Thymiankraut
(Thymi herba)
Ätherisches Öl
HW fl entzündungswidrig, keimhemmend, gegen Bakterien und Viren

Tormentillwurzelstock
(Tormentillae rhizoma)
Gerbstoffe
HW fl entzündungswidrig, keimhemmend, wundheilungsfördernd, zusammenziehend, reizlindernd

Entzündungen im Mund- und Rachenraum – Rezeptvorschläge

Die nachfolgenden Kräutertees werden bis 3 Tage nach Abklingen der Beschwerden eingesetzt.

Bei Schleimhautentzündungen als entzündungswidriges, reizlinderndes, zusammenziehendes, antibakterielles, wundheilungsförderndes Mittel, hemmend auf Pilze und Viren

Rp.	
Kamillenblüten	
(Matricariae flos)	35,0
Salbeiblätter (Salviae fol.)	25,0
Ringelblumenblüten	
(Calendulae flos)	25,0
Gänsefingerkraut	
(Potentillae ans. herb.)	15,0

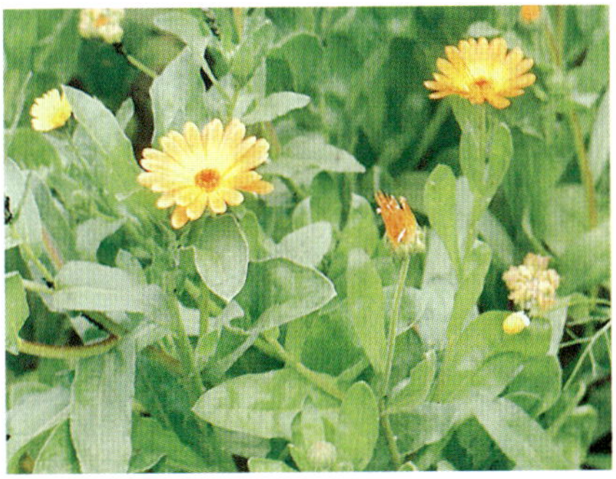

Ringelblume

Als Teemischung.
2 gehäufte Teelöffel mit 1/4 l kochendem Wasser übergießen, 10 min. zugedeckt ziehen lassen. 2-3 Tassen über den Tag verteilt schluckweise trinken und zum Gurgeln.

oder

Rp.	
Schafgarbenkraut	
(Millefolii herb.)	25,0
Odermennigkraut	
(Agrimoniae herb.)	25,0
Ringelblumenblüten	
(Calendulae flos)	20,0
Gänsefingerkraut	
(Potentillae ans. herb.)	20,0
Tormentillwurzelstock	
(Tormentillae rhiz.)	10,0

Als Teemischung.
2 gehäufte Teelöffel mit 1/4 l kochendem Wasser übergießen, 10 min. zugedeckt ziehen lassen. 2-3 Tassen über den Tag verteilt schluckweise trinken und zum Gurgeln.
Eine Überempfindlichkeit oder Allergie gegen Schafgarbenkraut sollte beachtet werden! Bei empfindlichen Patienten können

durch eine Überdosierung von Tormentillwurzelstock Magenreizungen auftreten!

Bei Schleimhautentzündungen im Mund- und Rachenraum gilt es, ein oder zwei Hauptmittel durch weitere Pflanzen zu ergänzen, die dem Therapieziel entsprechen, z.B.:

Rp.	
Kamillenblüten	
(Matricariae flos)	25,0
Salbeiblätter (Salviae fol.)	25,0

Als Teemischung.
2 gehäufte Teelöffel mit 1/4 l kochendem Wasser übergießen, 10 min. zugedeckt ziehen lassen. 2-3 Tassen über den Tag verteilt schluckweise trinken und zum Gurgeln.

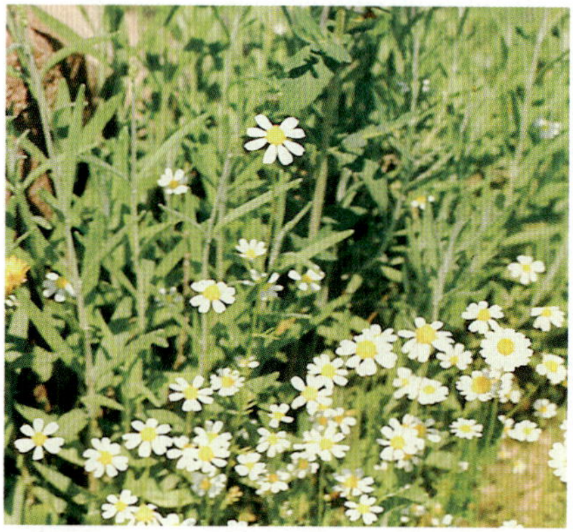

Kamille

Als entzündungswidriges und zusammenziehendes Gurgelmittel

Rp.	
Tormentillwurzelstock	
(Tormentillae rhiz.)	30,0
Heidelbeeren (Myrtilli fruct.)	30,0
Syzygiumrinde	
(Syzygii cumini cort.)	30,0
Arnikablüten (Arnicae flos)	10,0

Als Teemischung.
2 gehäufte Teelöffel mit 1/4 l kaltem Wasser übergießen, zum Sieden bringen, 3 min. aufkochen lassen. Für Mundspülungen und zum Gurgeln. Eine Überempfindlichkeit oder Allergie gegen Arnika sollte beachtet werden!

Bei Heiserkeit und Kehlkopfentzündungen als entzündungswidriges, antibakterielles, schleimlösendes, auswurfförderndes und reizlinderndes Mittel

Rp.	
Bibernellwurzel	
(Pimpinellae rad.)	25,0
Spitzwegerichkraut	
(Plantaginis lanc. herb.)	25,0
Eibischwurzel (Althaeae rad.)	20,0
Wollblumen (Verbasci flos)	20,0
Arnikablüten (Arnicae flos)	10,0

Als Teemischung.
2 gehäufte Teelöffel mit 1/4 l kochendem Wasser übergießen, 10 min. zugedeckt ziehen lassen. 2-3 Tassen über den Tag verteilt schluckweise trinken und zum Gurgeln. Eine Überempfindlichkeit oder Allergie gegen Arnika sollte beachtet werden!

Bei immer wiederkehrenden Halsentzündungen als reizlinderndes und entzündungswidriges Mittel

Rp.

Bibernellwurzel (Pimpinellae rad.)	30,0
Kamillenblüten (Matricariae flos)	30,0
Salbeiblätter (Salviae fol.)	25,0
Tormentillwurzelstock (Tormentillae rhiz.)	15,0

Als Teemischung.
1 gehäufter Teelöffel mit 1/4 l kaltem Wasser übergießen, zum Sieden bringen, 5 min. zugedeckt ziehen lassen. 2-3 Tassen über den Tag verteilt schluckweise trinken und zum Gurgeln. Bei empfindlichen Patienten können durch eine Überdosierung von Tormentillwurzelstock Magenreizungen auftreten!

oder

Rp.

Bibernellwurzel (Pimpinellae rad.)	30,0
Spitzwegerichkraut (Plantaginis lanc. herb.)	30,0
Eibischwurzel (Althaeae rad.)	20,0
Tormentillwurzelstock (Tormentillae rhiz.)	20,0

Als Teemischung.
1 gehäufter Teelöffel mit 1/4 l kaltem Wasser übergießen, zum Sieden bringen, 5 min. zugedeckt ziehen lassen. 2-3 Tassen über den Tag verteilt schluckweise trinken und zum Gurgeln. Bei empfindlichen Patienten können durch eine Überdosierung von Tormentillwurzelstock Magenreizungen auftreten!

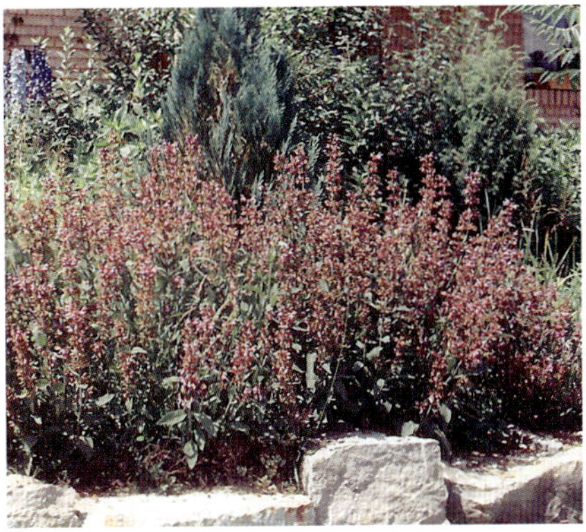

Salbei

Erkältungskrankheiten

Erkältungskrankheiten sind in der Regel auf mehrere krankheitsbegünstigende Ursachen zurückzuführen: Eine vorübergehende oder dauerhafte Abwehrschwäche, Stress, Überforderungen, eine ungesunde Lebensführung und vieles mehr schaffen die Grundlage für einen Krankheitsausbruch nach einer Abkühlung (Erkältung). Es gilt, vorhandene Schwächen auszugleichen und eine Ausbreitung der Krankheitserreger baldmöglichst zu verhindern – mit Immunsystem steigernden, ausleitenden und kräftigenden Maßnahmen. Zugleich sollten die Voraussetzungen für eine schnelle Überwindung der Krankheit geschaffen werden: Ruhe, ausreichende Flüssigkeitszufuhr, wenig Nahrungzufuhr, keine weitere Auskühlung (vor allem auf warme Füße ist zu achten) und das Vermeiden von krank machenden Umständen wie Stress, Überanstrengung, Aufregung und Ärger.
Ein immunkräftesteigernder Tee, so heiß wie möglich getrunken, ein warmes oder ansteigendes Fußbad oder ein schweißtreibender Wickel mit anschließender Bettruhe schaffen die Voraussetzung für eine schnelle Genesung.
Ausleitende, schweißtreibende, abwehrkräftesteigernde, entzündungswidrige und erforderlichenfalls fiebersenkende Pflanzen stehen für die Behandlung bereit.

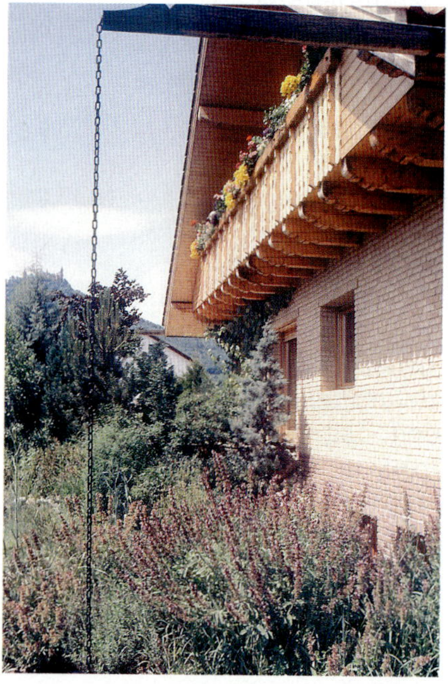

Bewährte Teepflanzen

Holunderblüten
(Sambuci flos)
HW fl abwehrkräftesteigernd, schweißtreibend, fiebersenkend, harntreibend

Lindenblüten
(Tiliae flos)
HW fl abwehrkräftesteigernd, schweißtreibend, fiebersenkend, harntreibend

Mädesüßblüten
(Spiraeae flos)
HW fl fiebersenkend, entzündungswidrig

Weidenrinde
(Salicis cortex)
HW fl fiebersenkend, harntreibend, entzündungswidrig, antibakteriell

Ausleitende Mittel sind in den entsprechenden Abschnitten aufgeführt. Weitere Maßnahmen können bei Bronchitis nachgelesen werden.
Für Dampfinhalationen eignen sich Pflanzen mit ätherischem Öl, wie Kamille, Eukalyptus oder Thymian.

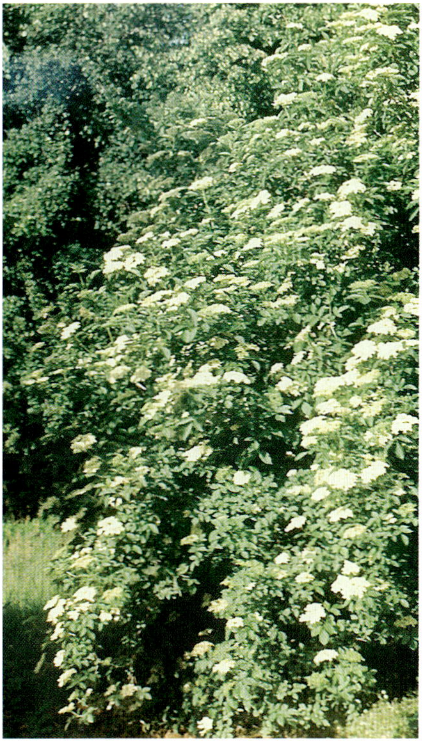

Holunder

Erkältungskrankheiten – Rezeptvorschläge

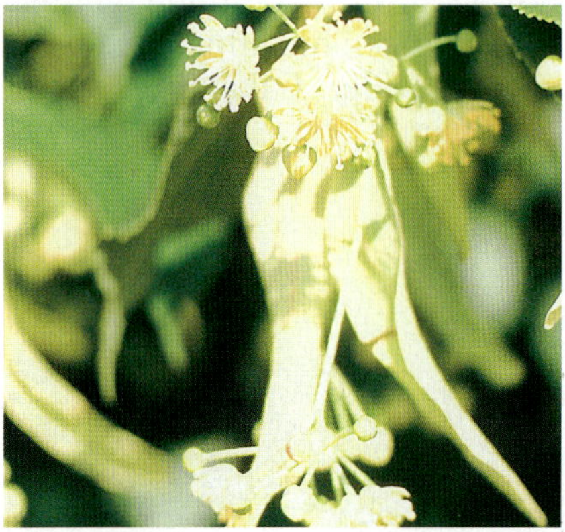

Lindenblüten

Möglichst zu Beginn einer Erkältung als schweißtreibendes, entzündungswidriges und abwehrkräftesteigerndes Mittel

Rp.	
Lindenblüten (Tiliae flos)	30,0
Holunderblüten (Sambuci flos)	30,0
Kamillenblüten (Matricariae flos)	25,0
Thymiankraut (Thymi herb.)	15,0

Als Teemischung.
2 gehäufte Teelöffel mit 1/4 l kochendem Wasser übergießen, 10 min. zugedeckt ziehen lassen. 2 Tassen sofort trinken, danach 1-2 Tage lang 2-3 Tassen täglich.

oder
als schweißtreibendes, entzündungswidriges, abwehrkräftesteigerndes und ausleitendes Mittel

Rp.	
Lindenblüten (Tiliae flos)	30,0
Holunderblüten (Sambuci flos)	30,0
Goldrutenkraut (Solidaginis virg. herb.)	20,0
Birkenblätter (Betulae fol.)	20,0

Als Teemischung.
2 gehäufte Teelöffel mit 1/4 l kochendem Wasser übergießen, 10 min. zugedeckt ziehen lassen. 2 Tassen sofort trinken, danach 1-2 Tage lang 2-3 Tassen täglich. Bei Erkältungsbeginn möglichst mit einer Schwitzpackung kombinieren.

Bei einer fieberhaften Erkältung als entzündungswidriges, abwehrkräftesteigerndes und fiebersenkendes Mittel

Rp.	
Lindenblüten (Tiliae flos)	30,0
Holunderblüten (Sambuci flos)	30,0
Mädesüßblüten (Spiraeae flos)	25,0
Thymiankraut (Thymi herb.)	15,0

Als Teemischung.
1-2 gehäufte Teelöffel mit 1/4 l kochendem Wasser übergießen, 8 min. zugedeckt ziehen lassen. 3 Tassen über den Tag verteilt trinken.

Bei Schnupfen und Nasennebenhöhlenentzündung als entzündungswidriges, schleimlösendes, reizlinderndes, abwehrkräftesteigerndes Mittel

Rp.	
Kamillenblüten	
(Matricariae flos)	25,0
Salbeiblätter (Salviae fol.)	25,0
Quendelkraut (Serpylli herb.)	20,0
Augentrostkraut	
(Euphrasiae herb.)	15,0
Fenchelfrüchte	
(Foeniculi fruct.)	15,0

Als Teemischung.
2 gehäufte Teelöffel mit 1/4 l kochendem Wasser übergießen, 8 min. zugedeckt ziehen lassen. 3 Tassen über den Tag verteilt trinken. Eine Überempfindlichkeit oder Allergie gegen Fenchel sollte beachtet werden!

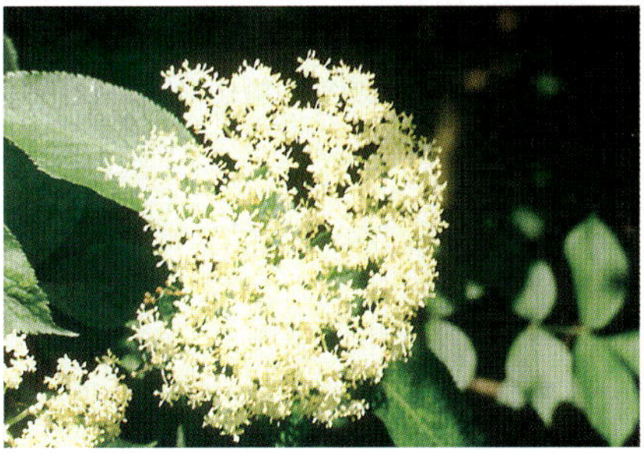

Holunderblüten

oder

Rp.	
Kiefernsprossen	
(Pini turiones)	25,0
Kamillenblüten	
(Matricariae flos)	20,0
Salbeiblätter (Salviae fol.)	20,0
Spitzwegerichkraut	
(Plantaginis lanc. herb.)	15,0
Thymiankraut (Thymi herb.)	10,0
Malvenblüten (Malvae flos)	10,0

Als Teemischung.
2 gehäufte Teelöffel mit 1/4 l kochendem Wasser übergießen, 10 min. zugedeckt ziehen lassen. 2-3 Tassen über den Tag verteilt trinken.

Zusätzlich können Inhalationen mit Kiefernsprossen gemacht werden. Sie wirken durchblutungsfördernd, keimhemmend und schleimverflüssigend.
5-6 gehäufte Teelöffel auf 1 Liter kochend heißes Wasser. Dauer der Inhalation: 10-15 Minuten.

Atemsystem

Zahlreiche Pflanzen enthalten Inhaltsstoffe, die hemmend auf Bakterien, Viren oder Pilze wirken oder diese gar abtöten können. Selbst wenn die Wirkstoffe im Tee nur bedingt dazu in der Lage sind, sollten entsprechende Teemischungen bei Infektionen unterstützend eingesetzt werden. Insbesondere Pflanzen mit ätherischem Öl oder Gerbstoffen besitzen überwiegend keimhemmende Eigenschaften (siehe auch Kapitel »Wirkstoffe«).
Bei den folgenden Teepflanzen sind entsprechende Wirkungen zu erwarten.

Bewährte Teepflanzen

Anisfrüchte
(Anisi fructus)
HW fl antibakteriell

Beifußkraut
(Artemisiae vulgaris herba)
HW fl antibakteriell, gegen Pilze

Bittersüßstängel
(Dulcamarae stipites)
HW fl antimikrobiell, gegen Pilze

Brunnenkresse
(Nasturtii herba)
HW fl hemmend auf grampositive und -negative Erreger

Dillfrüchte
(Anethi fructus)
HW fl hemmend auf Bakterien

Eichenrinde
(Quercus cortex)
HW fl hemmend auf Bakterien und Viren

Eukalyptusblätter
(Eucalypti folium)
HW fl antibakteriell

Fenchelfrüchte
(Foeniculi fructus)
HW fl hemmend auf Bakterien und Viren

Goldrutenkraut
(Solidaginis virgaureae herba)
HW fl antibakteriell

Isländisches Moos
(Lichen islandicus)
HW fl hemmend auf Bakterien und Viren

Kamillenblüten
(Matricariae flos)
HW fl hemmend auf Bakterien und Pilze

Kümmelfrüchte
(Carvi fructus)
HW fl antibakteriell

Melissenblätter
(Melissae folium)
HW fl antibakteriell, hemmend auf Viren und Pilze

Pfefferminzblätter
(Menthae piperitae folium)
HW fl antibakteriell

Quendelkraut
(Serpylli herba)
HW fl antibakteriell

Salbeiblätter
(Salviae folium)
HW fl antibakteriell, hemmend auf Viren und Pilze

Schafgarbenkraut
(Millefolii herba)
HW fl antibakteriell

Spitzwegerichkraut
(Plantaginis lanc. herba)
HW fl antibakteriell

Thymiankraut
(Thymi herba)
HW fl antibakteriell, hemmend auf Pilze

Zimtrinde
(Cinnamomi ceyl. oder cassiae cortex)
HW fl antibakteriell, hemmend auf Pilze

Kamillenblüten sind in der Lage, Bakteriengifte und schädliche Stoffwechselprodukte zu binden und zu neutralisieren. Bei bakteriellen Infektionen sollten deshalb – unabhängig von der weiteren Therapie – Teemischungen mit Kamille und ausleitenden Pflanzen verabreicht werden, es sei denn, es läge eine Gegenanzeige vor.

Die Tees werden kurmäßig 4 bis 6 Wochen eingesetzt, längstens jedoch bis 3 Tage nach Abklingen der Erkrankung.

Bei bakteriellen Infektionen als Mittel gegen Bakteriengifte, als ausleitendes und entzündungswidriges Mittel

Rp.	
Kamillenblüten	
(Matricariae flos)	40,0
Birkenblätter (Betulae fol.)	25,0
Schafgarbenkraut	
(Millefolii herb.)	25,0
Thymiankraut (Thymi herb.)	10,0

Als Teemischung.
2 gehäufte Teelöffel mit 1/4 l kochendem Wasser übergießen, 10 min. zugedeckt ziehen lassen. 3 Tassen über den Tag verteilt trinken. Eine Überempfindlichkeit oder Allergie gegen Schafgarbenkraut sollte beachtet werden!

oder

Rp.	
Kamillenblüten	
(Matricariae flos)	30,0
Birkenblätter (Betulae fol.)	25,0
Schafgarbenkraut	
(Millefolii herb.)	20,0
Weidenrinde (Salicis cort.)	15,0
Thymiankraut (Thymi herb.)	10,0

Als Teemischung.
2 gehäufte Teelöffel mit 1/4 l kochendem Wasser übergießen, 10 min. zugedeckt ziehen lassen. 3 Tassen über den Tag verteilt trinken.
Eine Überempfindlichkeit oder Allergie gegen Schafgarbenkraut sollte beachtet werden!

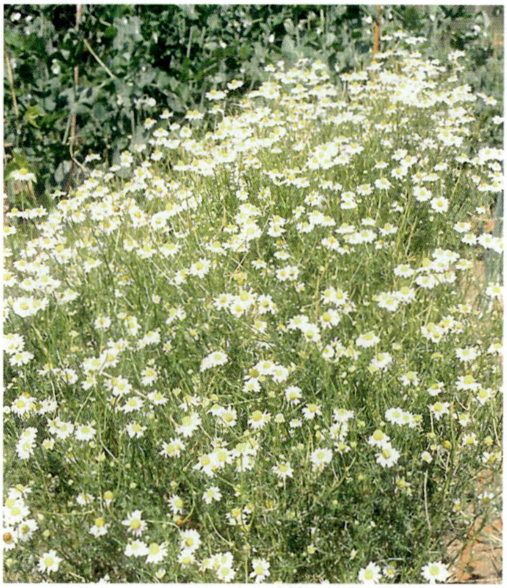

Kamille

Bei bakteriellen Infekten des Verdauungstraktes

Rp.	
Pfefferminzblätter	
(Menthae pip. fol.)	25,0
Kamillenblüten	
(Matricariae flos)	25,0
Schafgarbenkraut	
(Millefolii herb.)	20,0
Thymiankraut (Thymi herb.)	15,0
Fenchelfrüchte (Foeniculi fruct.)	15,0

Als Teemischung.
2 gehäufte Teelöffel mit 1/4 l kochendem Wasser übergießen, 10 min. zugedeckt ziehen lassen. 3 Tassen über den Tag verteilt trinken. Eine Überempfindlichkeit oder Allergie gegen Fenchel oder Schafgarbenkraut sollte beachtet werden!

Bei bakteriellen Infekten der oberen Atemwege

Rp.	
Salbeiblätter (Salviae fol.)	25,0
Kamillenblüten	
(Matricariae flos)	25,0
Spitzwegerichblätter	
(Plantaginis lanc. herb.)	20,0
Thymiankraut (Thymi herb.)	15,0
Anisfrüchte (Anisi fruct.)	15,0

Als Teemischung.
2 gehäufte Teelöffel mit 1/4 l kochendem Wasser übergießen,

10 min. zugedeckt ziehen lassen. 3 Tassen über den Tag verteilt trinken. Eine Überempfindlichkeit oder Allergie gegen Anis sollte beachtet werden!

Bei bakteriellen Infekten der ableitenden Harnwege

Rp.	
Goldrutenkraut	
(Solidaginis virg. herb.)	30,0
Buccoblätter (Barosmae fol.)	25,0
Kamillenblüten	
(Matricariae flos)	25,0
Birkenblätter (Betulae fol.)	20,0

Als Teemischung.
2 gehäufte Teelöffel mit 1/4 l kochendem Wasser übergießen, 10 min. zugedeckt ziehen lassen. 3 Tassen über den Tag verteilt trinken.

Bitte beachten Sie auch die entsprechenden Abschnitte beim »Nieren-Blasen-System« und »Verdauungssystem«.

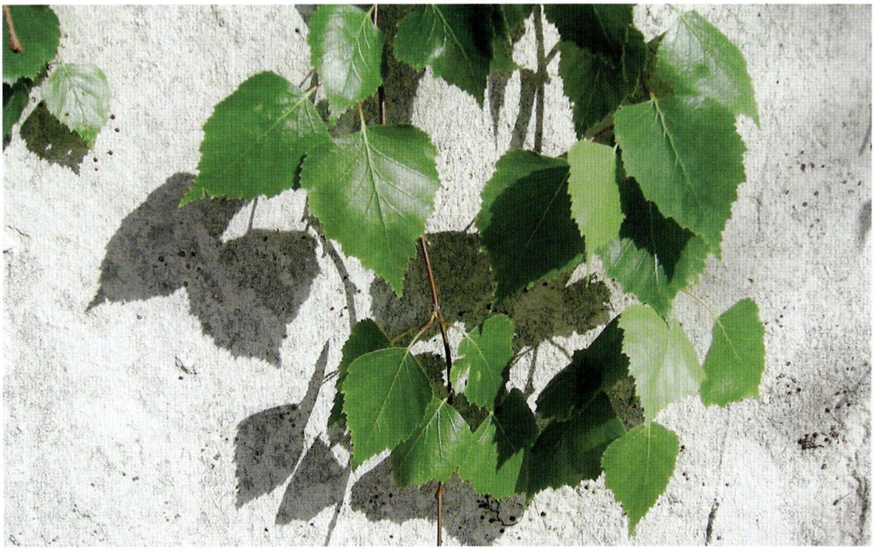

Birke

Augenerkrankungen

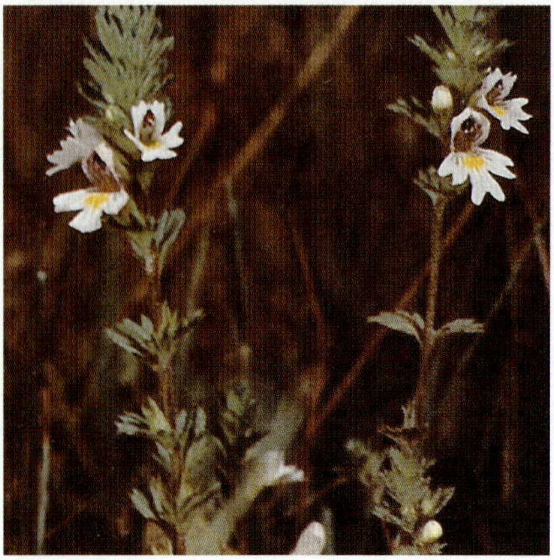

Augentrost

AUGENERKRANKUNGEN gehören in die Hand eines erfahrenen Behandlers. Es ist bestenfalls möglich, bei lästigem Tränenfluss, dauerndem Juckreiz oder Brennen, Fremdkörpergefühl und Lichtempfindlichkeit sowie auch bei leichteren Sehstörungen die Pflanzentherapie ergänzend einzusetzen.

Alle Augenerkrankungen sind mit der gebotenen Vorsicht zu behandeln. Es darf keine notwendige Therapie unterlassen werden, wenn das Sehvermögen gefährdet ist!

Bewährte Teepflanzen

Augentrost
(Euphrasiae herba)
HW fl entzündungswidrig, augenstärkend, durchblutungsfördernd

Berberitzenfrüchte
(Berberidis fructus)
HW fl entzündungswidrig, augenstärkend

Fenchelfrüchte
(Foeniculi fructus)
HW fl entzündungswidrig

Habichtskraut
(Hiracii pilosellae herba)
HW fl entzündungswidrig, augenstärkend

Rezeptvorschläge

Bei den folgenden Teemischungen erfolgt die Anwendung bis zu 4 Wochen.
Bei Problemen unbedingt einen erfahrenen Behandler aufsuchen!

Bei Tränenfluss und Lichtempfindlichkeit

Rp.	
Augentrostkraut	
(Euphrasiae herb.)	30,0
Salbeiblätter (Salviae fol.)	30,0
Melissenblätter (Melissae fol.)	20,0
Fenchelfrüchte	
(Foeniculi fruct.)	20,0

Als Teemischung.
2 gehäufte Teelöffel mit 1/4 l kochendem Wasser übergießen, 10 min. zugedeckt ziehen lassen. 3 Tassen über den Tag verteilt trinken. Eine Überempfindlichkeit oder Allergie gegen Fenchel sollte beachtet werden!

oder

Rp.

Augentrostkraut (Euphrasiae herb.)	30,0
Habichtskraut (Hiracii pil. herb.)	25,0
Melissenblätter (Melissae fol.)	25,0
Berberitzenfrüchte (Berberidis fruct.)	20,0

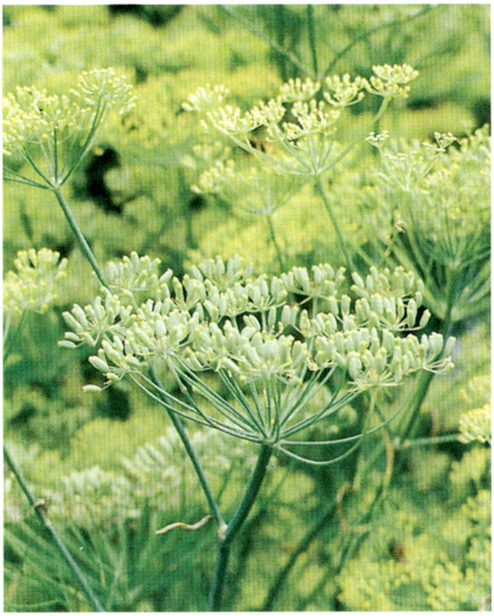

Fenchel

Als Teemischung.
2 gehäufte Teelöffel mit 1/4 l kochendem Wasser übergießen, 10 min. zugedeckt ziehen lassen. 3 Tassen über den Tag verteilt trinken.

Bei Juckreiz, Brennen, Trockengefühl und Lichtempfindlichkeit

Rp.

Augentrostkraut (Euphrasiae herb.)	30,0
Schafgarbenkraut (Millefolii herb.)	20,0
Fenchelfrüchte (Foeniculi fruct.)	20,0
Anisfrüchte (Anisi fruct.)	15,0
Malvenblätter (Malvae fol.)	15,0

Als Teemischung.
2 gehäufte Teelöffel mit 1/4 l kochendem Wasser übergießen, 10 min. zugedeckt ziehen lassen. 3 Tassen über den Tag verteilt trinken. Eine Überempfindlichkeit oder Allergie gegen Anis, Fenchel oder Schafgarbenkraut sollte beachtet werden!

Augenerkrankungen

Bei Juckreiz, Brennen, Tränenfluss und Lichtempfindlichkeit

Rp.	
Augentrostkraut	
(Euphrasiae herb.)	30,0
Ysopkraut (Hyssopi herb.)	30,0
Salbeiblätter (Salviae fol.)	20,0
Berberitzenfrüchte	
(Berberidis fruct.)	20,0

Als Teemischung.
2 gehäufte Teelöffel mit 1/4 l kochendem Wasser übergießen, 10 min. zugedeckt ziehen lassen. 3 Tassen über den Tag verteilt trinken.

Bei Fremdkörpergefühl und Brennen

Rp.	
Augentrostkraut	
(Euphrasiae herb.)	25,0
Melissenblätter (Melissae fol.)	25,0
Stiefmütterchenkraut	
(Violae tric. herb.)	20,0
Lavendelblüten	
(Lavandulae flos)	15,0
Malvenblätter (Malvae fol.)	15,0

Als Teemischung.
2 gehäufte Teelöffel mit 1/4 l kochendem Wasser übergießen, 10 min. zugedeckt ziehen lassen. 3 Tassen über den Tag verteilt trinken.

Bei Ermüdungserscheinungen der Augen

Rp.	
Augentrostkraut	
(Euphrasiae herb.)	40,0
Habichtskraut	
(Hiracii pil. herb.)	30,0
Fenchelfrüchte	
(Foeniculi fruct.)	30,0

Als Teemischung.
2 gehäufte Teelöffel mit 1/4 l kochendem Wasser übergießen, 10 min. zugedeckt ziehen lassen. 1 bis 2 Tassen trinken und als Umschläge auf die Augen.
Eine Überempfindlichkeit oder Allergie gegen Fenchel sollte beachtet werden!

oder

Rp.	
Augentrostkraut (Euphrasiae herb.)	
Weißdornblätter mit Blüten	
(Crataegi fol. cum flor.)	
Habichtskraut (Hiracii pil. herb.)	
zu gleichen Teilen	100,0

Als Teemischung.
2 gehäufte Teelöffel mit 1/4 l kochendem Wasser übergießen, 10 min. zugedeckt ziehen lassen. 1 bis 2 Tassen trinken und als Umschläge auf die Augen.

Bei Entzündungen am Auge, z.B. bei einer Bindehautentzündung, sollten keine Kamillenblüten eingesetzt werden, da sie die Bindehaut zusätzlich reizen können. Dies gilt nicht für andere äußerliche Entzündungen, wie das Gerstenkorn.
Nach Umschlägen auf die Augen müssen Kälte und Zugluft gemieden werden.

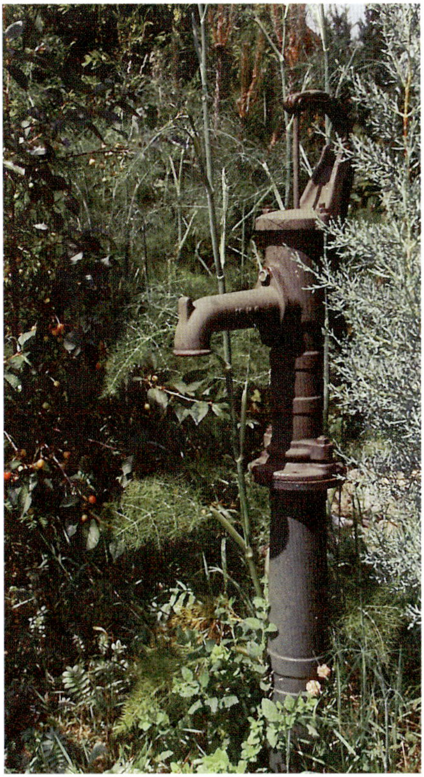

Bei einem Gerstenkorn

Rp.
Kamillenblüten (Matricariae flos)
Augentrostkraut (Euphrasiae herb.)
Fenchelfrüchte (Foeniculi fruct.)
zu gleichen Teilen 100,0

Als Teemischung.
2 gehäufte Teelöffel mit 1/4 l kochendem Wasser übergießen, 10 min. zugedeckt ziehen lassen. Abgekühlt, für warme Umschläge. Bei Komplikationen unbedingt einen erfahrenen Behandler aufsuchen! Eine Überempfindlichkeit oder Allergie gegen Fenchel sollte beachtet werden!

Innerlich ist ein ausleitender und stoffwechselverbessernder Tee zu empfehlen (siehe Abschnitt Haut).

Bewegungsapparat

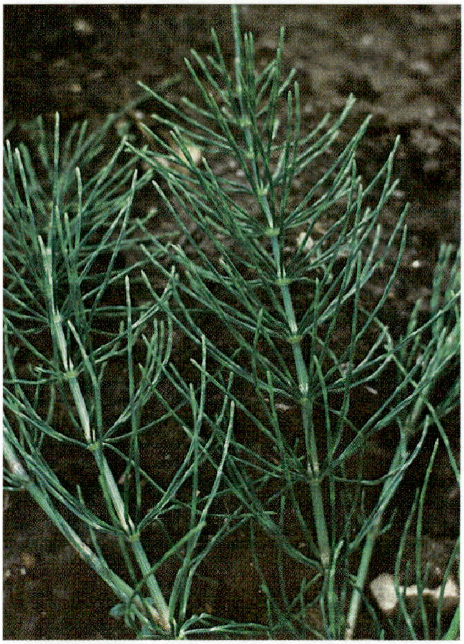

Schachtelhalm

ERKRANKUNGEN DES BEWEGUNGSAPPARATES sind weit verbreitet. Betroffen sind Menschen jeden Alters. Mit zunehmendem Alter erhöht sich zwar die Zahl der unter Arthrosen und chronischen Beschwerden leidenden Patienten, sie sind jedoch häufig schon im mittleren Lebensalter anzutreffen. Zahlreiche entzündliche Erkrankungen treten weitgehend unabhängig vom Alter auf, sowohl Ischias als auch »Hexenschuss« sind gerade bei mittleren Jahrgängen sehr verbreitet.
Die Erkrankungen erfordern neben allgemeinen Maßnahmen ein individuelles Vorgehen, das dem Erkrankten und seiner Krankheit gerecht wird. Von den »rheumatischen Beschwerden« bis zur genau definierten Erkrankung – es gilt, umfassend zu behandeln und den Patienten und seine Lebensumstände einzubeziehen.

Bei den rheumatischen Erkrankungen unterscheidet die internationale Rheumaliga:

- entzündliche Erkrankungen der Gelenke
- chronische (degenerative) Erkrankungen der Gelenke, z.B. Arthrosen, Spondylosen
- rheumatische Erkrankungen extraartikulärer Art, z.B. Muskelrheumatismus, Tennisarm (Epikondylitis) oder Sehnenscheidenentzündung (Tendovaginitis)

Ein Heilpraktiker oder Arzt hat die Aufgabe, die Erkrankungsart, deren mögliche Ursache und bisherigen Verlauf festzustellen und zu unterscheiden, ob es sich um eine lokale oder generelle Erkrankung handelt.

Die Hauptursachen sind:

- von Erregern ausgelöst
- gestörte Stoffwechselgeschehen
- allergische Reaktionen
- verschiedene Toxine
- neuropathologische Faktoren

- hormonelle Regulationsstörungen
- eine falsche Lebensweise

Erkrankungen der Muskeln, der Sehnenscheiden oder Gelenkbeutel, Arthritiden und Arthrosen bestimmen die Vorgehensweise. Häufig liegt eine Kombination unterschiedlicher Erkrankungen vor. Dies erleichtert weder die Diagnosefindung noch die Behandlung.

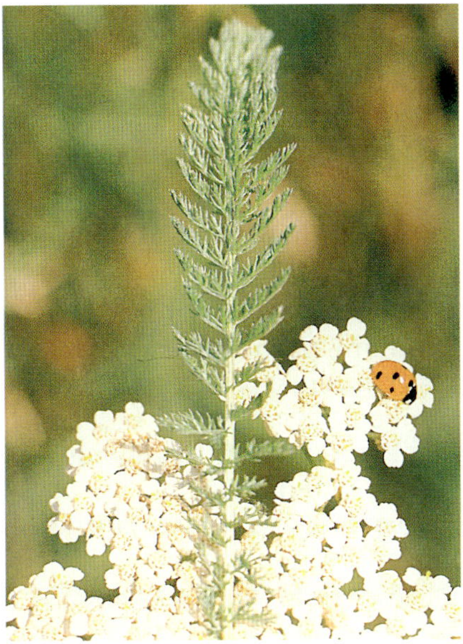

Schafgarbe

Eine ursächliche Behandlung schließt die symptomatische Therapie mit ein. Dem naturheilkundlichen Behandler stehen zahlreiche Therapien zur Verfügung, die sich oft sinnvoll miteinander kombinieren lassen.
Ein wichtiger Grundpfeiler der Therapie kann die Behandlung mittels Teemischungen sein. Schon durch Ausleitungsmaßnahmen und eine Verbesserung der Stoffwechselsituation kann das Krankheitsgeschehen positiv beeinflusst werden. In Absprache mit einem Behandler können bewährte Teemischungen eingesetzt werden.

Degenerative (chronische) Gelenkerkrankungen

Eine Vielzahl von Ursachen führt zu degenerativen Gelenkerkrankungen. Je früher mit der Behandlung begonnen bzw. die Erkrankungsursache beseitigt oder gemildert wird, desto besser ist die Prognose bei degenerativen Gelenkerkrankungen.
Als vorwiegende Ursachen können angesehen werden:

- altersbedingter Verschleiß
- Missverhältnis zwischen der Belastungsfähigkeit und der häufig erfolgenden Belastung (Schwerarbeit, übertriebene sportliche Bewegung, Übergewicht)
- entzündliche Prozesse
- hormonelle und Stoffwechselstörungen
- angeborene oder erworbene Deformierungen

Die Gelenkknorpel werden chronisch zerstört oder Entzündungen der Gelenkkapsel führen zu Funktionsbeeinträchtigungen und -behinderungen. Diese Vorgänge sind meist von Schmerzzuständen begleitet und können bis zu einer Versteifung des Gelenks führen.

Bei degenerativen Gelenkerkrankungen sind schmerzarme Phasen, zeitweilige Schmerzattacken und dauerhafte Schmerzen möglich. Nach Reizungen mit anschließenden Entzündungen sind die Gelenke erwärmt, angeschwollen und schmerzhaft.
Die Erkrankung kündigt sich spätestens mit morgendlichen »Anlaufschwierigkeiten« (Steifheit) und/oder Schmerzen nach Belastungen an. Der Verlauf ist meist langsam, aber ständig fortschreitend.
Wie bei allen Erkrankungen sollte möglichst eine ursächliche Behandlung erfolgen. Dazu gehört bei chronischem Verlauf die angepasste Bewegung genauso wie das Vermeiden von Überbelastungen. Die erkannten oder vermuteten Ursachen müssen – soweit möglich – unbedingt therapiert bzw. beseitigt werden. Der Krankheitsverlauf sollte abgemildert oder gestoppt werden. Eine weitmögliche Wiederherstellung (Regeneration) muss angestrebt werden.
Weitere Schäden an den Gelenken zu vermeiden, gehört ebenso zum

Therapieziel wie die Entzündungs- und Schmerzvorbeugung. Bei akuten Schmerzzuständen steht die Schmerzbekämpfung selbstverständlich im Vordergrund.

Die wesentlichen Wirkrichtungen sind schmerzlindernder, entzündungswidriger, durchblutungsfördernder, stoffwechselverbessernder und ausleitender Art. Die Versorgung der Gelenke sollte optimiert werden.
Insbesondere an den Kniegelenken gilt es, venöse Rückflussbehinderungen zu beseitigen. Wiederkehrende Entzündungen sollten möglichst vermieden bzw. schnellstmöglich zum Abklingen gebracht werden.

Die nachfolgenden Teepflanzen bieten eine Auswahl unterschiedlicher Wirkrichtungen. Neben einer streng krankheitsbezogenen Wirkung kann sowohl eine Verbesserung einzelner Organfunktionen als auch der Gesamtsituation erforderlich sein.

Bewährte Teepflanzen

Berberitzenfrüchte
(Berberidis fructus)
HW fl ausleitend

Birkenblätter
(Betulae folium)
HW fl ausleitend, vor allem harnsäureausleitend

Bittersüßstängel
(Dulcamarae stipites)
HW fl ausleitend, entzündungswidrig

Brennnesselkraut
(Urticae herba)
HW fl ausleitend, stoffwechselverbessernd, entzündungswidrig, harnsäureausleitend

Dostenkraut
(Origani vulgaris herba)
HW fl ausleitend, entzündungswidrig

Gartenbohnenhülsen
(Phaseoli fructus sine semine)
HW fl ausleitend

Goldrutenkraut
(Solidaginis virgaureae herba)
HW fl ausleitend, entzündungswidrig

Bewegungsapparat

Hagebuttenschalen
(Rosae pseudofructus)
HW fl ausleitend

Klettenwurzel
(Bardanae radix)
HW fl ausleitend, stoffwechselverbessernd)

Löwenzahnwurzel mit -kraut
(Taraxaci radix cum herba)
HW fl stoffwechselverbessernd, entzündungswidrig, krampflösend, ausleitend

Mädesüßkraut
(Spiraeae herba)
HW fl entzündungswidrig, schweißtreibend, ausleitend

Queckenwurzelstock
(Graminis rhizoma)
HW fl ausleitend

Rosmarinblätter
(Rosmarini folium)
HW fl durchblutungsfördernd, krampflösend

Teufelskrallenwurzel
(Harpagophyti radix) (H)
HW fl entzündungswidrig, schmerzstillend, harnsäureausleitend

Wacholderbeeren
(Juniperi fructus)
HW fl stoffwechselverbessernd, ausleitend

Weidenrinde
(Salicis cortex) (H)
HW fl entzündungswidrig, schmerzstillend

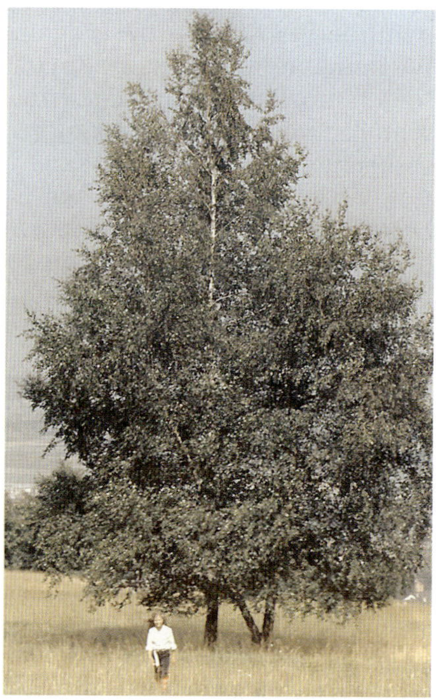

Birke

Degenerative Gelenkerkrankungen – Rezeptvorschläge

Die folgenden Teemischungen werden kurmäßig über 6 bis 8 Wochen eingesetzt.

Bei schmerzhaften degenerativen (chronischen) Beschwerden

Rp.

Weidenrinde (Salicis cort.)	40,0
Birkenblätter (Betulae fol.)	40,0
Hagebuttenschalen (Rosae pseudofructus)	20,0

Als Teemischung.
2 gehäufte Teelöffel mit 1/4 l kochendem Wasser übergießen, 10 min. zugedeckt ziehen lassen. 3 Tassen über den Tag verteilt trinken.

Bei wiederkehrenden Entzündungen bei degenerativen Gelenkerkrankungen

Rp.

Weidenrinde (Salicis cort.)	35,0
Brennnesselkraut (Urticae herb.)	35,0
Goldrutenkraut (Solidaginis virg. herb.)	30,0

Als Teemischung.
2 gehäufte Teelöffel mit 1/4 l kochendem Wasser übergießen, 12 min. zugedeckt ziehen lassen. 3 Tassen über den Tag verteilt trinken.

Als stoffwechselverbesserndes Mittel bei nicht entzündlichen degenerativen Gelenkerkrankungen

Rp.

Löwenzahnwurzel mit -kraut (Taraxaci rad. c. herb.)	30,0
Queckenwurzelstock (Graminis rhiz.)	20,0
Brennnesselkraut (Urticae herb.)	20,0
Dostenkraut (Origani vulg. herb.)	15,0
Hagebuttenschalen (Rosae pseudofructus)	15,0

Als Teemischung.
2-3 gehäufte Teelöffel mit 1/4 l kaltem Wasser übergießen, zum Sieden bringen, 5 min. zugedeckt ziehen lassen. 3-4 Tassen über den Tag verteilt trinken.

Bei degenerativen Gelenkerkrankungen mit erhöhten Harnsäurewerten

Rp.	
Löwenzahnwurzel mit -kraut	
(Taraxaci rad. c. herb.)	25,0
Brennnesselkraut	
(Urticae herb.)	25,0
Birkenblätter (Betulae fol.)	20,0
Goldrutenkraut	
(Solidaginis virg. herb.)	15,0
Hagebuttenschalen	
(Rosae pseudofructus)	15,0

Als Teemischung.
2 gehäufte Teelöffel mit 1/4 l kochendem Wasser übergießen, 10 min. zugedeckt ziehen lassen. 3 Tassen über den Tag verteilt trinken.

Als aufbauendes, ausleitendes, entzündungswidriges, stoffwechselverbesserndes und schmerzlinderndes Mittel

Rp.	
Teufelskrallenwurzel	
(Harpagophyti rad.)	25,0
Löwenzahnwurzel mit -kraut	
(Taraxaci rad. c. herb.)	25,0
Birkenblätter (Betulae fol.)	20,0
Schachtelhalmkraut	
(Equiseti herb.)	20,0
Dostenkraut	
(Origani vulg. herb.)	10,0

Als Teemischung.
2 gehäufte Teelöffel mit 1/4 l kaltem Wasser übergießen, zum Sieden bringen, 5 min. zugedeckt ziehen lassen. 2-3 Tassen über den Tag verteilt trinken.
Bei Magen- und Zwölffingerdarmgeschwüren keine Teufelskrallenwurzel verwenden!

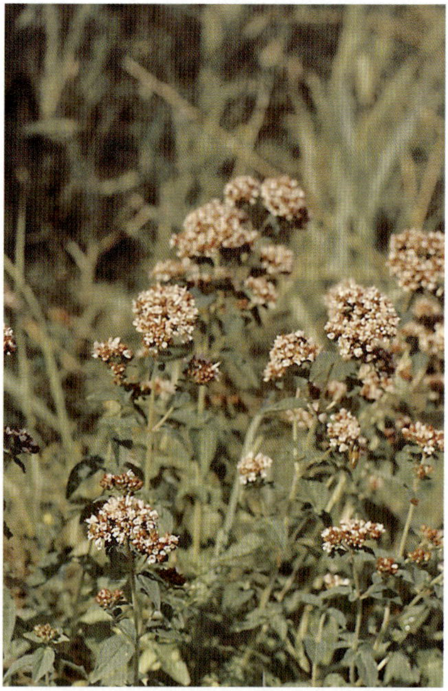

Dost

Harnsaure Diathese

(zu viel Harnsäure, Veranlagung zur Gicht)

Eine Störung des Purin-(Harnsäure-) Stoffwechsels kann über lange Zeiträume ohne klinische Symptome vorliegen. Die Harnsäurewerte sind erhöht und lösen oft »aus heiterem Himmel« einen akuten Gichtanfall aus. Nach einer üppigen Mahlzeit mit viel Eiweiß, reichlichem Alkoholgenuss oder nach großer Anstrengung meldet sich ein Gelenk (meist das Großzehengrundgelenk) mit heftigen Schmerzen, Hitze, Schwellung und Rötung – den typischen Entzündungszeichen.
Beim akuten Gichtanfall ist Colchicin, das nur vom Arzt eingesetzt werden darf, das Mittel der Wahl, begleitet von physikalischen Maßnahmen.
Die Therapie ist ansonsten darauf gerichtet, den akuten Anfall zu vermeiden bzw. die Stoffwechselsituation zu verbessern. Die erhöhten Harnsäurewerte müssen gesenkt werden. Zum einen gilt es, einer vermehrten Harnsäurebildung entgegenzuwirken, zum anderen, möglichst viel Harnsäure auszuleiten. Ernährung, Übergewicht, Alkohol, Unterkühlung, übermäßige körperliche Anstrengung und optimale Flüssigkeitszufuhr sind zu beachten.

Bewährte Teepflanzen

Birkenblätter
(Betulae folium)
HW fl harnsäureausleitend, stoffwechselanregend, harntreibend

Brennnesselkraut
(Urticae herba) (H)
HW fl harnsäureausleitend, antirheumatisch, entwässernd, entzündungswidrig

Klettenwurzel
(Bardanae radix)
HW fl harnsäureausleitend, harntreibend

Teufelskrallenwurzel
(Harpagophyti radix) (H)
HW fl harnsäureausleitend, antirheumatisch, entzündungswidrig

Harnsaure Diathese – Rezeptvorschläge

Die folgenden Teemischungen werden kurmäßig über 6 bis 8 Wochen eingesetzt.

Als harnsäureausleitendes, entzündungswidriges, stoffwechselanregendes, ausleitendes und schmerzstillendes Mittel bei Gicht

Rp.	
Goldrutenkraut (Solidaginis virg. herb.)	25,0
Brennnesselkraut (Urticae herb.)	20,0
Hauhechelwurzel (Ononidis rad.)	20,0
Löwenzahnwurzel mit -kraut (Taraxaci rad. cum herb.)	15,0
Weidenrinde (Salicis cort.)	10,0
Schachtelhalmkraut (Equiseti herb.)	10,0

Als Teemischung.
2 gehäufte Teelöffel mit 1/4 l kaltem Wasser übergießen, zum Sieden bringen, 5 min. zugedeckt ziehen lassen. 3 Tassen über den Tag verteilt trinken.

oder

Rp.	
Teufelskrallenwurzel (Harpagophyti rad.)	30,0
Brennnesselkraut (Urticae herb.)	30,0
Birkenblätter (Betulae fol.)	20,0
Queckenwurzel (Graminis rhiz.)	20,0

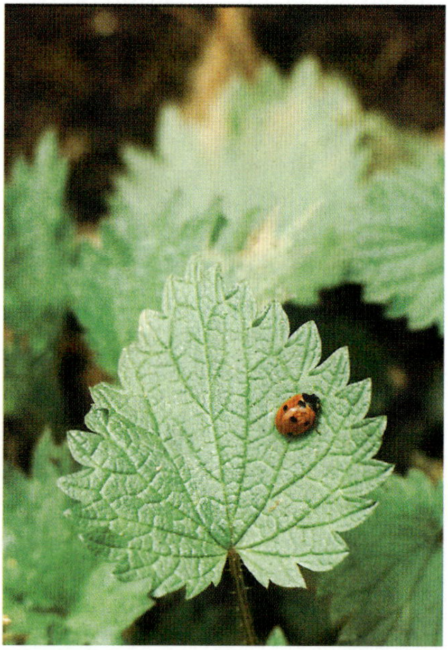

Brennnessel

Als Teemischung.
2 gehäufte Teelöffel mit 1/4 l kaltem Wasser übergießen, zum Sieden bringen, 5 min. ziehen lassen. 3 Tassen über den Tag verteilt trinken.
Bei Magen- und Zwölffingerdarmgeschwüren keine Teufelskrallenwurzel verwenden!

Bei starken, schmerzhaften Beschwerden

Rp.

Teufelskrallenwurzel (Harpagophyti rad.)	35,0
Weidenrinde (Salicis cort.)	35,0
Hauhechelwurzel (Ononidis rad.)	15,0
Brennnesselkraut (Urticae herb.)	15,0

Als Teemischung.
2 gehäufte Teelöffel mit 1/4 l kaltem Wasser übergießen, zum Sieden bringen, 5 min. zugedeckt ziehen lassen. 1-2 Tassen bei Bedarf trinken.
Bei Magen- und Zwölffingerdarmgeschwüren keine Teufelskrallenwurzel verwenden!

Als harnsäureausleitender und stoffwechselverbessernder Tee

Rp.

Klettenwurzel (Bardanae rad.)	20,0
Queckenwurzel (Graminis rhiz.)	20,0
Löwenzahnwurzel mit -kraut (Taraxaci rad. cum herb.)	20,0
Wegwartenkraut (Cichorii herb.)	15,0
Brennnesselkraut (Urticae herb.)	15,0
Wacholderbeeren (Juniperi fruct.)	10,0

Als Teemischung.
2 gehäufte Teelöffel mit 1/4 l kochendem Wasser übergießen, 10 min. zugedeckt ziehen lassen. 3 Tassen über den Tag verteilt trinken.
Eine Überempfindlichkeit oder Allergie gegen Wegwartenkraut sollte beachtet werden!

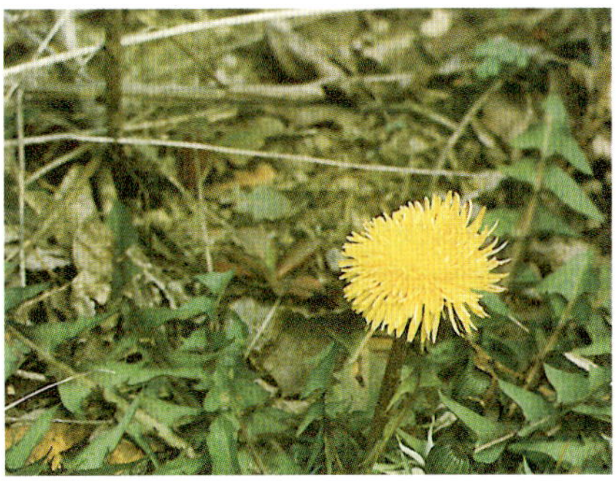

Löwenzahn

Rheumatische Beschwerden

In diesem Abschnitt werden die Beschwerden zusammengefasst, die sich nicht klar den anderen, wie »degenerative Gelenkerkrankungen«, zuordnen lassen. Zur typischen Charakteristik gehören: Die Schmerzen und Beschwerden springen von einer Muskelgruppe zur anderen, von Gelenk zu Gelenk, von einem Körperbereich auf einen anderen. Bestimmte Grundvoraussetzungen, oft auch degenerative liegen vor. Diese erklären aber nicht, weshalb schmerz- und beschwerdefreie Intervalle von zum Teil heftigen Schmerzen und Beschwerden unterbrochen werden.

Die Therapie sollte darauf ausgerichtet sein, erkennbare Ursachen zu beseitigen oder die Situation so gut wie möglich zu verbessern. Zugleich gilt es, konstitutionelle Schwächen und Dispositionen zu behandeln. Bei Schmerzattacken und anderen akuten Beschwerden steht eine entsprechende Behandlung im Mittelpunkt. Dem Therapieziel entsprechend werden Pflanzen mit schmerzlindernder, entzündungswidriger, ausleitender und stoffwechselverbessernder Wirkung eingesetzt. Hier sind auch stets »antidyskratische« Pflanzen gefragt. Eine Ausleitung über verschiedene Ausleitungsorgane kann hilfreich sein, wobei der Schwerpunkt abwechselnd z.B. auf der Niere, dem Darm oder der Haut liegen kann.

Die Kombination der Teemischungen richtet sich nach dem Beschwerdebild und den körperlichen Vorgaben und Anfälligkeiten. Oftmals ist es sinnvoll, zwei verschiedene Kombinationen parallel einzusetzen. Eine Mischung soll dann die Grundsituation verbessern, während eine zweite die aktuellen Beschwerden lindert. Beide Teemischungen werden im Wechsel über den Tag verteilt eingenommen. Konstitutionelle und stoffwechselverbessernde Mittel müssen über einen längeren Zeitraum eingenommen werden, um ihre volle Wirkung zu entfalten.

Bewährte Teepflanzen

Birkenblätter
(Betulae folium)
HW fl antirheumatisch, ausleitend, vor allem harnsäureausleitend

Bittersüßstängel
(Dulcamarae stipites)
HW fl kortisonähnlich, ausleitend, entzündungswidrig

Brennnesselkraut
(Urticae herba)
HW fl antirheumatisch, ausleitend, stoffwechselverbessernd, entzündungswidrig, harnsäureausleitend

Dostenkraut
(Origani vulgaris herba)
HW fl ausleitend, entzündungswidrig

Eisenkraut
(Verbenae herba)
HW fl antirheumatisch, entzündungswidrig

Goldrutenkraut
(Solidaginis virgaureae herba)
HW fl ausleitend, entzündungswidrig, krampflösend

Klettenwurzel
(Bardanae radix)
HW fl ausleitend, stoffwechselverbessernd

Löwenzahnwurzel mit -kraut
(Taraxaci radix cum herba)
HW fl antirheumatisch, stoffwechselverbessernd, entzündungswidrig, krampflösend, ausleitend

Mädesüßkraut
(Spiraeae herba)
HW fl entzündungswidrig, schweißtreibend, ausleitend

Queckenwurzelstock
(Graminis rhizoma)
HW fl ausleitend, stoffwechselverbessernd

Teufelskrallenwurzel
(Harpagophyti radix) (H)
HW fl antirheumatisch, entzündungswidrig, schmerzstillend, harnsäureausleitend

Wacholderbeeren
(Juniperi fructus)
HW fl stoffwechselverbessernd, krampflösend, ausleitend

Weidenrinde
(Salicis cortex) (H)
HW fl antirheumatisch, entzündungswidrig, schmerzstillend, ausleitend, harnsäureausleitend

Rheumatische Beschwerden – Rezeptvorschläge

Die folgenden Teemischungen werden kurmäßig über 6 bis 8 Wochen eingesetzt.

Bei rheumatischen Beschwerden als ausleitendes, stoffwechselverbesserndes, entzündungswidriges und schmerzstillendes Mittel

Rp.

Mädesüßblüten (Spiraeae flos)	25,0
Teufelskrallenwurzel (Harpagophyti rad.)	25,0
Schafgarbenkraut (Millefolii herb.)	20,0
Birkenblätter (Betulae fol.)	20,0
Fenchelfrüchte (Foeniculi fruct.)	10,0

Als Teemischung.
2 gehäufte Teelöffel mit 1/4 l kochendem Wasser übergießen, 10 min. zugedeckt ziehen lassen. 3 Tassen über den Tag verteilt trinken. Eine Überempfindlichkeit oder Allergie gegen Fenchel oder Schafgarbenkraut sollte beachtet werden!
Bei Magen- und Zwölffingerdarmgeschwüren keine Teufelskrallenwurzel verwenden!

oder

Rp.

Weidenrinde (Salicis cort.)	30,0
Brennnesselkraut (Urticae herb.)	20,0
Queckenwurzel (Graminis rhiz.)	20,0
Birkenblätter (Betulae fol.)	15,0
Schachtelhalmkraut (Equiseti herb.)	15,0

Als Teemischung.
2 gehäufte Teelöffel mit 1/4 l kaltem Wasser übergießen, zum Sieden bringen, 5 min. zugedeckt ziehen lassen. 3 Tassen über den Tag verteilt trinken.

oder

Rp.

Weidenrinde (Salicis cort.)	25,0
Birkenblätter (Betulae fol.)	25,0
Bittersüßstängel (Dulcamarae stip.)	20,0
Schafgarbenkraut (Millefolii herb.)	15,0
Fenchelfrüchte (Foeniculi fruct.)	15,0

Als Teemischung.
2 gehäufte Teelöffel mit 1/4 l kochendem Wasser übergießen, 10 min. zugedeckt ziehen lassen.

3 Tassen über den Tag verteilt trinken. Eine Überempfindlichkeit oder Allergie gegen Fenchel oder Schafgarbenkraut sollte beachtet werden!

Als schmerzstillendes, entkrampfendes und ausleitendes Mittel bei rheumatischen Beschwerden

Rp.	
Teufelskrallenwurzel	
(Harpagophyti rad.)	25,0
Schafgarbenkraut	
(Millefolii herb.)	25,0
Löwenzahnwurzel mit -kraut	
(Taraxaci rad. cum herb.)	20,0
Brennnesselkraut	
(Urticae herb.)	20,0
Pfefferminzblätter	
(Menthae pip. fol.)	10,0

Als Teemischung.
2 gehäufte Teelöffel mit 1/4 l kochendem Wasser übergießen, 10 min. zugedeckt ziehen lassen. 3 Tassen über den Tag verteilt trinken. Eine Überempfindlichkeit oder Allergie gegen Schafgarbenkraut sollte beachtet werden! Bei Magen- und Zwölffingerdarmgeschwüren keine Teufelskrallenwurzel verwenden!

oder

Rp.	
Teufelskrallenwurzel	
(Harpagophyti rad.)	30,0
Goldrutenkraut	
(Solidaginis virg. herb.)	30,0
Birkenblätter (Betulae fol.)	20,0
Schafgarbenkraut	
(Millefolii herb.)	20,0

Als Teemischung.
2 gehäufte Teelöffel mit 1/4 l kaltem Wasser übergießen, zum Sieden bringen, 5 min. zugedeckt ziehen lassen. 3 Tassen über den Tag verteilt trinken.
Eine Überempfindlichkeit oder Allergie gegen Schafgarbenkraut sollte beachtet werden! Bei Magen- und Zwölffingerdarmgeschwüren keine Teufelskrallenwurzel verwenden!

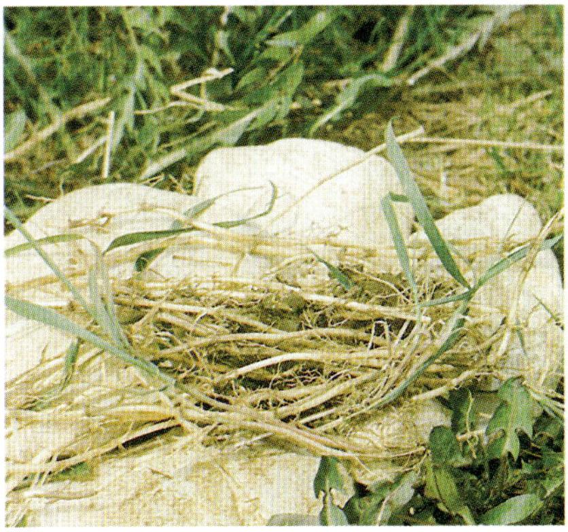

Queckenwurzel

Bei Ischias als ausleitendes, entzündungswidriges und stoffwechselverbesserndes Mittel

Rp.	
Mädesüßblüten (Spiraeae flos)	25,0
Löwenzahnwurzel mit -kraut (Taraxaci rad. cum herb.)	20,0
Hauhechelwurzel (Ononidis rad.)	20,0
Schafgarbenkraut (Millefolii herb.)	15,0
Birkenblätter (Betulae fol.)	10,0
Queckenwurzelstock (Graminis rhiz.)	10,0

Als Teemischung.
2 gehäufte Teelöffel mit 1/4 l kochendem Wasser übergießen, 10 min. zugedeckt ziehen lassen. 3 Tassen über den Tag verteilt trinken. Eine Überempfindlichkeit oder Allergie gegen Schafgarbenkraut sollte beachtet werden!

oder

Rp.	
Bittersüßstängel (Dulcamarae stip.)	25,0
Brennnesselkraut (Urticae herb.)	25,0
Queckenwurzelstock (Graminis rhiz.)	20,0
Schafgarbenkraut (Millefolii herb.)	20,0
Hagebuttenschalen (Rosae pseudofruct.)	10,0

Als Teemischung.
2 gehäufte Teelöffel mit 1/4 l kochendem Wasser übergießen, 10 min. zugedeckt ziehen lassen. 3 Tassen über den Tag verteilt trinken. Eine Überempfindlichkeit oder Allergie gegen Schafgarbenkraut sollte beachtet werden!

Bei Hexenschuss und Ischias als schmerzstillendes, ausleitendes, entzündungswidriges und stoffwechselverbesserndes Mittel

Rp.	
Weidenrinde (Salicis cort.)	25,0
Löwenzahnwurzel mit -kraut (Taraxaci rad. cum herb.)	20,0
Bittersüßstängel (Dulcamarae stip.)	20,0
Brennnesselkraut (Urticae herb.)	15,0
Birkenblätter (Betulae fol.)	10,0
Queckenwurzelstock (Graminis rhiz.)	10,0

Als Teemischung.
2 gehäufte Teelöffel mit 1/4 l kochendem Wasser übergießen, 10 min. zugedeckt ziehen lassen. 3 Tassen über den Tag verteilt trinken.

oder

Rp.	
Teufelskrallenwurzel	
(Harpagophyti rad.)	25,0
Mädesüßblüten	
(Spiraeae flos)	25,0
Hauhechelwurzel	
(Ononidis rad.)	20,0
Birkenblätter (Betulae fol.)	15,0
Schachtelhalmkraut	
(Equiseti herb.)	15,0

Als Teemischung.
2 gehäufte Teelöffel mit 1/4 l kochendem Wasser übergießen, 10 min. zugedeckt ziehen lassen. 3 Tassen über den Tag verteilt trinken. Bei Magen- und Zwölffingerdarmgeschwüren keine Teufelskrallenwurzel verwenden!

oder

Rp.	
Queckenwurzelstock	
(Graminis rhiz.)	
Bittersüßstängel (Dulcamarae stip.)	
Löwenzahnwurzel mit Kraut	
(Taraxaci rad. cum herb.)	
Schafgarbenkraut (Millefolii herb.)	
Wegwartenwurzel (Cichorii rad.)	
zu gleichen Teilen	100,0

Als Teemischung.
2 gehäufte Teelöffel mit 1/4 l kaltem Wasser übergießen, zum Sieden bringen, 5 min. zugedeckt

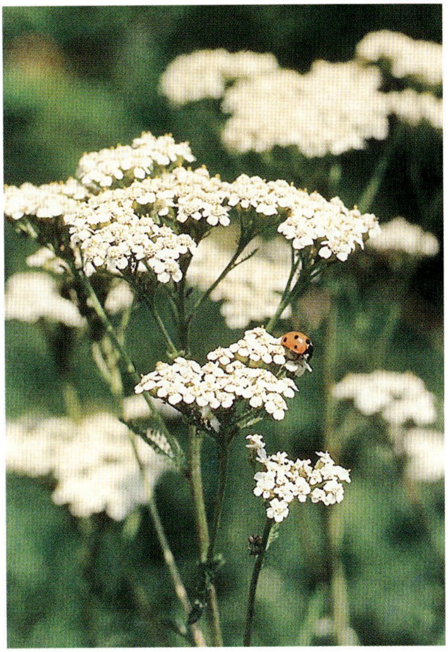

Schafgarbe

ziehen lassen. 3 Tassen über den Tag verteilt trinken. Eine Überempfindlichkeit oder Allergie gegen Schafgarbenkraut sollte beachtet werden!

Verstauchungen, Prellungen, Verrenkungen

Bei stumpfen Verletzungen haben sich pflanzliche Maßnahmen seit langem bewährt. Es gilt, möglichst frühzeitig Schwellungen entgegenzuwirken, Entzündungen zu verhindern oder abzubauen und Schmerzen zu lindern. Hier ist Arnika das Mittel der Wahl. Es sollte auch an kalte Umschläge und eine Ruhigstellung gedacht werden.

Bewährte Teepflanzen

Arnikablüten
(Arnicae flos)
HW fl entzündungswidrig, resorptionsfördernd, durchblutungsfördernd, schmerzstillend. Nur äußerlich anwenden!

Johanniskraut
(Hyperici herba)
HW fl wundheilend, schmerzstillend und entkrampfend bei allen stumpfen Verletzungen, bei Nervenquetschungen und Verletzungen, wirkt beruhigend auf den verletzten Nerv

Steinkleekraut
(Meliloti herba)
HW fl abschwellend, gegen Flüssigkeitsansammlungen

Weidenrinde
(Salicis cortex)
HW fl entzündungswidrig und schmerzlindernd

Rezeptvorschläge

Bei Verstauchungen, Prellungen und Verrenkungen als schmerzlinderndes, entzündungswidriges und abschwellendes Mittel

Rp.	
Weidenrinde (Salicis cort.)	30,0
Steinkleekraut (Meliloti herb.)	30,0
Schafgarbenkraut (Millefolii herb.)	20,0
Queckenwurzelstock (Graminis rhiz.)	20,0

Als Teemischung.
2 gehäufte Teelöffel mit 1/4 l kochendem Wasser übergießen, 10 min. zugedeckt ziehen lassen. 3 Tassen über den Tag verteilt

trinken. Bis zu 3 Tagen nach Abklingen der Beschwerden.
Eine Überempfindlichkeit oder Allergie gegen Schafgarbenkraut sollte beachtet werden!

oder

Rp.	
Teufelskrallenwurzel	
(Harpagophyti rad.)	40,0
Steinkleekraut (Meliloti herb.)	30,0
Birkenblätter (Betulae fol.)	30,0

Als Teemischung.
2 gehäufte Teelöffel mit 1/4 l kochendem Wasser übergießen, 10 min. zugedeckt ziehen lassen. 3 Tassen über den Tag verteilt trinken. Bei Magen- und Zwölffingerdarmgeschwüren keine Teufelskrallenwurzel verwenden!

Für Umschläge

Rp.	
Arnikablüten (Arnicae flos)	
Schafgarbenkraut (Millefolii herb.)	
zu gleichen Teilen	100,0

Als Mischung.
2 gehäufte Esslöffel mit 1 l kochendem Wasser übergießen, 15 min. zugedeckt ziehen lassen. Bei frischen, stumpfen Verletzungen kalt anwenden. Bei Beschwerden nach einer länger zurückliegenden oder verschleppten Verletzung ohne akute Entzündungszeichen wie Hitze und Röte auch warme oder heiße Anwendungen (Vorsicht vor Verbrennungen). Eine Überempfindlichkeit oder Allergie gegen Arnika oder Schafgarbenkraut sollte beachtet werden!

Bei stumpfen Verletzungen mit Nervquetschungen und bei Nervverletzungen und -reizungen aller Art

Rp.	
Johanniskraut (Hyperici herb.)	30,0
Steinkleekraut (Meliloti herb.)	30,0
Schafgarbenkraut	
(Millefolii herb.)	20,0
Bittersüßstängel	
(Dulcamarae stip.)	20,0

Als Teemischung.
2 gehäufte Teelöffel mit 1/4 l kochendem Wasser übergießen, 10 min. zugedeckt ziehen lassen. 3 Tassen über den Tag verteilt trinken. Eine Überempfindlichkeit oder Allergie gegen Schafgarbenkraut sollte beachtet werden! Bei Anwendung von Johanniskraut sind längere Sonnenbäder zu meiden!

oder

Rp.	
Johanniskraut (Hyperici herb.)	30,0
Weidenrinde (Salicis cort.)	25,0
Birkenblätter (Betulae fol.)	25,0
Fenchelfrüchte (Foeniculi fruct.)	20,0

Als Teemischung.
2 gehäufte Teelöffel mit 1/4 l kochendem Wasser übergießen, 10 min. zugedeckt ziehen lassen. 3 Tassen über den Tag verteilt trinken. Eine Überempfindlichkeit oder Allergie gegen Fenchel sollte beachtet werden! Bei Anwendung von Johanniskraut sind längere Sonnenbäder zu meiden!

Für Umschläge

Rp.	
Johanniskraut (Hyperici herb.)	
Schafgarbenkraut (Millefolii herb.)	
zu gleichen Teilen	100,0

Als Mischung.
2 gehäufte Esslöffel mit 1 l kochendem Wasser übergießen, 15 min. zugedeckt ziehen lassen. Für Umschläge auf Körpertemperatur abkühlen lassen.
Eine Überempfindlichkeit oder Allergie gegen Schafgarbenkraut sollte beachtet werden! Bei Anwendung von Johanniskraut sind längere Sonnenbäder zu meiden!

oder

Rp.	
Johanniskraut (Hyperici herb.)	35,0
Schafgarbenkraut (Millefolii herb.)	35,0
Arnikablüten (Arnicae flos)	30,0

Als Mischung.
2 gehäufte Esslöffel mit 1 l kochendem Wasser übergießen, 15 min. zugedeckt ziehen lassen. Für Umschläge auf Körpertemperatur abkühlen lassen.
Eine Überempfindlichkeit oder Allergie gegen Arnika oder Schafgarbenkraut sollte beachtet werden! Bei Anwendung von Johanniskraut sind längere Sonnenbäder zu meiden!

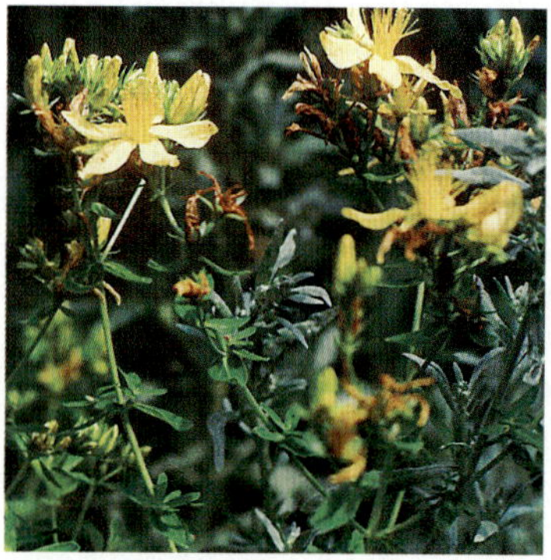

Johanniskraut

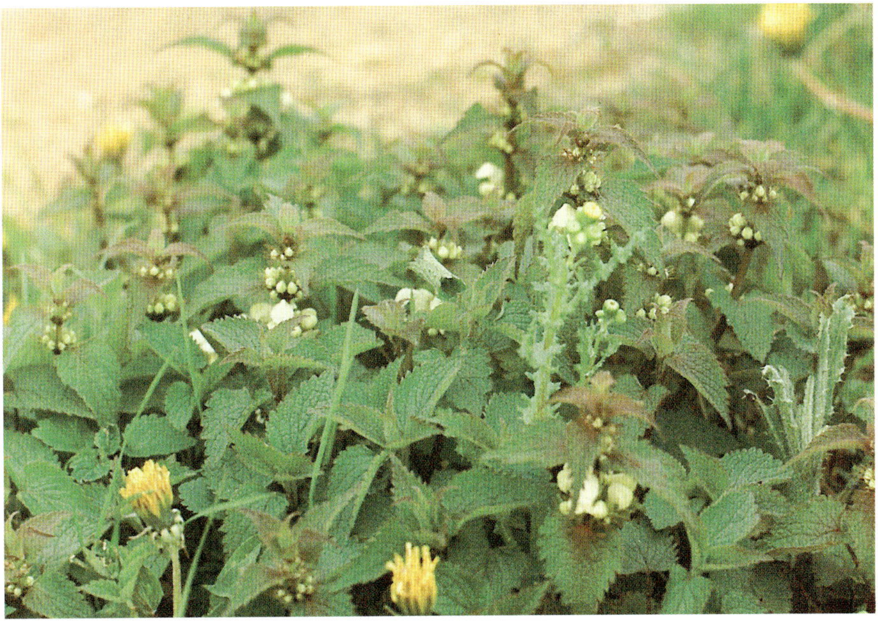

Taubnessel

Zur Linderung von Frauenleiden werden Heilpflanzen sowohl bei funktionellen Beschwerden als auch bei Entzündungen oder organischen Krankheiten erfolgreich eingesetzt. Je nach Krankheitsbild werden Pflanzen mit entzündungswidrigen, zusammenziehenden, krampflösenden oder keimhemmenden Eigenschaften verwendet. Eine Reihe von Pflanzen beeinflusst aber auch das hormonelle Geschehen oder kann über Stoffwechselvorgänge zur Normalisierung gestörter Funktionen beitragen.

Fluor albus (Ausfluss)

Gute Erfahrungen wurden mit der parallelen Teebehandlung und Sitzbädern und/oder Spülungen gemacht. Das Scheidenmilieu ist in den meisten Fällen erheblich gestört und kann durch eine kombinierte Behandlung wiederhergestellt werden. Neben den genannten Pflanzen eignen sich zahlreiche weitere für eine unterstützende Therapie.

Bewährte Teepflanzen

Frauenmantelkraut
(Alchemillae herba)
HW fl entzündungshemmend, zusammenziehend, blutreinigend

Schafgarbenkraut
(Millefolii herba)
HW fl entzündungswidrig, zusammenziehend, stoffwechselanregend

Taubnesselblüten
(Lamii albi flos)
HW fl entzündungswidrig, zusammenziehend

Rezeptvorschläge

Die folgenden Teemischungen werden bis zu 3 Tage nach Abklingen der Beschwerden eingesetzt!

Bei Fluor albus (Ausfluss) als entzündungswidriges, durchblutungsförderndes und ausleitendes Mittel

Rp.	
Schafgarbenkraut (Millefolii herb.)	25,0
Schachtelhalmkraut (Equiseti herb.)	25,0
Rosmarinblätter (Rosmarini fol.)	20,0
Gänseblümchen (Bellidis flos)	20,0
Taubnesselblüten (Lamii albi flos)	10,0

Als Teemischung.
2 gehäufte Teelöffel mit 1/4 l kochendem Wasser übergießen, 10 min. zugedeckt ziehen lassen. 3 Tassen über den Tag verteilt trinken. Eine Überempfindlichkeit oder Allergie gegen Schafgarbenkraut sollte beachtet werden!

oder

Rp.

Schafgarbenkraut (Millefolii herb.)	25,0
Schachtelhalmkraut (Equiseti herb.)	25,0
Rosmarinblätter (Rosmarini fol.)	20,0
Gänseblümchen (Bellidis flos)	20,0
Taubnesselblüten (Lamii albi flos)	10,0

Als Teemischung.
2 gehäufte Teelöffel mit 1/4 l kochendem Wasser übergießen, 10 min. zugedeckt ziehen lassen. 3 Tassen über den Tag verteilt trinken. Eine Überempfindlichkeit oder Allergie gegen Schafgarbenkraut sollte beachtet werden!

Zusätzlich für Sitzbäder oder Spülungen

Rp.

Frauenmantelkraut (Alchemillae herb.)	35,0
Schafgarbenkraut (Millefolii herb.)	35,0
Taubnesselblüten (Lamii albi flos)	30,0

Als Mischung
2 bis 3 gehäufte Esslöffel mit 1 l kochendem Wasser übergießen, 10 min. zugedeckt ziehen lassen. Eine Überempfindlichkeit oder Allergie gegen Schafgarbenkraut sollte beachtet werden!

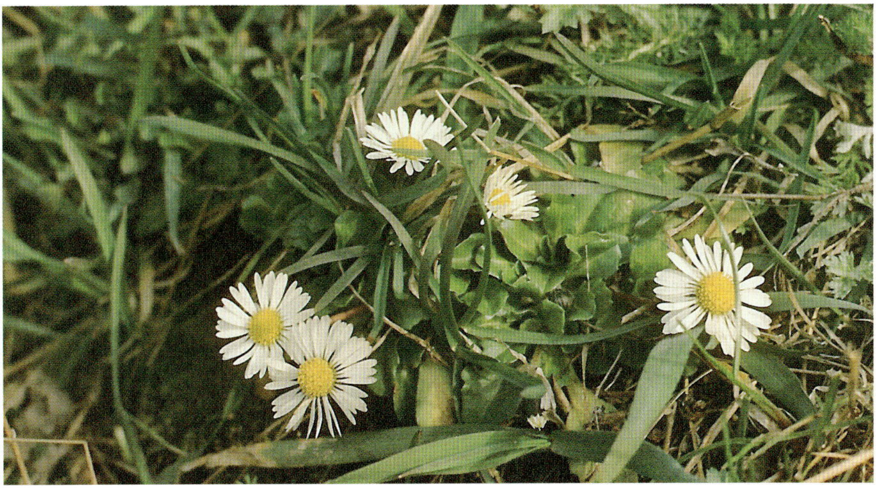

Gänseblümchen

Klimakterische Beschwerden

Klimakterische Beschwerden bedürfen einer umfassenden naturheilkundlichen Behandlung, die der Art und dem Umfang der Symptome angemessen ist.
Eine Vielzahl von Pflanzen stehen für die bekannte Symptomatik zur Verfügung. Salbeiblätter dienen der allgemeinen Stabilisierung und wirken der Schweißbildung entgegen. Hopfenzapfen, Melissenblätter und Lavendelblüten wie auch Baldrianwurzeln werden bei Stimmungslabilität, Nervosität und nervösen Schlafproblemen eingesetzt. Johanniskraut hilft bei depressiven Zuständen.
Weitere Symptome können mit Maßnahmen behandelt werden, die in den einzelnen Abschnitten angeführt sind, z.B. bei »nervösen Herzbeschwerden« oder »nervösen Magenbeschwerden«.
Eine direkte Wirkung auf den gesamten Symptomenkomplex kann durch Cimicifugawurzelstock erreicht werden, der eine erhebliche Besserung von Schweißausbrüchen, Stimmungsschwankungen, Schlafstörungen und Hitzewallungen bewirkt.

Bewährte Teepflanzen

Schlangenwurzel
(Cimicifugawurzelstock, Cimicifugae (recomosae) rhizoma) (H)
HW fl östrogenartig, ausgleichend bei neurovegetativen Beschwerden

Frauenmantelkraut
(Alchemillae herba)
HW fl ausgleichend bei klimakterischen Beschwerden

Johanniskraut
(Hyperici herba)
HW fl ausgleichend bei klimakterischen Beschwerden, stimmungsaufhellend, nervenstärkend

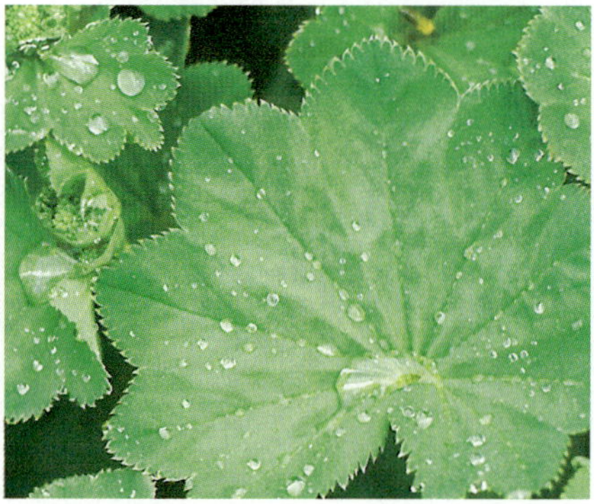

Frauenmantel

Rezeptvorschläge

Die folgenden Teemischungen werden kurmäßig über 6 bis 8 Wochen eingesetzt.

Bei klimakterischen Beschwerden als regulierendes, entspannendes, sedierendes, schweißhemmendes, kreislaufförderndes Mittel

Rp.	
Cimicifugawurzelstock	
(Cimicifugae rhiz.)	40,0
Johanniskraut (Hyperici herb.)	25,0
Herzgespannkraut	
(Leonuri card. herb.)	20,0
Melissenblätter (Melissae fol.)	15,0

Als Teemischung.
2 gehäufte Teelöffel mit 1/4 l kochendem Wasser übergießen, 10 min. zugedeckt ziehen lassen. 2-3 Tassen über den Tag verteilt trinken. Bei Anwendung von Johanniskraut sind längere Sonnenbäder zu meiden!

oder

Rp.	
Herzgespannkraut	
(Leonuri card. herb.)	25,0
Salbeiblätter (Salviae fol.)	25,0
Hopfenzapfen (Lupuli strob.)	20,0
Schafgarbenkraut	
(Millefolii herb.)	20,0
Lavendelblüten	
(Lavandulae flos)	10,0

Als Teemischung.
2 gehäufte Teelöffel mit 1/4 l kochendem Wasser übergießen, 8 min. zugedeckt ziehen lassen. 2-3 Tassen über den Tag verteilt trinken. Eine Überempfindlichkeit oder Allergie gegen Schafgarbenkraut sollte beachtet werden!

oder

Rp.	
Frauenmantelkraut	
(Alchemillae herb.)	30,0
Herzgespannkraut	
(Leonuri card. herb.)	30,0
Johanniskraut (Hyperici herb.)	20,0
Melissenblätter (Melissae fol.)	20,0

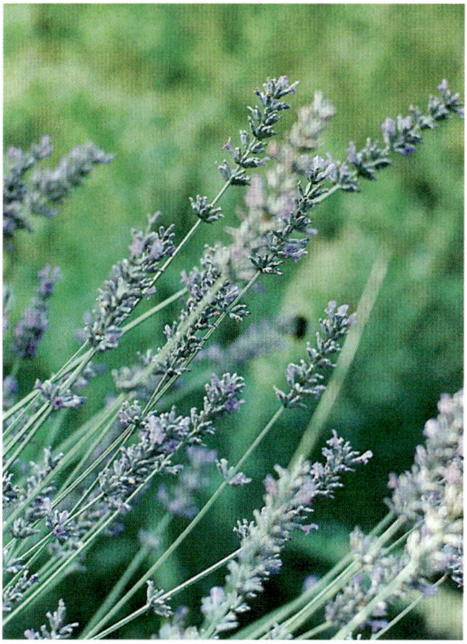

Lavendel

Als Teemischung.
2 gehäufte Teelöffel mit 1/4 l kochendem Wasser übergießen, 10 min. zugedeckt ziehen lassen. 2-3 Tassen über den Tag verteilt trinken. Bei Anwendung von Johanniskraut sind längere Sonnenbäder zu meiden!

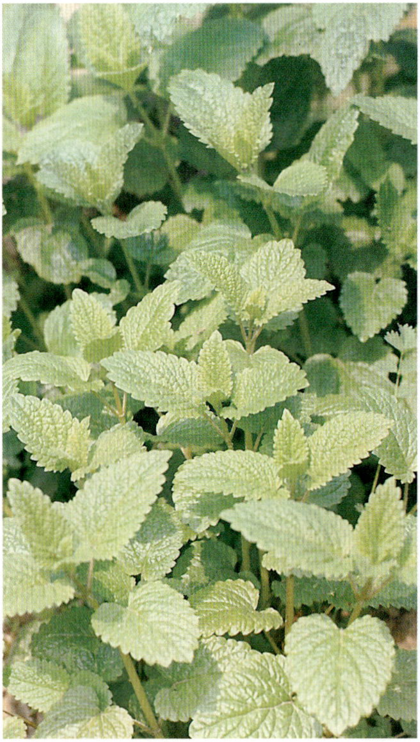

Melisse

oder

Rp.	
Cimicifugawurzelstock (Cimicifugae rhiz.)	35,0
Frauenmantelkraut (Alchemillae herb.)	20,0
Schafgarbenkraut (Millefolii herb.)	20,0
Melissenblätter (Melissae fol.)	15,0
Lavendelblüten (Lavandulae flos)	10,0

Als Teemischung.
2 gehäufte Teelöffel mit 1/4 l kochendem Wasser übergießen, 10 min. zugedeckt ziehen lassen. 2-3 Tassen über den Tag verteilt trinken. Eine Überempfindlichkeit oder Allergie gegen Schafgarbenkraut sollte beachtet werden!

Menstruationsbeschwerden

Die unterschiedlichen Menstruationsbeschwerden erfordern verschiedene Mittel und Kombinationen, die dem Beschwerdebild entsprechen. Nachfolgend werden deshalb einige wesentliche Beschwerden aufgelistet.

Dysmenorrhoe

Fehlfunktionen und Störungen des normalen Zyklus kommen häufig vor. Das Zusammen- und Wechselspiel von Hormonen und Nervensystem ist naturgemäß anfällig für Störungen verschiedener Art. Begleitet werden diese oftmals von krampfartigen Schmerzen kurz vor oder während der Mensis.
Es stehen Arzneipflanzen mit krampflösenden und schmerzstillenden Eigenschaften zur Verfügung. Es gilt, regulierend auf das Geschehen einzuwirken. Dabei ist es sinnvoll, einen möglichst konstitutionell wirkenden Tee frühzeitig einzusetzen, um die Beschwerden weitgehend zu vermeiden.

Bewährte Teepflanzen

Frauenmantelkraut
(Alchemillae herba)
HW fl regulierend, kräftigend

Gänsefingerkraut
(Potentillae anserinae herba)
HW fl entkrampfend, steigert den Tonus und die Kontraktionsfrequenz des Uterus

Kamillenblüten
(Matricariae flos)
HW fl entkrampfend

Schafgarbenkraut
(Millefolii herba)
HW fl entkrampfend, regulierend

Taubnesselblüten
(Lamii albi flos)
HW fl regulierend

Dysmenorrhoe – Rezeptvorschläge

Bei krampfartigen Menstruationsbeschwerden als krampflösendes, schmerzlinderndes, regulierendes und beruhigendes Mittel

Rp.	
Kamillenblüten	
(Matricariae flos)	30,0
Gänsefingerkraut	
(Potentillae ans. herb.)	20,0
Schafgarbenkraut	
(Millefolii herb.)	20,0
Frauenmantelkraut	
(Alchemillae herb.)	15,0
Melissenblätter (Melissae fol.)	15,0

Als Teemischung.
2 gehäufte Teelöffel mit 1/4 l kochendem Wasser übergießen, 10 min. zugedeckt ziehen lassen. 3 Tassen über den Tag verteilt trinken. Bis zu 7 Tage, sofern die Beschwerden anhalten. Eine Überempfindlichkeit oder Allergie gegen Schafgarbenkraut sollte beachtet werden!

Bei schmerzhaften Menstruationsbeschwerden

Rp.	
Gänsefingerkraut	
(Potentillae ans. herb.)	30,0
Schafgarbenkraut	
(Millefolii herb.)	30,0
Pfefferminzblätter	
(Menthae pip. herb.)	20,0
Melissenblätter (Melissae fol.)	20,0

Als Teemischung.
2 gehäufte Teelöffel mit 1/4 l kochendem Wasser übergießen, 10 min. zugedeckt ziehen lassen.

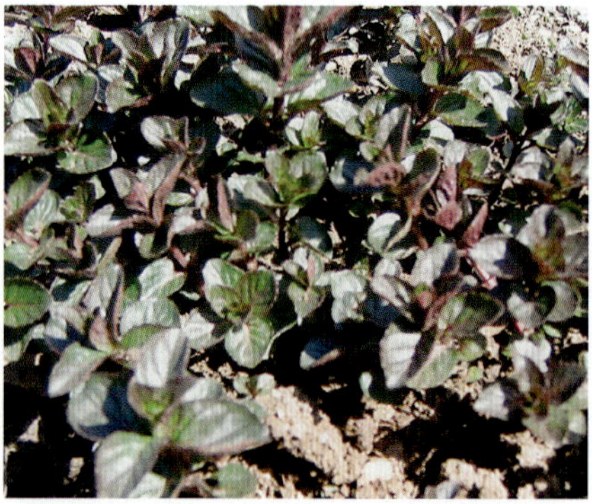

Pfefferminze

2-3 Tassen über den Tag verteilt trinken. Eine Überempfindlichkeit oder Allergie gegen Schafgarbenkraut sollte beachtet werden!

Bei Dysmenorrhoe als regulierendes und entkrampfendes Mittel

Rp.	
Kamillenblüten	
(Matricariae flos)	30,0
Gänsefingerkraut	
(Potentillae ans. herb.)	30,0
Frauenmantelkraut	
(Alchemillae herb.)	25,0
Taubnesselblüten	
(Lamii albi flos)	15,0

Als Teemischung.
2 gehäufte Teelöffel mit 1/4 l kochendem Wasser übergießen, 10 min. zugedeckt ziehen lassen. 3 Tassen über den Tag verteilt trinken.

oder

Rp.	
Kamillenblüten	
(Matricariae flos)	35,0
Schafgarbenkraut	
(Millefolii herb.)	30,0
Frauenmantelkraut	
(Alchemillae herb.)	25,0
Pfefferminzblätter	
(Menthae pip. herb.)	10,0

Als Teemischung.
2 gehäufte Teelöffel mit 1/4 l kochendem Wasser übergießen, 10 min. zugedeckt ziehen lassen. 2-3 Tassen über den Tag verteilt trinken. Eine Überempfindlichkeit oder Allergie gegen Schafgarbenkraut sollte beachtet werden!

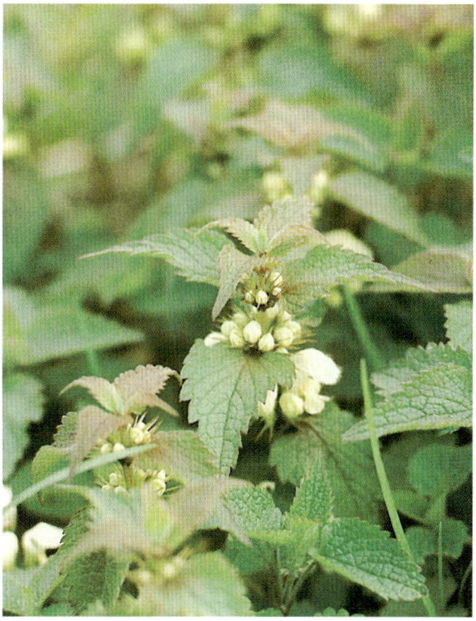

Taubnessel

Amenorrhoe, Oligomenorrhoe

Zahlreiche Ursachen – von hormonellen Störungen bis zu schweren Allgemeinerkrankungen und Tumoren – können bei einer fehlenden oder zu schwachen Regelblutung zu Grunde liegen und bedürfen einer Klärung. Eine Schwangerschaft oder die beginnende Menopause sollten ausgeschlossen werden, verbleibende funktionelle Störungen sind mit Pflanzenstoffen gut zu beeinflussen. Dabei sollten konstitutionell erforderliche Pflanzen genauso einbezogen werden wie funktionsfördernde für erkennbar schwache Organsysteme.
Gemieden werden sollten abortiv wirkende Pflanzen.
Von der Kommission E wurden Keuschlammfrüchte (Mönchspfeffer/Agnus castus) empfohlen, die als Extrakte erhältlich sind.

Bewährte Teepflanze

Gottesgnadenkraut
(Gratiolae officinalis herba)
HW fl menstruationsfördernd

Rezeptvorschlag

Bei Amenorrhoe und Oligomenorrhoe als menstruationsförderndes Mittel

Rp.	
Gottesgnadenkraut	
(Gratiolae offic. herb.)	35,0
Schafgarbenkraut	
(Millefolii herb.)	30,0
Gänsefingerkraut	
(Potentillae ans. herb.)	25,0
Fenchelfrüchte	
(Foeniculi fruct.)	10,0

Als Teemischung.
2 gehäufte Teelöffel mit 1/4 l kochendem Wasser übergießen, 10 min. zugedeckt ziehen lassen. 2-3 Tassen vor dem Frühstück trinken. Eine Überempfindlichkeit oder Allergie gegen Fenchel oder Schafgarbenkraut sollte beachtet werden!

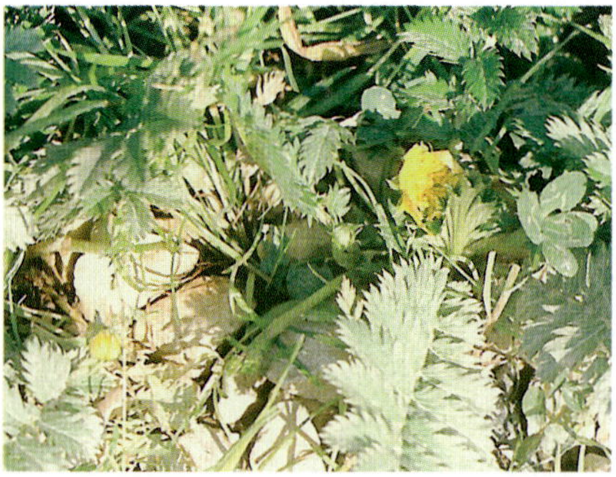

Gänsefingerkraut

Menorrhagie, Metrorrhagie

Die Ursachen müssen besonders im Hinblick auf ein Karzinom abgeklärt werden. Bei einer verlängerten oder verstärkten Monatsblutung kann Hirtentäschelkraut in der Kombination mit anderen Pflanzen eingesetzt werden, die der Konstitution entsprechen.

Bewährte Teepflanzen

Besenginster
(Cytisi scoparii herba)
HW fl fördert die Blutgerinnung

Hirtentäschelkraut
(Bursae pastoris herba)
HW fl fördert die Blutgerinnung

Ruprechtskraut
(Geranii robertiani herba)
HW fl fördert die Blutgerinnung

Wasserpfefferkraut
(Polygoni hydropiper herba)
HW fl fördert die Blutgerinnung

Rezeptvorschläge

Bei Menorrhagie und Metrorrhagie als blutstillendes und regulierendes Mittel
Die folgenden Teemischungen werden nur kurzfristig verwendet!

Rp.
Hirtentäschelkraut
(Bursae past. herb.) 40,0
Ruprechtskraut
(Geranii rob. herb.) 30,0
Schafgarbenkraut
(Millefolii herb.) 30,0

Als Teemischung.
1 gehäufter Teelöffel mit 1/4 l kochendem Wasser übergießen, 10 min. zugedeckt ziehen lassen. 3 Tassen über den Tag verteilt trinken. Eine Überempfindlichkeit oder Allergie gegen Schafgarbenkraut sollte beachtet werden!

oder
Rp.
Hirtentäschelkraut
(Bursae past. herb.)
Schafgarbenkraut (Millefolii herb.)
Schachtelhalmkraut (Equiseti herb.)
zu gleichen Teilen 100,0

Als Teemischung.
2 gehäufte Teelöffel mit 1/4 l kaltem Wasser übergießen, zum Sieden bringen, 5 min. zugedeckt ziehen lassen. 3 Tassen über den

Tag verteilt trinken. Eine Überempfindlichkeit oder Allergie gegen Schafgarbenkraut sollte beachtet werden!

Prämenstruelles Syndrom

Das umfangreiche Beschwerdebild mit Rücken- und Kopfschmerzen, Mastodynie, Ziehen und Schmerzen im Unterleib, Verdauungsstörungen, Spannungs-, Verstimmungs- und Unruhezuständen lässt sich gut mit Cimicifugawurzelstock behandeln. Die Einnahme sollte über einen längeren Zeitraum erfolgen. Ergänzt wird durch die in diesem Kapitel aufgeführten »Frauenpflanzen« oder anderen Pflanzen, die den Gesamtbeschwerden entsprechen.

Bewährte Teepflanze

Cimicifugawurzelstock
(Cimicifugae rhizoma, Schlangenwurzel)
HW fl gegen prämenstruelle, dysmenorrhoische und klimakterische neurovegetative Beschwerden, östrogenartig

Rezeptvorschläge

Bei prämenstruellen Beschwerden als krampflösendes, schmerzlinderndes und regulierendes Mittel

Rp.	
Cimicifugawurzelstock	
(Cimicifugae rhiz.)	25,0
Frauenmantelkraut	
(Alchemillae herb.)	25,0
Schafgarbenkraut	
(Millefolii herb.)	20,0
Melissenblätter (Melissae fol.)	20,0
Fenchelfrüchte (Foeniculi fruct.)	10,0

Als Teemischung.
2 gehäufte Teelöffel mit 1/4 l kochendem Wasser übergießen, 10 min. zugedeckt ziehen lassen. 3 Tassen über den Tag verteilt trinken. Eine Überempfindlichkeit oder Allergie gegen Fenchel oder Schafgarbenkraut sollte beachtet werden!

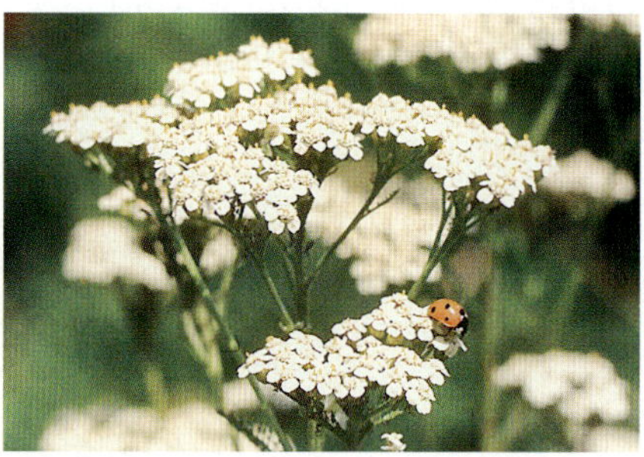

Schafgarbe

oder

Rp.

Frauenmantelkraut (Alchemillae herb.)	25,0
Kamillenblüten (Matricariae flos)	25,0
Schafgarbenkraut (Millefolii herb.)	20,0
Lavendelblüten (Lavandulae flos)	20,0
Kümmelfrüchte (Carvi fruct.)	10,0

Als Teemischung.
2 gehäufte Teelöffel mit 1/4 l kochendem Wasser übergießen, 10 min. zugedeckt ziehen lassen. 3 Tassen über den Tag verteilt trinken. Eine Überempfindlichkeit oder Allergie gegen Schafgarbenkraut sollte beachtet werden!

Bei prämenstruellen Beschwerden mit Verstimmungszuständen

Rp.

Johanniskraut (Hyperici herb.)	30,0
Cimicifugawurzelstock (Cimicifugae rhiz.)	30,0
Frauenmantelkraut (Alchemillae herb.)	20,0
Schafgarbenkraut (Millefolii herb.)	20,0

Als Teemischung.
2 gehäufte Teelöffel mit 1/4 l kochendem Wasser übergießen, 10 min. zugedeckt ziehen lassen. 3 Tassen über den Tag verteilt trinken. Eine Überempfindlichkeit oder Allergie gegen Schafgarbenkraut sollte beachtet werden! Bei Anwendung von Johanniskraut sind längere Sonnenbäder zu meiden!

Bei prämenstruellen Beschwerden und niedrigem Blutdruck

Rp.

Cimicifugawurzelstock (Cimicifugae rhiz.)	30,0
Frauenmantelkraut (Alchemillae herb.)	20,0
Rosmarinblätter (Rosmarini fol.)	20,0
Schafgarbenkraut (Millefolii herb.)	20,0
Taubnesselblüten (Lamii alb. Flos)	10,0

Als Teemischung.
2 gehäufte Teelöffel mit 1/4 l kochendem Wasser übergießen, 10 min. zugedeckt ziehen lassen. 3 Tassen über den Tag verteilt trinken. Eine Überempfindlichkeit oder Allergie gegen Schafgarbenkraut sollte beachtet werden!

Entsprechend den Beschwerden sind Änderungen oder Ergänzungen vorzunehmen.

Probleme mit dem Stillen

Bei den unterschiedlichsten Problemen mit dem Stillen leisten Arzneipflanzen gute Dienste. Die Milchbildung wird durch zahlreiche Pflanzen angeregt, vor allem die drei »Körnerfrüchte« Anis, Fenchel und Kümmel, aber auch andere »Karminative«. Selbstverständlich muss ausreichend getrunken werden, wobei ein Pflanzentee beide Aspekte vereinen kann. Die Wassermenge kann jederzeit bei gleichbleibender Teemenge erhöht werden. Einige Pflanzen wirken sekretionshemmend und sind deshalb bei übermäßiger Milchbildung – neben einer verminderten Flüssigkeitszufuhr – geeignet.
Bei Stauungen und beginnenden Entzündungen kann sowohl innerlich als auch durch Umschläge mit Teemischungen für Entlastung gesorgt werden.

Bewährte Teepflanzen

Angelikawurzel
(Angelicae radix)
HW fl fördert die Milchbildung

Anisfrüchte (Anisi fructus)
HW fl fördert die Milchbildung

Cimicifugawurzelstock
(Schlangenwurzel, Cimicifugae rec. rhizoma)
HW fl fördert die Milchbildung

Engelsüßwurzel
(Polypodii rhizoma)
HW fl fördert die Milchbildung

Fenchelfrüchte
(Foeniculi fructus)
HW fl fördert die Milchbildung

Geisrautenkraut
(Galegae officinalis herba)
HW fl fördert die Milchbildung

Hopfenzapfen (Lupuli strobulus)
HW fl hemmt die Milchbildung

Kümmel (Carvi fructus)
HW fl fördert die Milchbildung

Meisterwurz
(Imperatoriae radix)
HW fl fördert die Milchbildung

Salbeiblätter (Salviae folium)
HW fl hemmt die Milchbildung

Rezeptvorschläge

Die folgenden Teemischungen werden kurmäßig über 8 bis 10 Wochen eingesetzt.

Zur Förderung der Milchbildung

Rp.
Meisterwurz (Imperatoriae rad.)
Engelsüßwurzel (Polypodii rhiz.)
Fenchelfrüchte (Foeniculi fruct.)
zu gleichen Teilen 100,0

Als Teemischung.
2 gehäufte Teelöffel mit 1/4 l kochendem Wasser übergießen, 10 min. zugedeckt ziehen lassen. 3 Tassen über den Tag verteilt trinken. Eine Überempfindlichkeit oder Allergie gegen Fenchel sollte beachtet werden!

oder

Rp.
Fenchelfrüchte
(Foeniculi fruct.) 40,0
Anisfrüchte (Anisi fruct.) 40,0
Kümmelfrüchte (Carvi fruct.) 20,0

Als Teemischung.
2 gehäufte Teelöffel mit 1/4 l kochendem Wasser übergießen, 10 min. zugedeckt ziehen lassen. 3 Tassen über den Tag verteilt trinken. Eine Überempfindlichkeit oder Allergie gegen Anis oder Fenchel sollte beachtet werden!

oder

Rp.
Angelikawurzel (Angelicae rad.)
Geisrautenkraut (Galegae herb.)
Fenchelfrüchte (Foeniculi fruct.)
Anisfrüchte (Anisi fruct.)
zu gleichen Teilen 100,0

Als Teemischung.
2 gehäufte Teelöffel mit 1/4 l kochendem Wasser übergießen, 10 min. zugedeckt ziehen lassen. 3 Tassen über den Tag verteilt trinken. Eine Überempfindlichkeit oder Allergie gegen Anis oder Fenchel sollte beachtet werden!

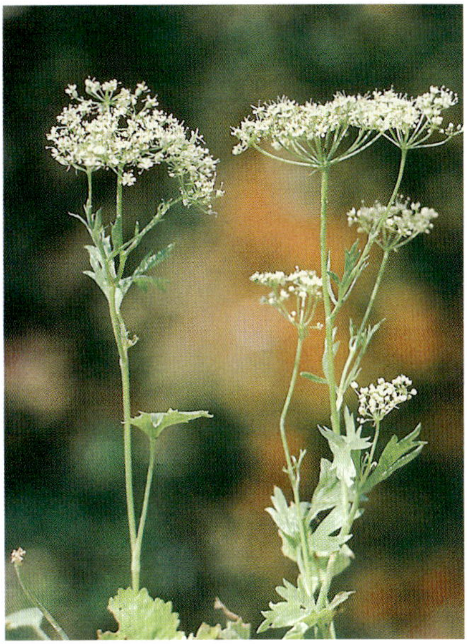

Anis

Frauenleiden

Zur Hemmung der Milchbildung

Rp.	
Salbeiblätter (Salviae fol.)	
Hopfenzapfen (Lupuli strob.)	
zu gleichen Teilen	100,0

Als Teemischung.
2 gehäufte Teelöffel mit 1/4 l kochendem Wasser übergießen, 10 min. zugedeckt ziehen lassen. 3 Tassen über den Tag verteilt trinken.

oder

Rp.	
Salbeiblätter (Salviae fol.)	
Hopfenzapfen (Lupuli strob.)	
Gänsefingerkraut (Potentillae ans. herb.)	
Walnussblätter (Juglandis fol.)	
zu gleichen Teilen	100,0

Als Teemischung.
2 gehäufte Teelöffel mit 1/4 l kochendem Wasser übergießen, 10 min. zugedeckt ziehen lassen. 3 Tassen über den Tag verteilt trinken.

oder

Rp.	
Salbeiblätter (Salviae fol.)	60,0
Holunderblüten (Sambuci flos)	40,0

Als Teemischung.
2 gehäufte Teelöffel mit 1/4 l kochendem Wasser übergießen, 10 min. zugedeckt ziehen lassen. 3 Tassen über den Tag verteilt trinken.

Bei leichten Brustentzündungen oder Stauungen

Rp.	
Steinkleekraut (Meliloti herb.)	35,0
Schafgarbenkraut (Millefolii herb.)	35,0
Cimicifugawurzelstock (Cimicifugae rhiz.)	30,0

Als Teemischung.
2 gehäufte Teelöffel mit 1/4 l kochendem Wasser übergießen, 10 min. zugedeckt ziehen lassen. 2-3 Tassen über den Tag verteilt trinken. Eine Überempfindlichkeit oder Allergie gegen Schafgarbenkraut sollte beachtet werden!

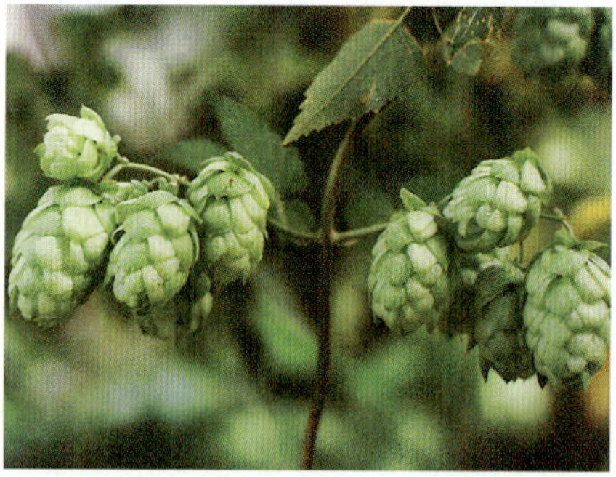

Hopfen

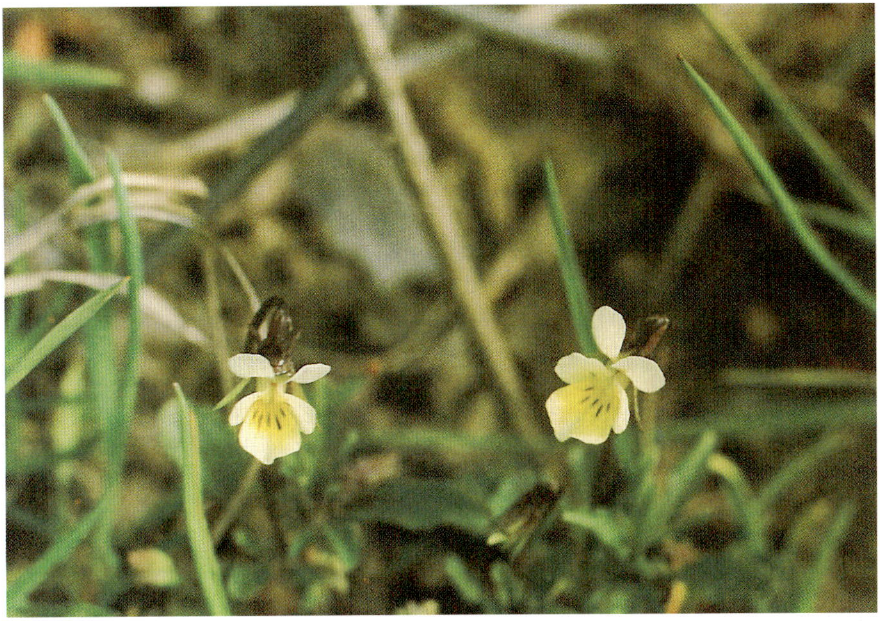

Feldstiefmütterchen

Für die Behandlung von HAUTLEIDEN stehen zahlreiche Pflanzen zur Verfügung. Eine Teemischung sollte auch hier möglichst dem Patienten und seinem Krankheitsbild entsprechen. Genauso unterschiedlich wie die Erkrankungen sind deshalb die Rezepte.

Die Haut bietet in intaktem Zustand Schutz gegen äußere Einflüsse. Physikalische Einwirkungen verschiedener Art sind zu bewältigen. Krankheitsverursachende Bakterien, Viren, Pilze und Parasiten stellen eine Gefahr dar, bei denen das »Milieu« eine Rolle spielt.

Bei vielen inneren Erkrankungen dient die Haut als Kompensations- und Reaktionsorgan zur Ab- und Ausleitung von Stoffwechselprodukten und schädlichen Substanzen. Außerdem ist sie immer der Verletzungsgefahr ausgesetzt. Hinzu kommen Funktionen als ausgleichendes Organ zwischen der »Außen- und der Innenwelt«.

Neben der Erkrankungsart muss der Hautzustand – Durchblutung, Feuchtigkeit, Alter, Temperatur, Dicke – berücksichtigt werden.

Akne

Die Akne zählt zu den unangenehmen Hautleiden und betrifft vor allem Jugendliche. Obwohl es sich um eine eher harmlose Störung handelt, können insbesondere die Hauterscheinungen im Gesicht das seelische Wohlbefinden in erheblichem Maße beeinträchtigen. Die Talgdrüsen der Haut verstopfen und entzünden sich, durch bakterielle Zersetzung bilden sich eitrige Pusteln (Pickel). Die Pustelbildung tritt oft schubweise auf und verheilt meist ohne Narben.

Bei tiefer reichenden Entzündungen besteht aber stets die Gefahr der Narbenbildung. Eine erbliche Veranlagung, hormonelle Einflüsse und gestörte Stoffwechselfunktionen bilden die Grundlage für eine Akne.

Das vorwiegend vielschichtige Geschehen mit einer gesteigerten Talgproduktion kann über viele Jahre die lästigen Hauterscheinungen hervorrufen.

Vegetative Störungen, Ernährungsfehler, Verdauungsstörungen können unter anderem die Akne begünstigen. Die Behandlung muss somit nach naturheilkundlichen Grundsätzen umfassend durchgeführt werden. Zu den allgemeinen Maßnahmen gehört eine auf das Krankheitsgeschehen abgestimmte Pflanzentherapie.

Es steht eine breite Palette »hautwirksamer Mittel« zur Verfügung, zu denen sich ausleitende und stoffwechselbeeinflussende Pflanzen gesellen. Neben einer umfassenden, eventuell auch umstimmenden Therapie sind meist auch lokale äußerliche Maßnahmen sinnvoll.

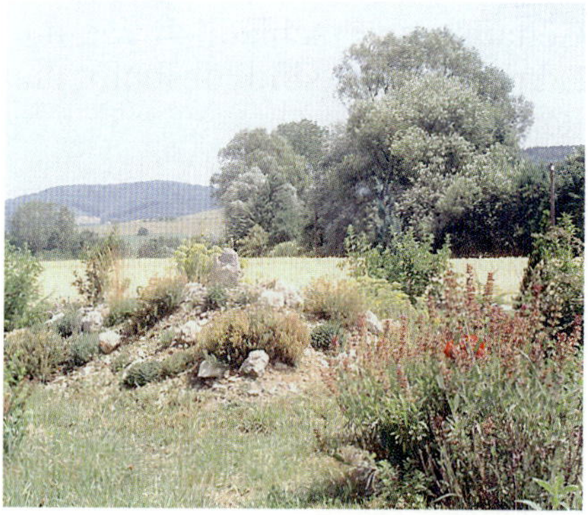

Bewährte Teepflanzen

Brennnesselkraut
(Urticae herba)
HW fl ausleitend, blutreinigend, entzündungswidrig

Bittersüßstängel
(Dulcamarae stipites)
HW fl ausleitend, hemmt die Sekretion der Schweiß- und Talgdrüsen, blutreinigend, entzündungswidrig

Erdrauchkraut
(Fumariae herba)
HW fl ausleitend, blutreinigend, entzündungswidrig

Kamillenblüten
(Matricariae flos)
HW fl regt Hautstoffwechsel an, blutreinigend, entzündungswidrig

Klettenwurzel
(Bardanae radix)
HW fl ausleitend, blutreinigend

Löwenzahnwurzel mit -kraut
(Taraxaci radix cum herba)
HW fl ausleitend, blutreinigend, stoffwechselverbessernd, entzündungswidrig

Queckenwurzelstock
(Graminis rhizoma)
HW fl ausleitend, blutreinigend, stoffwechselverbessernd

Ringelblumenblüten
(Calendulae flos)
HW fl entzündungswidrig

Ruprechtskraut
(Geranii robertiani herba)
HW fl ausleitend, blutreinigend, entzündungshemmend

Stiefmütterchenkraut
(Violae tricoloris herba)
HW fl stoffwechselanregend, blutreinigend, entzündungswidrig, kortisonähnlich

Walnussblätter
(Juglandis folium)
HW fl blutreinigend, entzündungswidrig

Bei jungen Frauen sollte auch an Schafgarben- und Frauenmantelkraut gedacht werden.

Rezeptvorschläge

Die folgenden Teemischungen werden kurmäßig über 8 bis 12 Wochen eingesetzt.

Bei Akne mit fettiger Haut und stark erhöhter Talgproduktion als ausleitendes, entzündungswidriges, stoffwechselverbesserndes, blutreinigendes und sekretionshemmendes Mittel

Rp.	
Bittersüßstängel	
(Dulcamarae stip.)	30,0
Erdrauchkraut (Fumariae herb.)	30,0
Queckenwurzelstock	
(Graminis rhiz.)	20,0
Ruprechtskraut	
(Geranii rob. herb.)	20,0

Als Teemischung.
2 gehäufte Teelöffel mit 1/4 l kochendem Wasser übergießen, 10 min. zugedeckt ziehen lassen. 3 Tassen über den Tag verteilt trinken.

Als entzündungswidriges, stoffwechselverbesserndes, ausleitendes und blutreinigendes Mittel

Rp.	
Stiefmütterchenkraut	
(Violae tric. herb.)	
Kamillenblüten (Matricariae flos)	
Ringelblumenblüten	
(Calendulae flos)	
Erdrauchkraut (Fumariae herb.)	
zu gleichen Teilen	100,0

Als Teemischung.
2 gehäufte Teelöffel mit 1/4 l kochendem Wasser übergießen, 10 min. zugedeckt ziehen lassen. 3 Tassen über den Tag verteilt trinken.

Als stark ausleitendes, entzündungswidriges, stoffwechselanregendes und blutreinigendes Mittel

Rp.	
Löwenzahnwurzel mit Kraut	
(Taraxaci rad. cum herb.)	30,0
Brennnesselkraut	
(Urticae herb.)	30,0
Queckenwurzelstock	
(Graminis rhiz.)	20,0
Stiefmütterchenkraut	
(Violae tric. herb.)	20,0

Als Teemischung.
2 gehäufte Teelöffel mit 1/4 l

kochendem Wasser übergießen, 10 min. zugedeckt ziehen lassen. 3 Tassen über den Tag verteilt trinken.

oder

Rp.	
Löwenzahnwurzel mit Kraut (Taraxaci rad. cum herb.)	25,0
Brennnesselkraut (Urticae herb.)	25,0
Walnussblätter (Juglandis fol.)	20,0
Stiefmütterchenkraut (Violae tric. herb.)	20,0
Ringelblumenblüten (Calendulae flos)	10,0

Als Teemischung.
2 gehäufte Teelöffel mit 1/4 l kochendem Wasser übergießen, 10 min. zugedeckt ziehen lassen. 3 Tassen über den Tag verteilt trinken.

Bei jungen Frauen und Mädchen

Rp.	
Stiefmütterchenkraut (Violae tric. herb.)	
Frauenmantelkraut (Alchemillae herb.)	
Schafgarbenkraut (Millefolii herb.)	
Queckenwurzelstock (Graminis rhiz.)	
zu gleichen Teilen	100,0

Als Teemischung.
2 gehäufte Teelöffel mit 1/4 l kochendem Wasser übergießen, 10 min. zugedeckt ziehen lassen. 3 Tassen über den Tag verteilt trinken. Eine Überempfindlichkeit oder Allergie gegen Schafgarbenkraut sollte beachtet werden!

Für Umschläge und Waschungen

Rp.	
Stiefmütterchenkraut (Violae tric. herb.)	
Ringelblumenblüten (Calendulae flos)	
Walnussblätter (Juglandis fol.)	
Bittersüßstängel (Dulcamarae stip.)	
zu gleichen Teilen	100,0

Als Mischung.
2 gehäufte Teelöffel mit 1/4 l kochendem Wasser übergießen, 10 min. zugedeckt ziehen lassen. Für Umschläge und Waschungen.

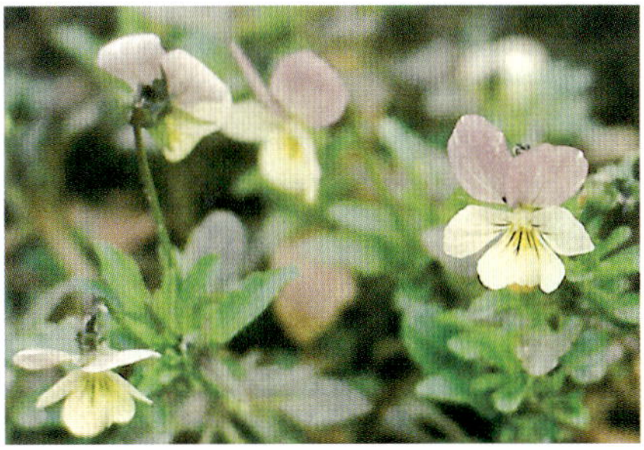

Feldstiefmütterchen

Dermatitis
(allgemeine Hauterkrankungen)

Unterschiedliche Ursachen liegen einer Dermatitis zugrunde. Vor allem infektiöse, chemische oder allergische Einflüsse wirken sich auf eine Dermatitis aus, jedoch auch physikalische Einwirkungen wie Hitze oder übermäßige Sonnenbestrahlung. Die Haut reagiert mit Röte, Schwellungen, Papeln und anderen Hauterscheinungen. Ein gestörter Stoffwechsel oder vegetative Dysfunktionen begünstigen den weiteren Krankheitsverlauf.
Es gilt, weitere schädigende Einflüsse zu vermeiden. Je nach Krankheitsbild werden ausleitende, juckreizstillende, stoffwechselverbessernde, hautschützende und entzündungswidrige Mittel erforderlich.
Sowohl Teemischungen zum Trinken als auch lokale Anwendungen als Umschläge oder Waschungen sind möglich.
Nachstehend werden die klassischen »Hautpflanzen« wie Stiefmütterchen, Ringelblumen und Walnussblätter durch weitere Pflanzen ergänzt. Insbesondere bei nässenden Verlaufsformen müssen äußere Anwendungen genau auf das Krankheitsbild abgestimmt werden. Die Reaktionen auf die Anwendungen geben erforderlichenfalls Hinweise für das weitere Vorgehen.

Bewährte Teepflanzen

Bittersüßstängel
(Dulcamarae stipites)
HW fl ausleitend, hemmt die Sekretion der Schweiß- und Talgdrüsen, blutreinigend, entzündungswidrig, juckreizstillend

Erdrauchkraut
(Fumariae herba)
HW fl ausleitend, blutreinigend, entzündungswidrig

Eichenrinde
(Quercus cortex)
Gerbstoff-Pflanze
HW fl entzündungswidrig, sekretionshemmend, reizlindernd

Hamamelisblätter
(Hamamelidis folium)
Zauberstrauchblätter
Hamamelisrinde
(Hamamelidis cortex)
Zauberstrauchrinde
Gerbstoff-Pflanze
HW fl entzündungswidrig, lokal blutstillend, sekretionshemmend, juckreizstillend, wundheilungsfördernd

Kamillenblüten
(Matricariae flos)
HW fl regt den Hautstoffwechsel an, blutreinigend, entzündungswidrig, antibakteriell

Klettenwurzel
(Bardanae radix)
HW fl ausleitend, blutreinigend

Löwenzahnwurzel mit -kraut
(Taraxaci radix cum herba)
HW fl ausleitend, blutreinigend, stoffwechselverbessernd, entzündungswidrig

Odermennigkraut
(Agrimoniae herba)
Gerbstoff-Pflanze
HW fl sekretionshemmend, zusammenziehend, juckreizstillend, bakteriostatisch, entzündungswidrig, leicht oberflächenbetäubend

Queckenwurzelstock
(Graminis rhizoma)
HW fl ausleitend, blutreinigend, stoffwechselverbessernd

Ringelblumenblüten
(Calendulae flos)
HW fl entzündungswidrig

Ruprechtskraut
(Geranii robertiani herba)
HW fl ausleitend, blutreinigend, entzündungshemmend

Spitzwegerichkraut
(Plantaginis lanceolatae herba)
Gerbstoff-Pflanze
HW fl entzündungswidrig, wundheilungsfördernd, lokal reizmildernd

Stiefmütterchenkraut
(Violae tricoloris herba)
HW fl stoffwechselanregend, blutreinigend, entzündungswidrig, kortisonähnlich

Taubnesselblüten
(Lamii albi flos)
HW fl entzündungswidrig, sekretionshemmend, juckreizstillend

Walnussblätter
(Juglandis folium)
Gerbstoff-Pflanze
HW fl blutreinigend, entzündungswidrig

Dermatitis – Rezeptvorschläge

Die folgenden Teemischungen werden kurmäßig über 4 bis 6 Wochen eingesetzt.

Als stoffwechselverbessserndes, ausleitendes und blutreinigendes Mittel bei Dermatitis

Rp.	
Kamillenblüten (Matricariae flos)	25,0
Schafgarbenkraut (Millefolii herb.)	25,0
Queckenwurzelstock (Graminis rhiz.)	20,0
Walnussblätter (Juglandis fol.)	15,0
Wegwartenwurzel (Cichorii rad.)	15,0

Als Teemischung.
2 gehäufte Teelöffel mit 1/4 l kochendem Wasser übergießen, 10 min. zugedeckt ziehen lassen. 3 Tassen über den Tag verteilt trinken. Eine Überempfindlichkeit oder Allergie gegen Schafgarbenkraut und Wegwartenwurzel sollte beachtet werden!

oder

Rp.	
Stiefmütterchenkraut (Violae tric. herb.)	25,0
Löwenzahnwurzel mit –kraut (Taraxaci rad. cum herb.)	25,0
Erdrauchkraut (Fumariae herb.)	20,0
Klettenwurzel (Bardanae rad.)	15,0
Schafgarbenkraut (Millefolii herb.)	15,0

Als Teemischung.
2 gehäufte Teelöffel mit 1/4 l kochendem Wasser übergießen, 10 min. zugedeckt ziehen lassen. 3 Tassen über den Tag verteilt trinken. Eine Überempfindlichkeit oder Allergie gegen Schafgarbenkraut sollte beachtet werden!

Bei heftigem Juckreiz

Rp.	
Stiefmütterchenkraut (Violae tric. herb.)	25,0
Ehrenpreiskraut (Veronicae herb.)	20,0
Schafgarbenkraut (Millefolii herb.)	20,0
Ysopkraut (Hyssopi herb.)	20,0
Ringelblumenblüten (Calendulae flos)	15,0

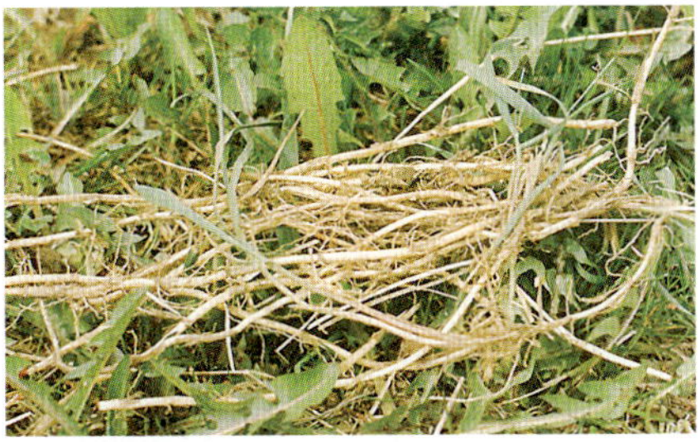

Queckenwurzel

Als Teemischung.
2 gehäufte Teelöffel mit 1/4 l kochendem Wasser übergießen, 10 min. zugedeckt ziehen lassen. 3 Tassen über den Tag verteilt trinken. Eine Überempfindlichkeit oder Allergie gegen Schafgarbenkraut sollte beachtet werden!

oder

Rp.	
Stiefmütterchenkraut	
(Violae tric. herb.)	25,0
Walnussblätter (Juglandis fol.)	20,0
Odermennigkraut	
(Agrimoniae herb.)	15,0
Ysopkraut (Hyssopi herb.)	15,0
Berberitzenfrüchte	
(Berberidis fruct.)	15,0
Taubnesselblüten	
(Lamii alb. flos)	10,0

Als Teemischung.
2 gehäufte Teelöffel mit 1/4 l kochendem Wasser übergießen, 10 min. zugedeckt ziehen lassen. 3 Tassen über den Tag verteilt trinken.

Bei Neurodermitis

Rp.	
Bittersüßstängel	
(Dulcamarae stip.)	25,0
Kamillenblüten	
(Matricariae flos)	20,0
Eichenrinde (Quercus cort.)	15,0
Queckenwurzel	
(Graminis rhiz.)	15,0
Hamamelisblätter	
(Hamamelidis fol.)	15,0
Melissenblätter (Melissae fol.)	10,0

Als Teemischung.
2 gehäufte Teelöffel mit 1/4 l kochendem Wasser übergießen, 10-12 min. zugedeckt ziehen lassen. 3 Tassen über den Tag verteilt trinken.

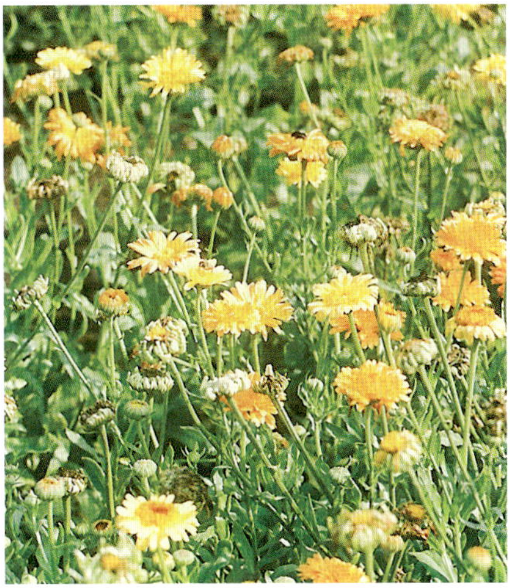

Ringelblume

Bei Neurodermitis als juckreizstillendes Mittel

Rp.	
Bittersüßstängel (Dulcamarae stip.)	20,0
Stiefmütterchenkraut (Violae tric. herb.)	20,0
Odermennigkraut (Agrimoniae herb.)	20,0
Ysopkraut (Hyssopi herb.)	15,0
Hamamelisblätter (Hamamelidis fol.)	15,0
Melissenblätter (Melissae fol.)	10,0

Als Teemischung.
2 gehäufte Teelöffel mit 1/4 l kochendem Wasser übergießen, 10 min. zugedeckt ziehen lassen. 3 Tassen über den Tag verteilt trinken.

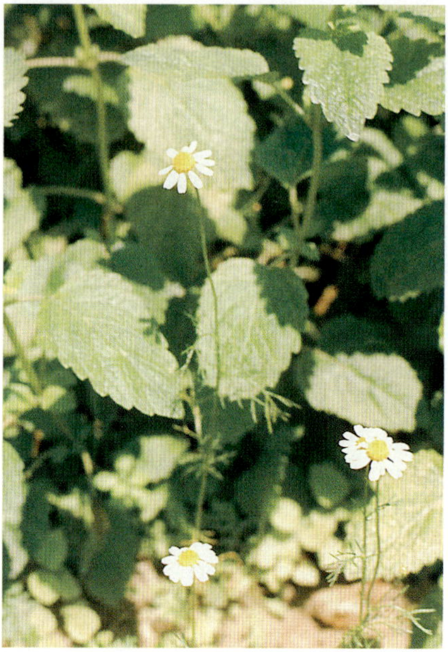

Melisse und Kamille

Ekzeme

Chronische bzw. subakute Verlaufsformen zeichnen sich durch schuppende und trockene Stellen und Rhagaden aus. Äußere Anwendungen richten sich sehr stark nach den Hautverhältnissen und dem Krankheitsbild.
Bei trockenen Ekzemen sollte von Umschlägen und Bädern abgesehen werden, da sie die Haut weiter austrocknen.
Nässende Ekzeme können dagegen feucht behandelt werden. Während Salben oftmals ein guter Nährboden für Krankheitserreger sind, wird diesen durch feuchte Pflanzenumschläge die Grundlage entzogen.
Gerbstoffpflanzen eignen sich durch ihre zusammenziehende, entzündungswidrige, keim- und sekretionshemmende, austrocknende, reizmildernde, leicht anästhesierende und blutstillende Wirkung.
Die wichtigsten Pflanzen wurden unter »Dermatitis« aufgeführt.

Rezeptvorschläge

Die folgenden Teemischungen werden kurmäßig über 4 bis 6 Wochen eingesetzt.

Als ausleitendes, blutreinigendes und stoffwechselverbesserndes Mittel beim Ekzem

Rp.	
Goldrutenkraut	
(Solidaginis virg. herb.)	25,0
Walnussblätter (Juglandis fol.)	25,0
Schafgarbenkraut	
(Millefolii herb.)	20,0
Löwenzahnwurzel mit -kraut	
(Taraxaci rad. cum herb.)	15,0
Stiefmütterchenkraut	
(Violae tric. herb.)	15,0

Als Teemischung.
2 gehäufte Teelöffel mit 1/4 l kochendem Wasser übergießen, 10 min. zugedeckt ziehen lassen. 3 Tassen über den Tag verteilt trinken. Eine Überempfindlichkeit oder Allergie gegen Schafgarbenkraut sollte beachtet werden!

oder

Rp.	
Stiefmütterchenkraut	
(Violae tric. herb.)	
Ruprechtskraut (Geranii rob. herb.)	
Wegwartenwurzel (Cichorii rad.)	
Birkenblätter (Betulae fol.)	
Walnussblätter (Juglandis fol.)	
zu gleichen Teilen	100,0

Als Teemischung.
2 gehäufte Teelöffel mit 1/4 l kochendem Wasser übergießen, 10 min. zugedeckt ziehen lassen. 3 Tassen über den Tag verteilt trinken.

Als stoffwechselverbesserndes, ausleitendes und blutreinigendes Mittel beim Ekzem

Rp.	
Stiefmütterchenkraut (Violae tric. herb.)	25,0
Queckenwurzelstock (Graminis rhiz.)	25,0
Wegwartenwurzel (Cichorii rad.)	20,0
Erdrauchkraut (Fumariae herb.)	15,0
Schafgarbenkraut (Millefolii herb.)	15,0

Als Teemischung.
2 gehäufte Teelöffel mit 1/4 l kochendem Wasser übergießen, 10 min. zugedeckt ziehen lassen. 3 Tassen über den Tag verteilt trinken. Eine Überempfindlichkeit oder Allergie gegen Schafgarbenkraut oder Wegwartenwurzel sollte beachtet werden!

oder

Rp.	
Löwenzahnwurzel mit -kraut (Taraxaci rad. cum herb.)	20,0
Klettenwurzel (Bardanae rad.)	20,0
Wegwartenwurzel (Cichorii rad.)	15,0
Queckenwurzelstock (Graminis rhiz.)	15,0
Birkenblätter (Betulae fol.)	10,0
Schafgarbenkraut (Millefolii herb.)	10,0
Ringelblumenblüten (Calendulae flos)	10,0

Als Teemischung.
2 gehäufte Teelöffel mit 1/4 l kochendem Wasser übergießen, 10 min. zugedeckt ziehen lassen. 3 Tassen über den Tag verteilt trinken. Eine Überempfindlichkeit oder Allergie gegen Schafgarbenkraut oder Wegwartenwurzel sollte beachtet werden!

Für Waschungen und Umschläge bei nässenden Ekzemen eignen sich besonders Walnussblätter und Stiefmütterchenkraut. Als entzündungswidrige Mittel sind Ringelblumenblüten, Hamamelisblätter und -rinde sowie Spitzwegerichkraut geeignet.
Gegen Juckreiz sollte zusätzlich an Odermennig- und Ysopkraut gedacht werden.

Bei Milchschorf als stoffwechselverbesserndes, ausleitendes, entzündungswidriges, blutreinigendes, heilungsförderndes Mittel

Rp.

Löwenzahnwurzel mit -kraut (Taraxaci rad. cum herb.)	25,0
Brennnesselkraut (Urticae herb.)	25,0
Stiefmütterchenkraut (Violae tric. herb.)	20,0
Ringelblumenblüten (Calendulae flos)	15,0
Pfefferminzblätter (Menthae pip. fol.)	15,0

Als Teemischung.
1 gehäufter Teelöffel mit 1/4 l kochendem Wasser übergießen, 8 min. zugedeckt ziehen lassen. 1-2 Tassen am Tag trinken.

Bei Herpes zoster oder simplex als ausleitendes, entzündungswidriges, schmerzlinderndes, abwehrkräftesteigerndes und blutreinigendes Mittel

Rp.

Goldrutenkraut (Solidaginis virg. herb.)	25,0
Erdrauchkraut (Fumariae herb.)	25,0
Johanniskraut (Hyperici herb.)	20,0
Weidenrinde (Salicis cort.)	15,0
Holunderblüten (Sambuci flos)	15,0

Als Teemischung.
2 gehäufte Teelöffel mit 1/4 l kochendem Wasser übergießen, 10 min. zugedeckt ziehen lassen. 3 Tassen über den Tag verteilt trinken.
Bei Anwendung von Johanniskraut sind längere Sonnenbäder zu vermeiden!

oder

Rp.

Queckenwurzelstock (Graminis rhiz.)	25,0
Klettenwurzel (Bardanae rad.)	20,0
Johanniskraut (Hyperici herb.)	15,0
Schafgarbenkraut (Millefolii herb.)	15,0
Weidenrinde (Salicis cort.)	15,0
Holunderblüten (Sambuci flos)	10,0

Als Teemischung.
2 gehäufte Teelöffel mit 1/4 l kochendem Wasser übergießen, 10 min. zugedeckt ziehen lassen. 3 Tassen über den Tag verteilt trinken.
Eine Überempfindlichkeit oder Allergie gegen Schafgarbenkraut sollte beachtet werden!
Bei Anwendung von Johanniskraut sind längere Sonnenbäder zu vermeiden!

Frostschäden

Vor allem durch Extremsportarten und Freizeitaktivitäten nehmen Frostschäden an den Extremitäten wieder zu. Soweit dies die allgemeinen Durchblutungsverhältnisse zulassen, sollten Hand- und Fußbäder mit vorwiegend zusammenziehenden Pflanzen durchgeführt werden. Zugleich sind durchblutungsfördernde und stoffwechselverbessernde Maßnahmen angezeigt.

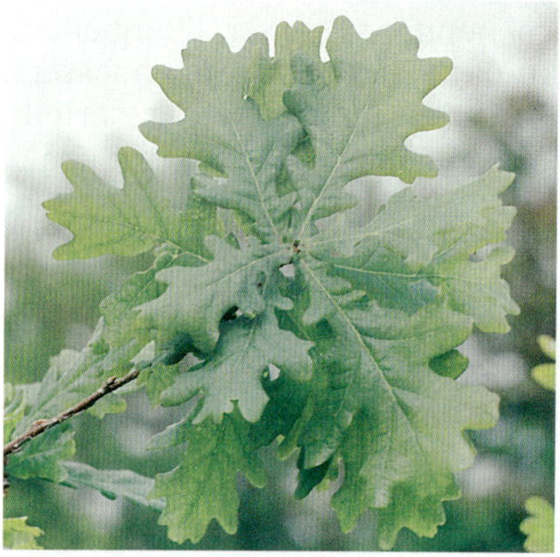

Eiche

Bewährte Teepflanzen

Eichenrinde
(Quercus cortex) (H)
HW fl entzündungswidrig, zusammenziehend, gewebeverdichtend, juckreizlindernd, oberflächenanästhesierend

Kamillenblüten
(Matricariae flos)
HW fl entzündungswidrig, wundheilungsfördernd, regt den Hautstoffwechsel an

Pappelknospen
(Populi gemma)
HW fl entzündungswidrig, wundheilungsfördernd

Schachtelhalmkraut
(Equiseti herba)
HW fl regt den Hautstoffwechsel an, bindegewebsfestigend

Tormentillwurzelstock
(Tormentillae rhizoma) (H)
HW fl entzündungswidrig, zusammenziehend, gewebeverdichtend

Rezeptvorschläge

Durchblutungsförderndes, stoffwechselverbesserndes Mittel

Rp.

Weißdornblätter mit -blüten (Crataegi fol. cum flor.)	35,0
Enzianwurzel (Gentianae rad.)	25,0
Schafgarbenkraut (Millefolii herb.)	25,0
Stiefmütterchenkraut (Violae tric. herb.)	15,0

Als Teemischung.
2 gehäufte Teelöffel mit 1/4 l kochendem Wasser übergießen, 10 min. zugedeckt ziehen lassen. 3 Tassen über den Tag verteilt trinken. Eine Überempfindlichkeit oder Allergie gegen Schafgarbenkraut sollte beachtet werden! Bei Magen- und Zwölffingerdarmgeschwüren keine Enzianwurzel verwenden!

oder

Rp.

Weißdornblätter mit Blüten (Crataegi fol. cum flor.)	25,0
Buchweizenkraut (Fagopyri herb.)	25,0
Kamillenblüten (Matricariae flos)	20,0
Schachtelhalmkraut (Equiseti herb.)	15,0
Stiefmütterchenkraut (Violae tric. herb.)	15,0

Als Teemischung.
2 gehäufte Teelöffel mit 1/4 l kochendem Wasser übergießen, 10 min. zugedeckt ziehen lassen. 3 Tassen über den Tag verteilt trinken.

Für Hand-, Fuß-, Teilbäder

Rp.

Tormentillwurzelstock (Tormentillae rhiz.)	
Eichenrinde (Quercus cort.)	
zu gleichen Teilen	100,0

Als Mischung.
100 g mit 1 l kaltem Wasser ansetzen, zum Sieden bringen, 10 min. kochen, für Teilbäder.

oder

Rp.

Eichenrinde (Quercus cort.)	
Schachtelhalmkraut (Equiseti herb.)	
Pappelknospen (Populi gem.)	
zu gleichen Teilen	100,0

Als Mischung.
100 g mit 1 l kaltem Wasser ansetzen, zum Sieden bringen, 15 min. kochen, für Teilbäder.

Furunkulose

Neben einer möglichst ursächlichen Behandlung sind hier allgemeine ausleitende, »blutreinigende« und stoffwechselverbessernde Arzneipflanzen angezeigt.
Um Furunkel zum »Reifen« zu bringen, empfehlen sich heiße Leinsamen- oder Bockshornkleepäckchen, Heublumensäckchen oder Kompressen mit Eichenrindenabsud.
Als entzündungswidriges Mittel kann auch ein Aufguss aus Arnikablüten kleinflächig für Umschläge verwendet werden.

Rezeptvorschläge

Die folgenden Teemischungen werden kurmäßig über 6 bis 8 Wochen eingesetzt.

Als ausleitender, blutreinigender und stoffwechselverbessernder Tee bei Furunkulose

Rp.	
Brennnesselkraut	
(Urticae herb.)	25,0
Löwenzahnwurzel mit -kraut	
(Taraxaci rad. cum herb.)	25,0
Schafgarbenkraut	
(Millefolii herb.)	20,0
Stiefmütterchenkraut	
(Violae tric. herb.)	20,0
Hagebuttenschalen	
(Rosae pseudofruct.)	10,0

Als Teemischung.
2 gehäufte Teelöffel mit 1/4 l kochendem Wasser übergießen, 10 min. zugedeckt ziehen lassen. 3 Tassen über den Tag verteilt trinken.
Eine Überempfindlichkeit oder Allergie gegen Schafgarbenkraut sollte beachtet werden!

oder

Rp.
Stiefmütterchenkraut
(Violae tric. herb.)
Wegwartenkraut (Cichorii herb.)
Brennnesselkraut (Urticae herb.)
Queckenwurzelstock
(Graminis rhiz.)
Schafgarbenkraut (Millefolii herb.)
zu gleichen Teilen 100,0

Als Teemischung.
2 gehäufte Teelöffel mit 1/4 l kochendem Wasser übergießen, 10 min. zugedeckt ziehen lassen. 3 Tassen über den Tag verteilt trinken.
Eine Überempfindlichkeit oder Allergie gegen Schafgarbenkraut oder Wegwartenwurzel sollte beachtet werden!

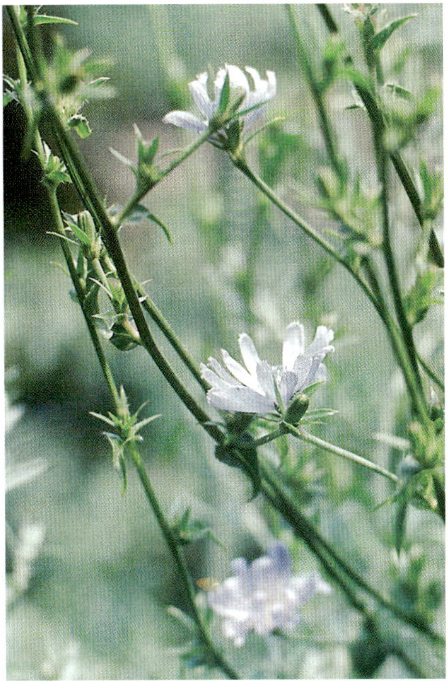

Wegwarte

Hautverletzungen

Entsprechend des Schweregrades werden Hautverletzungen ausschließlich oder zusätzlich mit Pflanzen behandelt. Zum Therapiegebiet gehören oberflächliche Verletzungen, kleinflächige Verbrennungen 1. und 2. Grades und nässende Wunden.

Über zusätzliche Maßnahmen sollte ein Arzt oder Heilpraktiker auf Grund der Art und des Schweregrades der Hautschädigung entscheiden.

Bewährte Teepflanzen

Hamamelisblätter
(Hamamelidis folium)
Zauberstrauchblätter
Hamamelisrinde
(Hamamelidis cortex)
Zauberstrauchrinde
Gerbstoff-Pflanze
HW fl entzündungswidrig, lokal blutstillend, sekretionshemmend, juckreizstillend, wundheilungsfördernd

Hirtentäschelkraut
(Bursae pastoris herba)
HW fl entzündungswidrig, blutstillend

Kamillenblüten
(Matricariae flos)
HW fl regt den Hautstoffwechsel an, blutreinigend, entzündungswidrig, antibakteriell

Pappelknospen
(Populi gemma)
HW fl entzündungswidrig, wundheilungsfördernd

Ringelblumenblüten
(Calendulae flos)
HW fl entzündungswidrig, sekretionshemmend, antibakteriell, gegen Viren und Pilze, wundheilungs-, granulationsfördernd

Schachtelhalmkraut
(Equiseti herba)
HW fl entzündungswidrig, hautstoffwechselanregend, granulationsfördernd

Schafgarbenkraut
(Millefolii herba)
HW fl entzündungswidrig, zusammenziehend, antibakteriell, wundheilungsfördernd

Spitzwegerichkraut
(Plantaginis lanceolatae herba)
Gerbstoff-Pflanze
HW fl entzündungswidrig, wundheilungsfördernd, lokal reizmildernd

Rezeptvorschläge

Die folgenden Teemischungen werden kurzfristig eingesetzt.

Bei kleineren Hautverletzungen zur besseren Wundheilung

Rp.	
Pappelknospen (Populi gem.)	30,0
Ringelblumenblüten (Calendulae flos)	30,0
Schafgarbenkraut (Millefolii herb.)	30,0
Malvenblüten (Malvae flos)	20,0

Als Teemischung.
2 gehäufte Teelöffel mit 1/4 l kochendem Wasser übergießen, 10 min. zugedeckt ziehen lassen. Abgekühlt auf Körpertemperatur für Umschläge und Auflagen.
Eine Überempfindlichkeit oder Allergie gegen Schafgarbenkraut sollte beachtet werden!

oder

Rp.	
Kamillenblüten (Matricariae flos)	30,0
Spitzwegerichkraut (Plantaginis lanc. herb.)	25,0
Ringelblumenblüten (Calendulae flos)	25,0
Schafgarbenkraut (Millefolii herb.)	20,0

Als Teemischung.
2 gehäufte Teelöffel mit 1/4 l kochendem Wasser übergießen, 10 min. zugedeckt ziehen lassen. 3 Tassen über den Tag verteilt trinken. Abgekühlt auf Körpertemperatur für Umschläge und Auflagen.
Eine Überempfindlichkeit oder Allergie gegen Schafgarbenkraut sollte beachtet werden!

oder

Rp.
Spitzwegerichkraut
(Plantaginis lanc. herb.) 40,0
Wundkleeblüten
(Anthyllidis vuln. flos) 30,0
Stiefmütterchenkraut
(Violae tric. herb.) 30,0

Als Teemischung.
3 gehäufte Teelöffel mit 1/4 l kochendem Wasser übergießen, 12 min. zugedeckt ziehen lassen. Abgekühlt auf Körpertemperatur für Umschläge.

Bei schlecht heilenden Verletzungen oder Wunden

Rp.
Hamamelisrinde
(Hamamelidis cort.)
Pappelknospen (Populi gemma)
Ringelblumenblüten
(Calendulae flos)
Schafgarbenkraut (Millefolii herb.)
Spitzwegerichkraut
(Plantaginis lanc. herb.)
Schachtelhalmkraut (Equiseti herb.)
zu gleichen Teilen 100,0

Als Teemischung.
2 gehäufte Teelöffel mit 1/4 l kochendem Wasser übergießen, 10 min. zugedeckt ziehen lassen. Abgekühlt auf Körpertemperatur für Umschläge und Auflagen.
Eine Überempfindlichkeit oder Allergie gegen Schafgarbenkraut sollte beachtet werden!

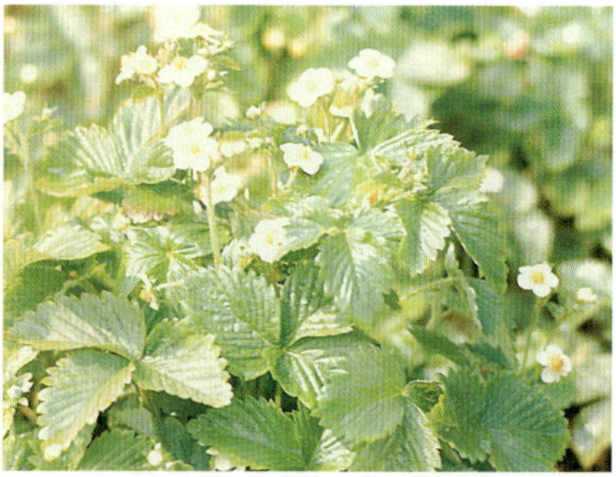

Erdbeerblätter

Schuppenflechte

Nach den bisherigen Erkenntnissen und der Erfahrung haben einige Pflanzen, die Seifenstoffe enthalten, eine gute Wirkung bei Schuppenflechte.
Sarsaparillewurzel und Bruchkraut können als Hauptmittel angesehen werden. Der Konstitution und Stoffwechsellage des Patienten entsprechend sollten sie um »Stoffwechselpflanzen« ergänzt werden.

Rezeptvorschläge

Die folgenden Teemischungen werden kurmäßig über 6 bis 8 Wochen eingesetzt.

Bei Schuppenflechte

Rp.

Sarsaparillewurzel (Sarsaparillae rad.)	30,0
Erdbeerblätter (Fragariae fol.)	30,0
Bruchkraut (Hernariae herb.)	20,0
Stiefmütterchenkraut (Violae tric. herb.)	20,0

Als Teemischung.
2 gehäufte Teelöffel mit 1/4 l kochendem Wasser übergießen, 10 min. zugedeckt ziehen lassen. 3 Tassen über den Tag verteilt trinken.

oder

Rp.

Sarsaparillewurzel (Sarsaparillae rad.)	25,0
Queckenwurzelstock (Graminis rhiz.)	20,0
Ringelblumenblüten (Calendulae flos)	20,0
Bruchkraut (Hernariae herb.)	20,0
Stiefmütterchenkraut (Violae tric. herb.)	15,0

Als Teemischung.
2 gehäufte Teelöffel mit 1/4 l kochendem Wasser übergießen, 10 min. zugedeckt ziehen lassen. 3 Tassen über den Tag verteilt trinken.

Herz-Kreislaufsystem

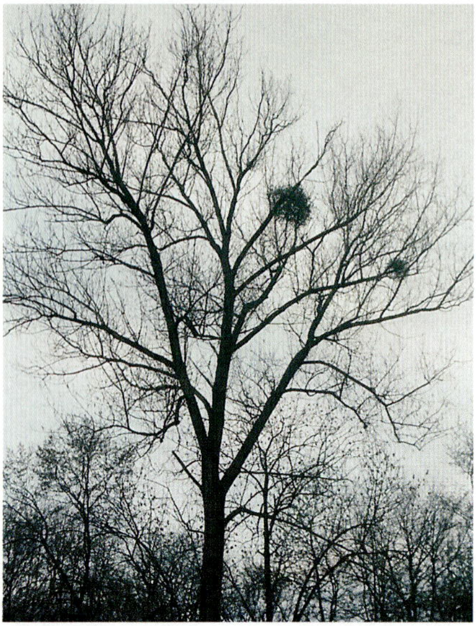

Mistel

Erkrankungen des HERZ-KREISLAUFSYSTEMS sind weit verbreitet und Ursache für die meisten Todesfälle in Europa und den USA. Dabei stehen degenerative Prozesse und Zustände der Herzkranzgefäße, des Gefäßsystems und des Herzens im Vordergrund. Die Therapie mit Arzneipflanzen umfasst das gesamte Spektrum der Erkrankungen. Es stehen Medikamente für die unterschiedlichen Schwere- und Erkrankungsarten zur Verfügung.

Aufgabe einer naturheilkundlichen Behandlung ist es, die gesamten Begleitumstände und den Status der Erkrankung festzustellen. Die Ursachen sind möglichst genau zu erkunden und therapeutisch umzusetzen. Fehler bei der Ernährungs- und Lebensweise sollten korrigiert oder wenigstens reduziert werden. Je früher dies erfolgt, desto höher sind die Erfolgsaussichten für eine optimale Regeneration. Die Folgen von Entzündungen am Herzen oder Gefäßsystem sollten beachtet und bewertet werden. Liegen kompensierte oder dekompensierte Schäden vor? Sind die Beschwerden auf organische oder funktionelle Ursachen oder eine Kombination zurückzuführen? Danach gilt es, zu entscheiden, welche therapeutischen Maßnahmen sinnvoll, notwendig oder unbedingt erforderlich sind.

Schwerpunkte der Therapie mit Pflanzentees bilden die Prophylaxe, funktionelle Beschwerden aller Art, eine Entlastung über andere Organsysteme und den Gesamtorganismus, eine mögliche Regeneration chronischer Zustände und die Sofortwirkung bei leichteren Erkrankungsformen.

Degenerative Gefäßerkrankungen

Selbstverständlich schließt eine naturheilkundliche Behandlungsweise stets das Bemühen ein, vermeidbare Krankheitsursachen zukünftig abzustellen. Bei den degenerativen Gefäßerkrankungen gilt es, das Spektrum naturheilkundlicher Maßnahmen möglichst auszuschöpfen.

Arzneipflanzen wirken auf vielfältige Weise auf die Blutgefäße. Sie können dabei sowohl vorbeugend als auch beschwerdelindernd und heilend eingesetzt werden. Dem Kranken und seiner Erkrankung entsprechend sollten die Therapieziele festgelegt werden.
Weitere Ablagerungen in den Gefäßen und Schädigungen der Gefäßwände müssen möglichst verhindert werden. Es gilt, die physiologische Gefäßelastizität bestmöglich zu erhalten oder wiederherzustellen. Mit Heilpflanzen sollte man einer unphysiologischen Gefäßerweiterung oder -verengung entgegenwirken und versuchen, eine gestörte Kapillarpermeabilität (Durchlässigkeit der kleinsten Blutgefäße) zu normalisieren.

Da degenerative Gefäßveränderungen leider nur teilweise rückgängig zu machen sind, ist Vorbeugung umso wichtiger. Dafür eignen sich Knoblauch und Bärlauch vorzüglich.
Pflanzen und Teemischungen, die bei degenerativen Gefäßerkrankungen eingesetzt werden, sind im Abschnitt »Durchblutungsstörungen« aufgeführt.

Durchblutungsstörungen

Die wesentlichsten Durchblutungsstörungen sind auf degenerative Gefäßschäden, konstitutionelle Voraussetzungen, physikalische Einwirkungen, eine Veränderung der Fließeigenschaft des Blutes oder auf funktionelle Störungen zurückzuführen. Es gilt somit, funktionelle Durchblutungsstörungen von organischen klar abzugrenzen und die oftmals vorliegenden Kombinationen zu berücksichtigen.
Die Fließeigenschaft des Blutes sollte verbessert werden. Die Durchgängigkeit und Elastizität der Kapillaren und des gesamten Gefäßsystems, die Durchblutungsverhältnisse der Organe und auch der Haut, der nervöse und hormonelle Einfluss auf die Gefäße sollten stets bedacht werden – auch in ihrer Wirkung auf das bereits vorgeschädigte Herz und den Gesamtorganismus. Die Auswahl der Teepflanzen erfolgt entsprechend, wie auch den nachfolgenden Rezeptbeispielen entnommen werden kann.

Bewährte Teepflanzen

Buchweizenkraut
(Fagopyri herba)
HW fl verbessert die Mikrozirkulation in den Kapillaren und Venolen, normalisiert den Flüssigkeits- und Stoffaustausch in den Kapillaren

Mäusedornwurzelstock
(Rusci aculeati rhizoma)
HW fl kapillarabdichtend, entzündungswidrig, normalisiert die erhöhte Kapillarbrüchigkeit, erhöht den Venentonus, entwässernd

Steinkleekraut
(Meliloti herba)
HW fl verbessert den venösen Rück- und den Lymphfluss, gegen Wasseransammlungen

Weißdornblätter mit -blüten
(Crataegi folium cum flore)
HW fl senkt den peripheren Gefäßwiderstand, verbessert die Durchblutung von Herzkranzgefäß und Herzmuskel und damit die Herzleistung

Rezeptvorschläge

Die folgenden Teemischungen werden kurmäßig über 8 bis 12 Wochen eingesetzt.

Bei degenerativen Gefäßschäden mit leicht erhöhtem Blutdruck als durchblutungs- und zirkulationsförderndes, blutdruckregulierendes, herzstärkendes, stoffwechselverbesserndes und antisklerotisches Mittel

Rp.

Buchweizenkraut (Fagopyri herb.)	25,0
Weißdornblätter mit -blüten (Crataegi fol. cum flor.)	25,0
Herzgespannkraut (Leonuri card. herb.)	20,0
Mäusedornwurzelstock (Rusci acul. rhiz.)	15,0
Schafgarbenkraut (Millefolii herb.)	15,0

Als Teemischung.
2 gehäufte Teelöffel mit 1/4 l kochendem Wasser übergießen, 10 min. zugedeckt ziehen lassen. 3 Tassen über den Tag verteilt trinken.
Eine Überempfindlichkeit oder Allergie gegen Schafgarbenkraut sollte beachtet werden!
In seltenen Fällen können bei empfindlichen Personen durch Mäusedornwurzelstock Magenreizungen erfolgen!

oder

Rp.

Buchweizenkraut (Fagopyri herb.)	25,0
Weißdornblätter mit -blüten (Crataegi fol. cum flor.)	25,0
Mistelkraut (Visci albi herb.)	20,0
Immergrünkraut (Vincae min. herb.)	15,0
Schafgarbenkraut (Millefolii herb.)	15,0

Als Teemischung.
1-2 gehäufte Teelöffel mit 1/4 l kochendem Wasser übergießen, 8 min. zugedeckt ziehen lassen. 3 Tassen über den Tag verteilt trinken.
Eine Überempfindlichkeit oder Allergie gegen Schafgarbenkraut sollte beachtet werden!

Bei peripheren und zerebralen (entfernteren und Gehirn-) Durchblutungsstörungen mit leicht erhöhtem Blutdruck als gefäßerweiterndes, zirkulationsförderndes und herzstärkendes Mittel

Rp.

Buchweizenkraut (Fagopyri herb.)	30,0
Weißdornblätter mit -blüten (Crataegi fol. cum flor.)	30,0
Mistelkraut (Visci albi herb.)	25,0
Steinkleekraut (Meliloti herb.)	15,0

Als Teemischung.
2 gehäufte Teelöffel mit 1/4 l kochendem Wasser übergießen, 6 min. zugedeckt ziehen lassen. Morgens und abends eine Tasse trinken.

oder

Rp.

Weißdornblätter mit -blüten	
(Crataegi fol. cum flor.)	35,0
Olivenblätter (Oleae fol.)	30,0
Mistelkraut (Visci albi herb.)	20,0
Hirtentäschelkraut	
(Bursae past. herb.)	15,0

Als Teemischung.
1-2 gehäufte Teelöffel mit 1/4 l kochendem Wasser übergießen, 10 min. zugedeckt ziehen lassen. 3 Tassen über den Tag verteilt trinken.

Bei peripheren und zerebralen (entfernteren und Gehirn-) Durchblutungsstörungen mit leicht erhöhtem Blutdruck, Gedächtnisschwäche und zeitweiligen Schwindelzuständen

Rp.

Weißdornblätter mit -blüten	
(Crataegi fol. cum flor.)	30,0
Mistelkraut (Visci albi herb.)	20,0
Olivenblätter (Oleae fol.)	20,0
Immergrünkraut	
(Vincae min. herb.)	15,0
Steinkleekraut (Meliloti herb.)	15,0

Als Teemischung.
1-2 gehäufte Teelöffel mit 1/4 l kochendem Wasser übergießen, 10 min. zugedeckt ziehen lassen. 3 Tassen über den Tag verteilt trinken.

Bei peripheren und zerebralen (entfernteren und Gehirn-) Durchblutungsstörungen und als antisklerotisches Mittel

Rp.

Buchweizenkraut	
(Fagopyri herb.)	30,0
Weißdornblätter mit -blüten	
(Crataegi fol. cum flor.)	25,0
Steinkleekraut (Meliloti herb.)	15,0
Benediktenkraut	
(Cnici bened. herb.)	15,0
Immergrünkraut	
(Vincae min. herb.)	15,0

Als Teemischung.
1-2 gehäufte Teelöffel mit 1/4 l kochendem Wasser übergießen, 10 min. zugedeckt ziehen lassen. 3 Tassen über den Tag verteilt trinken.
Eine Überempfindlichkeit oder Allergie gegen Benediktenkraut sollte beachtet werden!

oder

Rp.

Weißdornblätter mit -blüten (Crataegi fol. cum flor.)	30,0
Immergrünkraut (Vincae min. herb.)	15,0
Buchweizenkraut (Fagopyri herb.)	15,0
Enzianwurzel (Gentianae rad.)	15,0
Mistelkraut (Visci albi herb.)	15,0
Fenchelfrüchte (Foeniculi fruct.)	10,0

Als Teemischung.
1-2 gehäufte Teelöffel mit 1/4 l kochendem Wasser übergießen, 10 min. zugedeckt ziehen lassen. 3 Tassen über den Tag verteilt trinken.
Bei Magen- und Zwölffingerdarmgeschwüren keine Enzianwurzel verwenden!

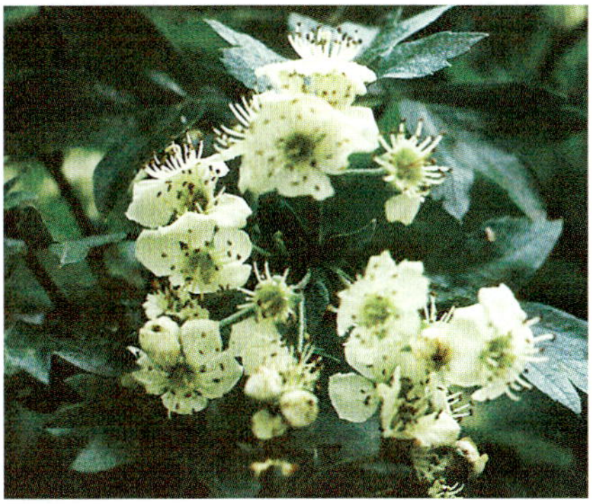

Weißdorn

Bei zerebralen (Gehirn-) Durchblutungsstörungen und als antisklerotisches Mittel bei Neigung zu abendlichen Ödemen (Wasseransammlungen)

Rp.

Weißdornblätter mit -blüten (Crataegi fol. cum flor.)	20,0
Buchweizenkraut (Fagopyri herb.)	20,0
Goldrutenkraut (Solidaginis virg. herb.)	20,0
Bruchkraut (Hernariae herb.)	15,0
Herzgespannkraut (Leonuri card. herb.)	10,0
Pomeranzenschalen (Aurantii pericarp.)	10,0
Arnikablüten (Arnicae flos)	5,0

Als Teemischung.
1-2 gehäufte Teelöffel mit 1/4 l kochendem Wasser übergießen, 8 min. zugedeckt ziehen lassen. 3 Tassen über den Tag verteilt trinken.
Bei Anwendung von Pomeranzenschalen sind längere Sonnenbäder zu vermeiden!

oder

Rp.	
Weißdornblätter mit -blüten	
(Crataegi fol. cum flor.)	30,0
Benediktenkraut	
(Cnici benedicti herb.)	20,0
Goldrutenkraut	
(Solidaginis virg. herb.)	20,0
Schachtelhalmkraut	
(Equiseti herb.)	15,0
Hamamelisrinde	
(Hamamelidis cort.)	15,0

Als Teemischung.
1-2 gehäufte Teelöffel mit 1/4 l kochendem Wasser übergießen, 10 min. zugedeckt ziehen lassen. 3 Tassen über den Tag verteilt trinken.
Eine Überempfindlichkeit oder Allergie gegen Benediktenkraut sollte beachtet werden!

oder

Rp.	
Weißdornblätter mit -blüten	
(Crataegi fol. cum flor.)	30,0
Buchweizenkraut	
(Fagopyri herb.)	25,0
Hauhechelwurzel	
(Ononidis rad.)	20,0
Steinkleekraut (Meliloti herb.)	15,0
Wacholderbeeren	
(Juniperi fruct.)	10,0

Als Teemischung.
2 gehäufte Teelöffel mit 1/4 l kochendem Wasser übergießen, 10 min. zugedeckt ziehen lassen. 3 Tassen über den Tag verteilt trinken.

Bei zerebralen (Gehirn-) Durchblutungsstörungen und als antisklerotisches Mittel bei niedrigem Blutdruck

Rp.	
Weißdornblätter mit -blüten	
(Crataegi fol. cum flor.)	
Steinkleekraut (Meliloti herb.)	
Rosmarinblätter (Rosmarini fol.)	
Enzianwurzel (Gentianae rad.)	
Buchweizenkraut (Fagopyri herb.)	
zu gleichen Teilen	100,0

Als Teemischung.
2 gehäufte Teelöffel mit 1/4 l kochendem Wasser übergießen, 10 min. zugedeckt ziehen lassen. 3 Tassen über den Tag verteilt trinken.
Bei Magen- und Zwölffingerdarmgeschwüren keine Enzianwurzel verwenden!

Bei zerebralen (Gehirn-) Durchblutungsstörungen und als antisklerotisches Mittel bei hohem Blutdruck

Rp.
Weißdornblätter mit -blüten
(Crataegi fol. cum flor.)
Mistelkraut (Visci albi herb.)
Steinkleekraut (Meliloti herb.)
Melissenblätter (Melissae fol.)
Buchweizenkraut (Fagopyri herb.)
zu gleichen Teilen 100,0

Als Teemischung.
2 gehäufte Teelöffel mit 1/4 l kochendem Wasser übergießen, 10 min. zugedeckt ziehen lassen. 3 Tassen über den Tag verteilt trinken.

Bei degenerativen Gefäßschäden mit »Besenreisern«

Rp.	
Mäusedornwurzelstock	
(Rusci acul. rhiz.)	35,0
Weißdornblätter mit -blüten	
(Crataegi fol. cum flor.)	30,0
Mariendistelfrüchte	
(Cardui mariae fruct.)	20,0
Besenginsterkraut	
(Cytisi scop. herb.)	15,0

Als Teemischung.
1-2 gehäufte Teelöffel mit 1/4 l kochendem Wasser übergießen, 10 min. zugedeckt ziehen lassen. 3 Tassen über den Tag verteilt trinken.
In seltenen Fällen können bei empfindlichen Personen durch Mäusedornwurzelstock Magenreizungen erfolgen! Keine gleichzeitige Einnahme von Besenginster und MAO-Hemmstoffen!

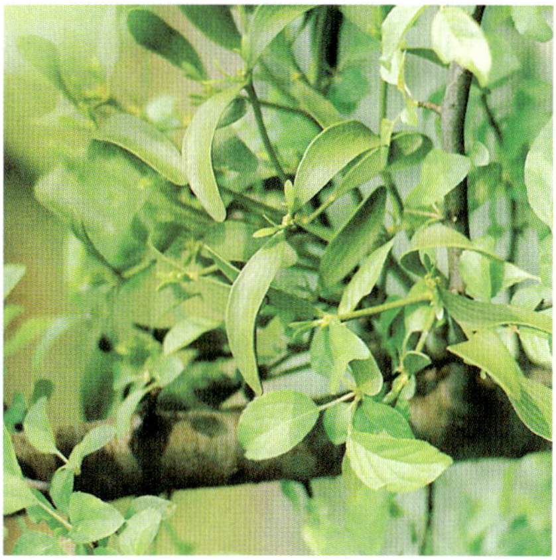

Mistel

Funktionelle Herzbeschwerden

Ohne feststellbare organische Veränderungen treten Beschwerden auf – Herzklopfen, Herzstolpern, Beklemmung, Atemnot und Brustschmerzen. Psychische Ursachen, soziale Probleme und Stress sind an dem Geschehen vorrangig beteiligt.
Begleitet werden die Herzbeschwerden meist von weiteren vegetativen Störungen: Nervosität, Schlafstörungen, Schweißausbrüchen, Unruhe, Schmerz- und Spannungszuständen.
Organische Ursachen für die Beschwerden müssen ausgeschlossen oder ursächlich behandelt werden. Physikalische Maßnahmen und Entspannungstechniken sollten ergänzend eingesetzt werden.
Es kommen Pflanzen mit beruhigenden, regulierenden, kräftigenden, durchblutungsfördernden (peripher und koronar), entspannenden und reizabschirmenden Eigenschaften in Betracht.

Bewährte Teepflanzen

Herzgespannkraut
(Leonuri cardiacae herba) (H)
HW fl leicht beruhigend, senkt erhöhte Pulsfrequenz, entspannend

Lavendelblüten
(Lavandulae flos)
HW fl leicht beruhigend, entspannend, regulierend über das Zentralnervensystem

Melissenblätter
(Melissae folium) (H)
HW fl entspannend, beruhigend, reizabschirmend

Rosmarinblätter
(Rosmarini folium)
HW fl durchblutungsfördernd, steigert Koronardurchfluss

Weißdornblätter mit -blüten
(Crataegi folium cum flore) (H)
HW fl durchblutungsfördernd, erhöht die Herzleistung, blutdruckregulierend, senkt die Druckfrequenz, gegen Rhythmusstörungen

Rezeptvorschläge

Die folgenden Teemischungen werden vorwiegend kurzfristig eingesetzt.

Bei funktionellen Herzbeschwerden

Rp.

Weißdornblätter mit -blüten (Crataegi fol. cum flor.)	25,0
Herzgespannkraut (Leonuri card. herb.)	25,0
Melissenblätter (Melissae fol.)	25,0
Benediktenkraut (Cnici bened. herb.)	15,0
Pomeranzenschalen (Aurantii pericarp.)	10,0

Als Teemischung.
2 gehäufte Teelöffel mit 1/4 l kochendem Wasser übergießen, 10 min. zugedeckt ziehen lassen. 3 Tassen über den Tag verteilt trinken.
Bei Anwendung von Pomeranzenschalen sind längere Sonnenbäder zu vermeiden! Eine Überempfindlichkeit oder Allergie gegen Benediktenkraut sollte beachtet werden!

Bei öfter auftretendem Beklemmungsgefühl mit Brustschmerzen ohne organischen Befund

Rp.

Herzgespannkraut (Leonuri card. herb.)	25,0
Melissenblätter (Melissae fol.)	25,0
Schafgarbenkraut (Millefolii herb.)	20,0
Hopfenzapfen (Lupuli strob.)	20,0
Pomeranzenschalen (Aurantii pericarp.)	10,0

Als Teemischung.
2 gehäufte Teelöffel mit 1/4 l kochendem Wasser übergießen, 10 min. zugedeckt ziehen lassen. 3 Tassen über den Tag verteilt trinken.
Eine Überempfindlichkeit oder Allergie gegen Schafgarbenkraut sollte beachtet werden!
Bei Anwendung von Pomeranzenschalen sind längere Sonnenbäder zu vermeiden!

Herzinsuffizienz, Herzschwäche

Mit zunehmendem Alter erhöht sich die Wahrscheinlichkeit einer Herzinsuffizienz. Konstitution, herzschädigende Erkrankungen, hoher Blutdruck und die Lebensweise bestimmen weitgehend den Zeitpunkt des Auftretens und den Schweregrad. Die Therapie richtet sich nach Art, Verlauf und Ausmaß der Krankheit. Arzneipflanzen oder deren Inhaltsstoffe stehen in einer breiten Palette bei Herzschwäche zur Verfügung. Für mittlere und schwerere Fälle muss auf standardisierte Präparate zurückgegriffen werden. Dies gilt insbesondere für dekompensierte (nicht ausgeglichene) Insuffizienzen. Eine Therapie mit Pflanzentees bleibt den leichteren Fällen vorbehalten.

Bewährte Teepflanze

Weißdornblätter mit -blüten
(Crataegi folium cum flore)
HW fl verbessert die Durchblutung von Herzkranzgefäß und Herzmuskel, erhöht die Herzleistung, blutdruckregulierend, senkt die Druckfrequenz, gegen Rhythmusstörungen, senkt den peripheren Gefäßwiderstand

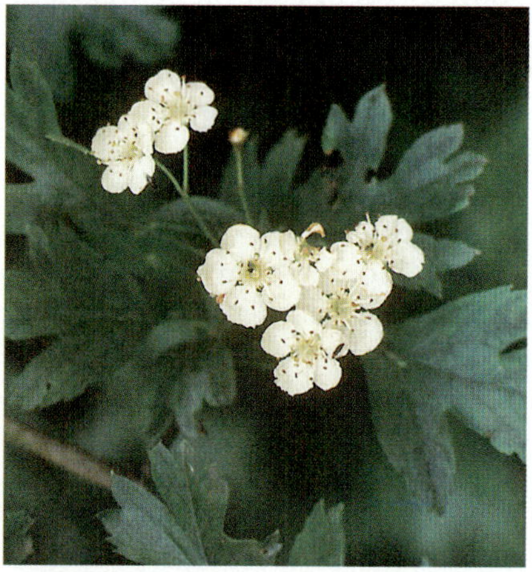

Weißdorn

Rezeptvorschläge

Die folgenden Teemischungen werden kurmäßig über 8 bis 12 Wochen eingesetzt.

Bei nachlassender Herzleistung und beim »Altersherz« zur Verbesserung der Durchblutungs- und Kreislaufverhältnisse sowie der Herzleistung

Rp.

Weißdornblätter mit -blüten (Crataegi fol. cum flor.)	45,0
Benediktenkraut (Cnici bened. herb.)	30,0
Herzgespannkraut (Leonuri card. herb.)	25,0

Als Teemischung.
1-2 gehäufte Teelöffel mit 1/4 l kochendem Wasser übergießen, 10 min. zugedeckt ziehen lassen.
3 Tassen über den Tag verteilt trinken.
Eine Überempfindlichkeit oder Allergie gegen Benediktenkraut sollte beachtet werden!

oder

Rp.

Weißdornblätter mit -blüten (Crataegi fol. cum flor.)	25,0
Herzgespannkraut (Leonuri card. herb.)	25,0
Melissenblätter (Melissae fol.)	25,0
Benediktenkraut (Cnici bened. herb.)	15,0
Pomeranzenschalen (Aurantii pericarp.)	10,0

Als Teemischung.
2 gehäufte Teelöffel mit 1/4 l kochendem Wasser übergießen, 10 min. zugedeckt ziehen lassen.
3 Tassen über den Tag verteilt trinken.
Bei Anwendung von Pomeranzenschalen sind längere Sonnenbäder zu vermeiden!
Eine Überempfindlichkeit oder Allergie gegen Benediktenkraut sollte beachtet werden!

oder

Rp.

Weißdornblätter mit -blüten (Crataegi fol. cum flor.)	65,0
Ammi-Visnaga-Früchte (Ammeos visnag. fruct.)	35,0

Als Teemischung.
1-2 gehäufte Teelöffel mit 1/4 l kochendem Wasser übergießen, 10 min. zugedeckt ziehen lassen.

3 Tassen über den Tag verteilt trinken.
Bei Anwendung von Ammi-Visnaga-Früchten sind längere Sonnenbäder zu vermeiden!

Bei nachlassender Herzleistung und beim »Altersherz« zur Verbesserung der Durchblutung und der Herzleistung bei niedrigem Blutdruck

Rp.	
Weißdornblätter mit -blüten	
(Crataegi fol. cum flor.)	30,0
Rosmarinblätter	
(Rosmarini fol.)	30,0
Enzianwurzel (Gentianae rad.)	20,0
Besenginsterkraut	
(Cytisi scop. herb.)	20,0

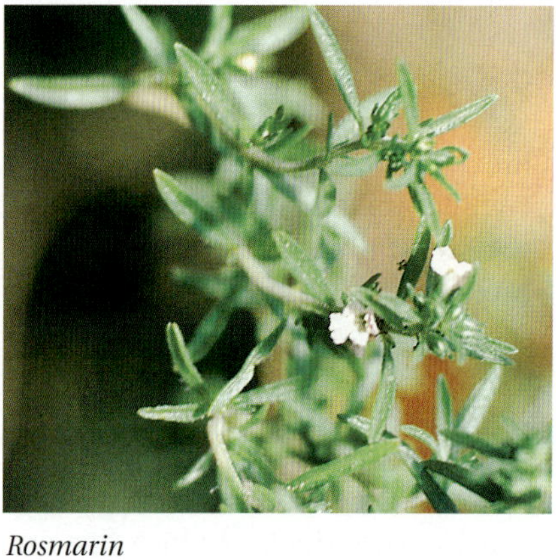

Rosmarin

Als Teemischung.
1-2 gehäufte Teelöffel mit 1/4 l kochendem Wasser übergießen, 10 min. zugedeckt ziehen lassen. 3 Tassen über den Tag verteilt trinken.
Bei Magen- und Zwölffingerdarmgeschwüren keine Enzianwurzel verwenden! Keine gleichzeitige Einnahme von Besenginster und MAO-Hemmstoffen!

Bei nachlassender Herzleistung und beim »Altersherz« zur Verbesserung der Durchblutung und der Herzleistung bei hohem Blutdruck

Rp.	
Weißdornblätter mit -blüten	
(Crataegi fol. cum flor.)	35,0
Mistelkraut (Visci alb. herb.)	25,0
Herzgespannkraut	
(Leonuri card. herb.)	20,0
Melissenblätter (Melissae fol.)	20,0

Als Teemischung.
1-2 gehäufte Teelöffel mit 1/4 l kochendem Wasser übergießen, 10 min. zugedeckt ziehen lassen. 3 Tassen über den Tag verteilt trinken.

Herzrhythmusstörungen

Neben der Art und dem Ausmaß der Herzrhythmusstörungen muss selbstverständlich durch einen erfahrenen Behandler geklärt werden, ob die Ursache funktionell oder organisch bedingt ist. Bei leichten Herzrhythmusstörungen hat sich Besenginsterkraut bewährt. Von Weißdorn kann lediglich eine unterstützende Wirkung erwartet werden.

Bewährte Teepflanzen

Besenginsterkraut
(Cytisi scoparii herba)
HW fl gegen Rhythmusstörungen, hemmt krankhaft beschleunigte Reizbildung, wirkt einer gesteigerten Erregbarkeit im Reizleitungssystem entgegen

Weißdornblätter mit -blüten
(Crataegi folium cum flore)
HW fl gegen Rhythmusstörungen

Rezeptvorschläge

Die folgenden Teemischungen werden kurmäßig über 8 bis 12 Wochen eingesetzt.

Bei leichten Herzrhythmusstörungen

Rp.	
Besenginsterkraut (Cytisi scop. herb.)	30,0
Weißdornblätter mit -blüten (Crataegi fol. cum flor.)	30,0
Herzgespannkraut (Leonuri card. herb.)	20,0
Melissenblätter (Melissae fol.)	20,0

Als Teemischung.
2 gehäufte Teelöffel mit 1/4 l kochendem Wasser übergießen, 10 min. zugedeckt ziehen lassen. 3 Tassen über den Tag verteilt trinken.
Keine gleichzeitige Einnahme von Besenginster und MAO-Hemmstoffen!

oder

Rp.	
Besenginsterkraut	
(Cytisi scop. herb.)	30,0
Baldrianwurzel	
(Valerianae rad.)	20,0
Benediktenkraut	
(Cnici bened. herb.)	20,0
Herzgespannkraut	
(Leonuri card. herb.)	20,0
Lavendelblüten	
(Lavandulae flos)	10,0

Als Teemischung.
2 gehäufte Teelöffel mit 1/4 l kochendem Wasser übergießen, 10 min. zugedeckt ziehen lassen. 3 Tassen über den Tag verteilt trinken. Eine Überempfindlichkeit oder Allergie gegen Benediktenkraut sollte beachtet werden! Keine gleichzeitige Einnahme von Besenginster und MAO-Hemmstoffen!

oder

Rp.	
Besenginsterkraut	
(Cytisi scop. herb.)	25,0
Weißdornblätter mit -blüten	
(Crataegi fol. cum flor.)	25,0
Benediktenkraut	
(Cnici bened. herb.)	20,0
Herzgespannkraut	
(Leonuri card. herb.)	15,0
Melissenblätter (Melissae fol.)	15,0

Als Teemischung.
2 gehäufte Teelöffel mit 1/4 l kochendem Wasser übergießen, 10 min. zugedeckt ziehen lassen. 3 Tassen über den Tag verteilt trinken.
Eine Überempfindlichkeit oder Allergie gegen Benediktenkraut sollte beachtet werden!
Keine gleichzeitige Einnahme von Besenginster und MAO-Hemmstoffen!

Leichte Herzrhythmusstörungen bei einer Neigung zu Schilddrüsenfehl- und -überfunktion

Rp.	
Besenginsterkraut	
(Cytisi scop. herb.)	25,0
Wolfstrappkraut (Lycopi herb.)	25,0
Weißdornblätter mit -blüten	
(Crataegi fol. cum flor.)	20,0
Herzgespannkraut	
(Leonuri card. herb.)	15,0
Melissenblätter (Melissae fol.)	15,0

Als Teemischung.
1-2 gehäufte Teelöffel mit 1/4 l kochendem Wasser übergießen, 10 min. zugedeckt ziehen lassen. 3 Tassen über den Tag verteilt trinken.
Keine gleichzeitige Einnahme von Besenginster und MAO-Hemmstoffen!

Hypertonie (hoher Blutdruck)

Die Ursache für einen zu hohen Blutdruck ist durch einen erfahrenen Behandler zu ergründen und möglichst zu beseitigen. Dies kann sich als schwierig erweisen, wenn keine klare Einzelursache festzustellen ist oder vermutet werden kann, dass eine Vielzahl unterschiedlicher Faktoren beteiligt ist.

Zum naturheilkundlichen Handeln gehört die bestmögliche Erfassung und Regelung der Lebens- und Ernährungsweise. Spannungszustände und deren Ursache sollten ebenso behandelt werden wie zentralnervöse Störungen, Stoffwechselentgleisungen, unzureichende Organfunktionen und Dysfunktionen verschiedener Art. Jeder erfahrene Behandler wird bestätigen, dass dies kein leichtes Unterfangen ist. Es ist jedoch die einzige Alternative zu einer langfristigen Therapie mit Antihypertonika, Diuretika und dergleichen, deren Wirkung sich auf einen kurzen Zeitraum nach der Einnahme beschränkt ohne grundlegende Verbesserung.

Zahlreiche Arzneipflanzen kommen für eine ursächliche Therapie in Frage; von Teepflanzen sind bei hohem Blutdruck zumindest kurzfristig keine spektakulären Wirkungen zu erwarten. Die blutdrucksenkende Wirkung ist meist gering oder nur längerfristig nachhaltig.

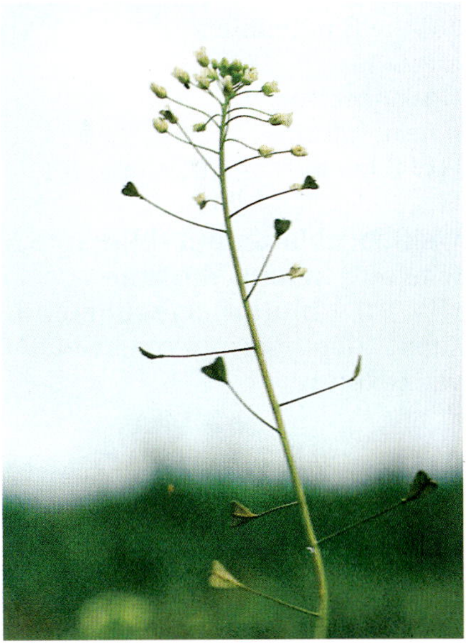

Hirtentäschel

Bewährte Teepflanzen

Herzgespannkraut
(Leonuri cardiacae herba)
HW fl leicht blutdrucksenkend, beruhigend, entspannend, vermindert die Schlagfrequenz des Herzens

Hirtentäschelkraut
(Bursae pastoris herba)
HW fl leicht blutdrucksenkend, leicht entspannend auf die Blutgefäße

Mistelkraut
(Visci albi herba)
HW fl leicht blutdrucksenkend, gefäßerweiternd, entspannend auf die Blutgefäße

Olivenblätter
(Oleae folium)
HW fl leicht blutdrucksenkend

Weißdornblätter mit -blüten
(Crataegi folium cum flore)
HW fl blutdruckregulierend, senkt den peripheren Gefäßwiderstand

Rezeptvorschläge

Die folgenden Teemischungen werden kurmäßig über 8 bis 12 Wochen eingesetzt.

Bei leichtem Bluthochdruck als entspannendes, blutdrucksenkendes, herzleistungs- und durchblutungsförderndes Mittel

Rp.	
Weißdornblätter mit -blüten	
(Crataegi fol. cum flor.)	25,0
Mistelkraut (Visci albi herb.)	25,0
Steinkleekraut (Meliloti herb.)	20,0
Melissenblätter (Melissae fol.)	20,0
Herzgespannkraut	
(Leonuri card. herb.)	10,0

Als Teemischung.
2 gehäufte Teelöffel mit 1/4 l kochendem Wasser übergießen, 10 min. zugedeckt ziehen lassen. 3 Tassen über den Tag verteilt trinken.

oder

Rp.	
Weißdornblätter mit -blüten	
(Crataegi fol. cum flor.)	25,0
Olivenblätter (Oleae fol.)	25,0
Mistelkraut (Visci albi herb.)	20,0
Melissenblätter (Melissae fol.)	20,0
Lavendelblüten	
(Lavandulae flos)	10,0

Als Teemischung.
2 gehäufte Teelöffel mit 1/4 l kochendem Wasser übergießen, 10 min. zugedeckt ziehen lassen. 3 Tassen über den Tag verteilt trinken.

oder

Rp.

Weißdornblätter mit -blüten	
(Crataegi fol. cum flor.)	25,0
Olivenblätter (Oleae fol.)	25,0
Baldrianwurzel	
(Valerianae rad.)	20,0
Mistelkraut (Visci albi herb.)	20,0
Melissenblätter (Melissae fol.)	10,0

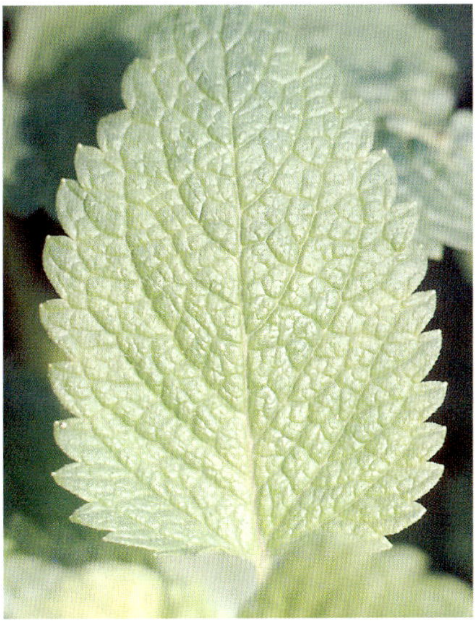

Melisse

Als Teemischung.
2 gehäufte Teelöffel mit 1/4 l kochendem Wasser übergießen, 10 min. zugedeckt ziehen lassen. 3 Tassen über den Tag verteilt trinken.

Bei leichtem Bluthochdruck mit Angina pectoris

Rp.

Weißdornblätter mit -blüten	
(Crataegi fol. cum flor.)	25,0
Mistelkraut (Visci albi herb.)	25,0
Schafgarbenkraut	
(Millefolii herb.)	15,0
Melissenblätter (Melissae fol.)	15,0
Baldrianwurzel	
(Valerianae rad.)	10,0
Herzgespannkraut	
(Leonuri card. herb.)	10,0

Als Teemischung.
2 gehäufte Teelöffel mit 1/4 l kochendem Wasser übergießen, 10 min. zugedeckt ziehen lassen. 3 Tassen über den Tag verteilt trinken.
Eine Überempfindlichkeit oder Allergie gegen Schafgarbenkraut sollte beachtet werden!

Hypotonie (niedriger Blutdruck)

Bei niedrigem Blutdruck gilt das bei der Hypertonie Gesagte mit umgekehrtem Vorzeichen. Zu beachten ist jedoch eine oftmals vorliegende konstitutionelle oder erworbene Schwäche des Gefäß- und Bindegewebssystems. Hier sollte an allgemein kräftigende Maßnahmen gedacht werden, zu denen auch Wasseranwendungen zählen.
Gefäßspannungserhöhende Pflanzen sind zu berücksichtigen, längerfristig kommen auch »Bitterstoffpflanzen« zum Tragen.
Wie auch bei der Hypertonie darf allein durch den Einsatz von blutdruckerhöhenden Pflanzen keine längerfristige Lösung erwartet werden.
Bei den folgenden Teepflanzen ist lediglich eine minimale Erhöhung des Blutdruckes möglich.

Bewährte Teepflanzen

Besenginsterkraut
(Cytisi scoparii herba)
HW fl erhöht den venösen Druck

Ginsengwurzel
(Ginseng radix)
HW fl tonisierend, anregend

Rosmarinblätter
(Rosmarini folium)
HW fl durchblutungsfördernd, steigert den Koronardurchfluss

Weißdornblätter mit -blüten
(Crataegi folium cum flore)
HW fl blutdruckregulierend, kreislauffördernd, verbessert die Herzleistung

Rezeptvorschläge

Die folgenden Teemischungen werden kurmäßig über 8 bis 12 Wochen eingesetzt.

Bei Beschwerden durch niedrigen Blutdruck als tonisierendes, anregendes, herzleistungs- und durchblutungsförderndes Mittel

Rp.

Weißdornblätter mit -blüten (Crataegi fol. cum flor.)	25,0
Rosmarinblätter (Rosmarini fol.)	25,0
Enzianwurzel (Gentianae rad.)	20,0
Ysopkraut (Hyssopi herb.)	15,0
Pomeranzenschalen (Aurantii pericarp.)	10,0

Als Teemischung.
2 gehäufte Teelöffel mit 1/4 l kochendem Wasser übergießen, 10 min. zugedeckt ziehen lassen. 3 Tassen über den Tag verteilt trinken.
Bei Anwendung von Pomeranzenschalen sind längere Sonnenbäder zu vermeiden!
Bei Magen- und Zwölffingerdarmgeschwüren keine Enzianwurzel verwenden!

oder

Rp.

Weißdornblätter mit -blüten (Crataegi fol. cum flor.)	35,0
Rosmarinblätter (Rosmarini fol.)	25,0
Ginsengwurzel (Ginseng rad.)	15,0
Wermutkraut (Absinthii herb.)	15,0
Tausendgüldenkraut (Centaurii herb.)	10,0

Als Teemischung.
2 gehäufte Teelöffel mit 1/4 l kochendem Wasser übergießen, 10 min. zugedeckt ziehen lassen. 3 Tassen über den Tag verteilt trinken.

oder

Rp.

Weißdornblätter mit -blüten (Crataegi fol. cum flor.)	40,0
Rosmarinblätter (Rosmarini fol.)	30,0
Besenginster (Cytisi scop. herb.)	20,0
Kalmuswurzel (Calami rad.)	10,0

Als Teemischung.
2 gehäufte Teelöffel mit 1/4 l kochendem Wasser übergießen, 10 min. zugedeckt ziehen lassen. 3 Tassen über den Tag verteilt trinken. Keine gleichzeitige Einnahme von Besenginster und MAO-Hemmstoffen!

Koronare Durchblutungsstörungen (des Herzens)

Bei koronaren Durchblutungsstörungen besteht ständig das Problem der unzureichenden Versorgung des Herzens. Da diese sowohl vom Zustand der Herzkranzgefäße, den funktionellen Voraussetzungen und der Schlagfrequenz abhängt, sind alle Aspekte gleichermaßen zu berücksichtigen.

Erkrankungen des Herzens bedürfen einer genauen Abklärung und einer angemessenen Behandlung.

Bewährte Teepflanzen

Ammi-Visnaga-Früchte
(Ammeos visnagae fructus)
HW fl verbessert die Durchblutung des Herzmuskels und der Herzkranzgefäße

Arnikablüten
(Arnicae flos)
HW fl durchblutungssteigernd, erhöht den Koronardurchfluss sowie das Schlag- und Minutenvolumen

Weißdornblätter mit -blüten
(Crataegi folium cum flore)
HW fl verbessert die Durchblutung des Herzmuskels und der Herzkranzgefäße, gegen Rhythmusstörungen

Rezeptvorschläge

Die folgenden Teemischungen werden kurmäßig über 8 bis 12 Wochen eingesetzt.

Bei koronaren Durchblutungsstörungen

Rp.

Weißdornblätter mit -blüten (Crataegi fol. cum flor.)	45,0
Ammi-Visnaga-Früchte (Ammeos visnag. fruct.)	30,0
Benediktenkraut (Cnici bened. herb.)	25,0

Als Teemischung.
2 gehäufte Teelöffel mit 1/4 l kochendem Wasser übergießen, 10 min. zugedeckt ziehen lassen. 3 Tassen über den Tag verteilt trinken.
Bei Anwendung von Ammi-Visnaga-Früchten sind längere Sonnenbäder zu vermeiden! Eine Überempfindlichkeit oder Allergie gegen Benediktenkraut sollte beachtet werden!

oder

Rp.

Weißdornblätter mit -blüten (Crataegi fol. cum flor.)	45,0
Buchweizenkraut (Fagopyri herb.)	30,0
Besenginsterkraut (Cytisi scop. herb.)	25,0

Als Teemischung.
1-2 gehäufte Teelöffel mit 1/4 l kochendem Wasser übergießen, 10 min. zugedeckt ziehen lassen. 3 Tassen über den Tag verteilt trinken.
Keine gleichzeitige Einnahme von Besenginster und MAO-Hemmstoffen!

Bei koronaren Durchblutungsstörungen und niedrigem Blutdruck

Rp.

Weißdornblätter mit -blüten (Crataegi fol. cum flor.)	30,0
Rosmarinblätter (Rosmarini fol.)	30,0
Benediktenkraut (Cnici bened. herb.)	20,0
Schafgarbenkraut (Millefolii herb.)	20,0

Als Teemischung.
2 gehäufte Teelöffel mit 1/4 l kochendem Wasser übergießen, 10 min. zugedeckt ziehen lassen. 3 Tassen über den Tag verteilt trinken.
Eine Überempfindlichkeit oder Allergie gegen Schafgarben- oder Benediktenkraut sollte beachtet werden!

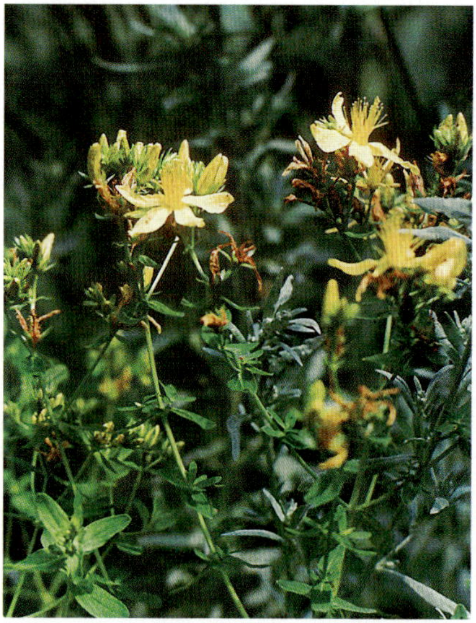

Johanniskraut

Bei koronaren Durchblutungsstörungen mit Engegefühl, vor allem nach Anstrengung und bei Stress

Rp.	
Weißdornblätter mit -blüten (Crataegi fol. cum flor.)	35,0
Besenginsterkraut (Cytisi scop. herb.)	20,0
Johanniskraut (Hyperici herb.)	15,0
Melissenblätter (Melissae fol.)	15,0
Benediktenkraut (Cnici bened. herb.)	15,0

Als Teemischung.
1-2 gehäufte Teelöffel mit 1/4 l kochendem Wasser übergießen, 10 min. zugedeckt ziehen lassen. 3 Tassen über den Tag verteilt trinken.
Eine Überempfindlichkeit oder Allergie gegen Benediktenkraut sollte beachtet werden! Bei Anwendung von Johanniskraut sind längere Sonnenbäder zu vermeiden!
Keine gleichzeitige Einnahme von Besenginster und MAO-Hemmstoffen!

Nervöse Herzbeschwerden

Einige Aspekte des bereits unter dem Kapitel »Funktionelle Herzbeschwerden« Abgehandelten gelten auch bei den nervösen Herzbeschwerden. Festzustellen ist, ob die Beschwerden auf Überforderung und Stress beruhen, ob sie zentralnervös bedingt, auf hormonellen Störungen – z.B. durch die Schilddrüse – oder andere Ursachen zurückzuführen sind. Entsprechend erfolgt die Auswahl der Teepflanzen. Einige der wichtigsten sind nachfolgend aufgeführt und können entsprechend der Konstitution des Patienten und des Beschwerdebildes ergänzt werden.

Bewährte Teepflanzen

Herzgespannkraut
(Leonuri cardiacae herba) (H)
HW fl leicht beruhigend, senkt erhöhte Pulsfrequenz, entspannend

Lavendelblüten
(Lavandulae flos)
HW fl leicht beruhigend, entspannend, regulierend über das Zentralnervensystem

Hopfenzapfen
(Lupuli strobulus)
HW fl leicht beruhigend, entspannend

Melissenblätter
(Melissae folium) (H)
HW fl entspannend, beruhigend, reizabschirmend

Passionsblumenkraut
(Passiflorae herba)
HW fl leicht beruhigend, entspannend

Weißdornblätter mit -blüten
(Crataegi folium cum flore) (H)
HW fl durchblutungsfördernd, erhöht die Herzleistung, blutdruckregulierend, senkt die Druckfrequenz, gegen Rhythmusstörungen

Wolfstrappkraut
(Lycopi herba)
HW fl gegen vegetativ-nervöse Störungen, gegen Schildrüsenüberfunktion

Rezeptvorschläge

Die folgenden Teemischungen werden bis zum Abklingen der Beschwerden oder kurmäßig über 6 bis 8 Wochen eingesetzt.

Bei nervösen Herzbeschwerden

Rp.	
Herzgespannkraut (Leonuri card. herb.)	25,0
Melissenblätter (Melissae fol.)	25,0
Hopfenzapfen (Lupuli strob.)	20,0
Benediktenkraut (Cnici bened. herb.)	20,0
Pomeranzenschalen (Aurantii pericarp.)	10,0

Als Teemischung.
2 gehäufte Teelöffel mit 1/4 l kochendem Wasser übergießen, 10 min. zugedeckt ziehen lassen. 3 Tassen über den Tag verteilt trinken.
Eine Überempfindlichkeit oder Allergie gegen Benediktenkraut sollte beachtet werden!
Bei Anwendung von Pomeranzenschalen sind längere Sonnenbäder zu vermeiden!

oder

Rp.	
Weißdornblätter mit -blüten (Crataegi fol. cum flor.)	30,0
Melissenblätter (Melissae fol.)	30,0
Lavendelblüten (Lavandulae flos)	15,0
Herzgespannkraut (Leonuri card. herb.)	15,0
Passionsblumenkraut (Passiflorae herb.)	10,0

Als Teemischung.
2 gehäufte Teelöffel mit 1/4 l kochendem Wasser übergießen, 10 min. zugedeckt ziehen lassen. 3 Tassen über den Tag verteilt trinken.

Bei nervösen Herzbeschwerden mit genereller Nervenschwäche und depressiver Verstimmung

Rp.	
Herzgespannkraut (Leonuri card. herb.)	25,0
Johanniskraut (Hyperici herb.)	25,0
Schafgarbenkraut (Millefolii herb.)	20,0
Benediktenkraut (Cnici bened. herb.)	20,0
Pomeranzenschalen (Aurantii pericarp.)	10,0

Als Teemischung.
2 gehäufte Teelöffel mit 1/4 l kochendem Wasser übergießen,

10 min. zugedeckt ziehen lassen. 3 Tassen über den Tag verteilt trinken.
Eine Überempfindlichkeit oder Allergie gegen Schafgarben- oder Benediktenkraut sollte beachtet werden! Bei Anwendung von Johanniskraut und Pomeranzenschalen sind längere Sonnenbäder zu vermeiden!

Bei nervösen Herzbeschwerden mit zeitweiligem starken Herzklopfen

Rp.	
Weißdornblätter mit -blüten	
(Crataegi fol. cum flor.)	20,0
Baldrianwurzel	
(Valerianae rad.)	20,0
Herzgespannkraut	
(Leonuri card. herb.)	20,0
Melissenblätter (Melissae fol.)	15,0
Besenginsterkraut	
(Cytisi scop. herb.)	15,0
Lavendelblüten	
(Lavandulae flos)	10,0

Als Teemischung.
2 gehäufte Teelöffel mit 1/4 l kochendem Wasser übergießen, 10 min. zugedeckt ziehen lassen. 3 Tassen über den Tag verteilt trinken.
Keine gleichzeitige Einnahme von Besenginster und MAO-Hemmstoffen!

Bei nervösen Herzbeschwerden mit innerer Unruhe, Herzklopfen und Beklemmungsgefühl

Rp.	
Weißdornblätter mit -blüten	
(Crataegi fol. cum flor.)	35,0
Baldrianwurzel	
(Valerianae rad.)	25,0
Herzgespannkraut	
(Leonuri card. herb.)	25,0
Melissenblätter (Melissae fol.)	15,0

Als Teemischung.
2 gehäufte Teelöffel mit 1/4 l kochendem Wasser übergießen, 8 min. zugedeckt ziehen lassen. 3 Tassen über den Tag verteilt trinken.

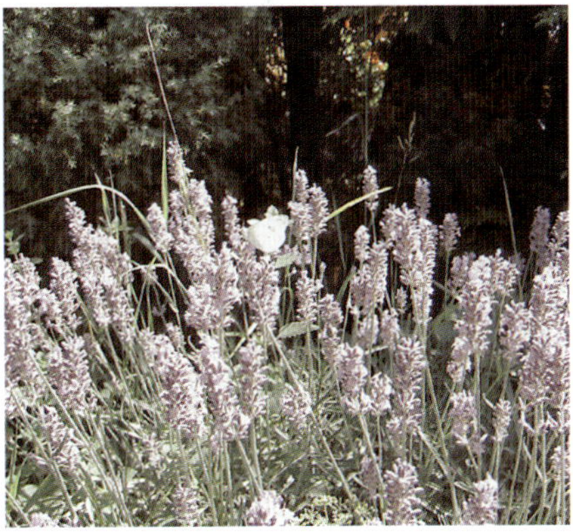

Lavendel

Venenleiden, Hämorrhoiden

Eine Schwäche des venösen Gefäßsystems kombiniert mit einer Bindegewebsschwäche bildet vorwiegend die Grundlage für ein Venenleiden. Kommt zu den konstitutionellen Voraussetzungen ein venenschädigendes Verhalten, das sich schon sehr frühzeitig zu einem Krankheitsbild entwickelt, entstehen dauerhafte oder wiederkehrende Beschwerden über lange Zeiträume mit Verschlechterungstendenz.

Je früher dieser Entwicklung entgegengewirkt wird, desto besser sind die Chancen, das Vollbild der Erkrankung zu vermeiden. Es gilt, Gefäßsystem und Bindegewebe zu stärken, venenschädigende Einflüsse weitgehend zu vermeiden und entlastende Maßnahmen zu ergreifen.

Bei Venenleiden und Hämorrhoiden sind die Behandlungserfolge sehr stark vom Schweregrad und dem Stadium der Erkrankung abhängig. Bei der Therapie ist auch zu berücksichtigen, ob ein akut entzündlicher Zustand vorliegt oder ob chronische Veränderungen im Vordergrund stehen. Es kommen somit entzündungswidrige, adstringierende, venentonisierende, blutstillende, bindegewebsstärkende oder juckreizlindernde Pflanzen zum Einsatz.

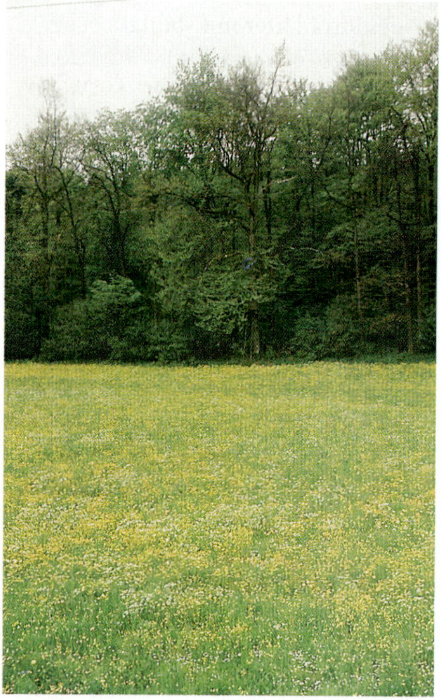

Bewährte Teepflanzen

Buchweizenkraut
(Fagopyri herba)
HW fl venentonisierend, verbessert die Mikrozirkulation und normalisiert den Flüssigkeitsaustausch in den Venolen und Kapillaren

Hamamelisblätter (-rinde)
(Zauberstrauch)
(Hamamelidis folium (cortex))
HW fl venentonisierend, entzündungswidrig, juckreizstillend, hemmt die Kapillarpermeabilität

Mäusedornwurzelstock
(Rusci aculeati rhizoma)
HW fl venentonisierend, kapillarabdichtend, entzündungswidrig

Rosskastanienblätter
(Hippocastani folium)
HW fl venentonisierend, gegen Wasseransammlungen, entzündungswidrig

Steinkleekraut
(Meliloti herba)
HW fl antiexsudativ, gegen Wasseransammlungen, juckreizstillend

Rezeptvorschläge

Die folgenden Teemischungen werden kurmäßig über 8 bis 12 Wochen eingesetzt.

Bei degenerativen Venenleiden als situationsverbesserndes, entzündungswidriges, venentonisierendes Mittel

Rp.	
Mäusedornwurzelstock (Rusci acul. rhiz.)	35,0
Steinkleekraut (Meliloti herb.)	25,0
Schafgarbenkraut (Millefolii herb.)	25,0
Kalmuswurzelstock (Calami rhiz.)	15,0

Als Teemischung.
1-2 gehäufte Teelöffel mit 1/4 l kochendem Wasser übergießen, 10 min. zugedeckt ziehen lassen. 3 Tassen über den Tag verteilt trinken.
Eine Überempfindlichkeit oder Allergie gegen Schafgarbenkraut sollte beachtet werden!
In seltenen Fällen können bei empfindlichen Personen durch Mäusedornwurzelstock Magenreizungen erfolgen!

oder

Rp.	
Mäusedornwurzelstock (Rusci acul. rhiz.)	30,0
Enzianwurzel (Gentianae rad.)	20,0
Schafgarbenkraut (Millefolii herb.)	20,0
Curcumawurzel (Curcumae long. rhiz.)	15,0
Fenchelfrüchte (Foeniculi fruct.)	15,0

Als Teemischung.
1-2 gehäufte Teelöffel mit 1/4 l kochendem Wasser übergießen, 10 min. zugedeckt ziehen lassen. 3 Tassen über den Tag verteilt trinken.
Eine Überempfindlichkeit oder Allergie gegen Schafgarbenkraut oder Fenchel sollte beachtet werden! Bei Magen- und Zwölffingerdarmgeschwüren keine Enzianwurzel verwenden!
In seltenen Fällen können bei empfindlichen Personen durch Mäusedornwurzelstock Magenreizungen erfolgen!

Bei Venenentzündungen als entzündungswidriges Mittel

Rp.	
Hamamelisrinde (Hamamelidis cort.)	25,0
Mäusedornwurzelstock (Rusci acul. rhiz.)	25,0
Steinkleekraut (Meliloti herb.)	20,0
Kamillenblüten (Matricariae flos)	20,0
Arnikablüten (Arnicae flos)	10,0

Als Teemischung.
1-2 gehäufte Teelöffel mit 1/4 l kochendem Wasser übergießen, 6-8 min. zugedeckt ziehen lassen. 3 Tassen über den Tag verteilt trinken.
In seltenen Fällen können bei empfindlichen Personen durch Mäusedornwurzelstock Magenreizungen erfolgen!

oder

Rp.	
Hamamelisrinde (Hamamelidis cort.)	25,0
Weißdornblätter mit -blüten (Crataegi fol. cum flor.)	25,0
Steinkleekraut (Meliloti herb.)	20,0
Schafgarbenkraut (Millefolii herb.)	20,0
Ebereschenbeeren (Sorbi auc. fruct.)	10,0

Als Teemischung.
1-2 gehäufte Teelöffel mit 1/4 l kochendem Wasser übergießen, 10 min. zugedeckt ziehen lassen. 3 Tassen über den Tag verteilt trinken.
Eine Überempfindlichkeit oder Allergie gegen Schafgarbenkraut sollte beachtet werden!

Bei Hämorrhoiden zur Entlastung der Hämorrhoidalgefäße und zur Tonisierung der Pfortadergefäße

Rp.	
Hamamelisrinde	
(Hamamelidis cort.)	25,0
Enzianwurzel (Gentianae rad.)	20,0
Schafgarbenkraut	
(Millefolii herb.)	15,0
Steinkleekraut (Meliloti herb.)	15,0
Braunwurzkraut	
(Scrophulariae herb.)	15,0
Kümmelfrüchte (Carvi fruct.)	10,0

Als Teemischung.
1-2 gehäufte Teelöffel mit 1/4 l kochendem Wasser übergießen, 10 min. zugedeckt ziehen lassen. 1 Tasse vor dem Essen trinken.
Eine Überempfindlichkeit oder Allergie gegen Schafgarbenkraut sollte beachtet werden!
Bei Magen- und Zwölffingerdarmgeschwüren keine Enzianwurzel verwenden!

Als entzündungswidriges, venentonisierendes und juckreizlinderndes Mittel bei nässenden Hämorrhoiden

Rp.	
Mäusedornwurzelstock	
(Rusci acul. rhiz.)	30,0
Schafgarbenkraut	
(Millefolii herb.)	20,0
Ysopkraut (Hyssopi herb.)	20,0
Walnussblätter (Juglandis fol.)	15,0
Fenchelfrüchte	
(Foeniculi fruct.)	15,0

Als Teemischung.
1-2 gehäufte Teelöffel mit 1/4 l kochendem Wasser übergießen, 10 min. zugedeckt ziehen lassen. 1 Tasse vor dem Essen trinken.
Eine Überempfindlichkeit oder Allergie gegen Schafgarbenkraut oder Fenchel sollte beachtet werden! In seltenen Fällen können bei empfindlichen Personen durch Mäusedornwurzelstock Magenreizungen erfolgen!

Bei Entzündungen sind auch kühle Umschläge oder lauwarme Sitzbäder mit Hamamelisrinde, Eichenrinde, Pappelknospen, Arnika- oder Kamillenblüten zu empfehlen.

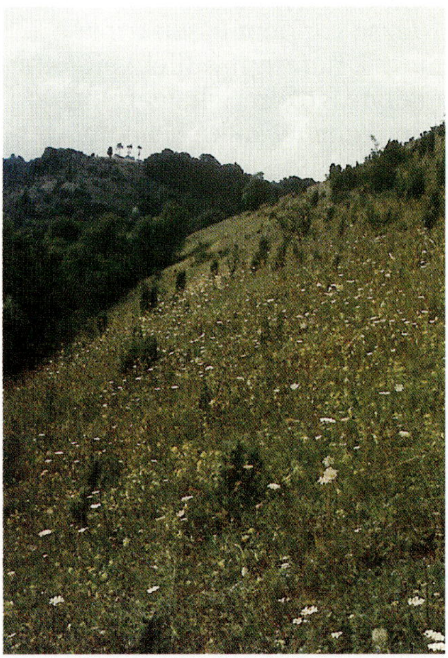

Zur Förderung des Lymphflusses

Rp.

Steinkleekraut (Meliloti herb.)	20,0
Stiefmütterchenkraut (Violae tric. herb.)	20,0
Schachtelhalmkraut (Equiseti herb.)	20,0
Enzianwurzel (Gentianae rad.)	15,0
Walnussblätter (Juglandis fol.)	15,0
Ebereschenbeeren (Sorbi auc. fruct.)	10,0

Als Teemischung.
2 gehäufte Teelöffel mit 1/4 l kochendem Wasser übergießen, 10 min. zugedeckt ziehen lassen.
3 Tassen über den Tag verteilt trinken.
Bei Magen- und Zwölffingerdarmgeschwüren keine Enzianwurzel verwenden!

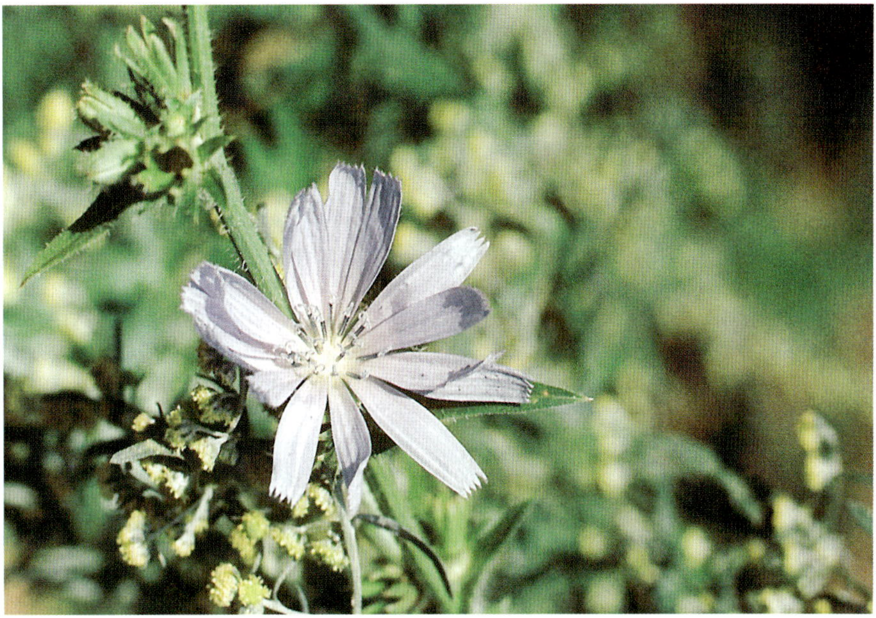

Wegwarte

Zahlreiche Pflanzen wirken anregend auf die Produktion von Gallensaft, beeinflussen die Gallenwege und helfen bei Funktionsstörungen. Sie sind somit Pflanzen für das LEBER-GALLE-SYSTEM. Bei Erkrankungen der Leber kommen jedoch nur wenige Arzneipflanzen in Frage, mit denen eine erfolgreiche Therapie durchgeführt werden kann.

Gallenblase und Gallenwege, funktionelle Störungen

Eine verminderte Galleproduktion, die unzureichende Ausschüttung aus der Gallenblase und funktionelle Störungen lassen sich mit pflanzlichen Mitteln gut behandeln. Zuvor müssen die Gegenanzeigen wie Verschluss der Gallenwege oder schwere Leberschädigungen, ausgeschlossen werden (siehe Monographien).

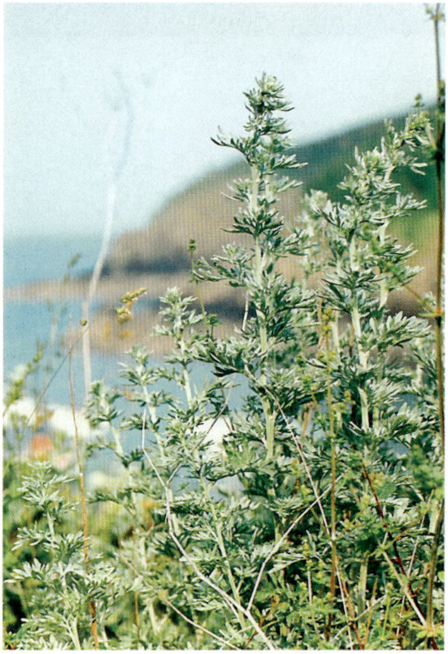

Wermut

Pflanzen zur Anregung der Galleproduktion sollten nicht nur die Menge der Gallenflüssigkeit erhöhen, sondern auch deren Qualität. Zugleich wirken viele auch verdauungsfördernd, entzündungswidrig, antibakteriell, entkrampfend und blähungswidrig. Sie bauen Verkrampfungen der Gallenwege und -blase ab.

Bei Erschlaffungszuständen der Gallenblase haben sich galleausschüttend wirkende Pflanzen bewährt.

Bei Cholezystopathien sind Pflanzen mit entkrampfenden, verdauungsfördernden, schleimhautschützenden und sekretionsfördernden Eigenschaften erforderlich.

Bewährte Teepflanzen

Andornkraut
(Marrubii radix)
HW fl gallefördernd

Angelikawurzel
(Engelwurz) (Angelicae radix)
HW fl gallefördernd, krampflösend

Artischockenblätter
(Cynarae folium)
HW fl gallefördernd, leberregenerierend, leberentgiftend, entzündungswidrig, krampflösend

Boldoblätter
(Boldo folium)
HW fl gallefördernd, krampflösend, entzündungswidrig

Curcumawurzel
(Curcumae longae rhizomae)
HW fl gallefördernd, krampflösend, entzündungswidrig, leberentgiftend

Erdrauchkraut
(Fumariae herba)
HW fl gallefördernd, krampflösend, entzündungswidrig

Galgantwurzelstock
(Galangae rhizoma)
HW fl gallefördernd, krampflösend, entzündungswidrig

Löwenzahnwurzel mit -kraut
(Taraxaci radix cum herba)
HW fl gallefördernd, krampflösend, entzündungswidrig

Mariendistelfrüchte
(Cardui mariae fructus)
HW fl gallefördernd, leberentgiftend und leberschützend

Pfefferminzblätter
(Menthae piperitae folium)
HW fl gallefördernd, krampflösend

Schafgarbenkraut
(Millefolii herba)
HW fl gallefördernd, krampflösend, entzündungswidrig

Schöllkraut
(Chelidonii herba)
HW fl gallefördernd, krampflösend, entzündungswidrig

Wegwartenwurzel
(Cichorii radix)
HW fl gallefördernd

Wermutkraut
(Absinthii herba)
HW fl gallefördernd, krampflösend, entzündungswidrig

Rezeptvorschläge

Die folgenden Teemischungen werden bei Bedarf verwendet.
Ein Verschluss der Gallenwege muss ausgeschlossen werden!

Als galleförderndes und anregendes Mittel zur Galleproduktion

Rp.

Andornkraut (Marrubii herb.)	30,0
Curcumawurzel (Curcumae long. rhiz.)	25,0
Löwenzahnwurzel mit -kraut (Taraxaci rad. cum herb.)	25,0
Pfefferminzblätter (Menthae pip. fol.)	20,0

Als Teemischung.
2 gehäufte Teelöffel mit 1/4 l kochendem Wasser übergießen, 10 min. zugedeckt ziehen lassen. 1 Tasse vor dem Essen trinken.

oder

Rp.

Wermutkraut (Absinthii herb.)	
Tausendgüldenkraut (Centaurii herb.)	
Pfefferminzblätter (Menthae pip. fol.)	
zu gleichen Teilen	100,0

Als Teemischung.
1-2 gehäufte Teelöffel mit 1/4 l kochendem Wasser übergießen, 5 min. zugedeckt ziehen lassen. Bei Bedarf bis zu 3 Tassen über den Tag verteilt trinken.

oder

Rp.

Andornkraut (Marrubii herb.)	30,0
Löwenzahnwurzel mit -kraut (Taraxaci radix cum herb.)	30,0
Wermutkraut (Absinthii herb.)	20,0
Pfefferminzblätter (Menthae pip. fol.)	20,0

Als Teemischung.
2 gehäufte Teelöffel mit 1/4 l kochendem Wasser übergießen, 10 min. zugedeckt ziehen lassen. 3 Tassen über den Tag verteilt trinken.

Bei nicht entzündlichen Gallebeschwerden, wie Völlegefühl, Blähungen, Druck im rechten Oberbauch und Störungen des Gallenflusses

Rp.

Löwenzahnwurzel mit -kraut (Taraxaci radix cum herb.)	30,0
Wermutkraut (Absinthii herb.)	20,0
Benediktenkraut (Cnici bened. herb.)	20,0
Kümmelfrüchte (Carvi fruct.)	15,0
Pfefferminzblätter (Menthae pip. fol.)	15,0

Als Teemischung.
1 gehäufter Teelöffel mit 1/4 l kochendem Wasser übergießen, 10 min. zugedeckt ziehen lassen. Bei Bedarf bis zu 3 Tassen über den Tag verteilt trinken.
Eine Überempfindlichkeit oder Allergie gegen Benediktenkraut sollte beachtet werden!

Bei Gallebeschwerden mit Übelkeit

Rp.	
Wermutkraut (Absinthii herb.)	30,0
Pfefferminzblätter (Menthae pip. fol.)	30,0
Schafgarbenkraut (Millefolii herb.)	20,0
Erdrauchkraut (Fumariae herb.)	20,0

Als Teemischung.
2 gehäufte Teelöffel mit 1/4 l kochendem Wasser übergießen, 8-10 min. zugedeckt ziehen lassen. Bei Bedarf bis zu 3 Tassen über den Tag verteilt trinken.
Eine Überempfindlichkeit oder Allergie gegen Schafgarbenkraut sollte beachtet werden!

Zur Förderung der Galle und des Gallenflusses, als krampflösendes und verdauungsförderndes Mittel

Rp.	
Andornkraut (Marrubii herb.)	
Boldoblätter (Boldo fol.)	
Löwenzahnwurzel mit -kraut (Taraxaci radix cum herb.)	
Wermutkraut (Absinthii herb.)	
Benediktenkraut (Cnici bened. herb.)	
Wegwartenwurzel (Cichorii rad.)	
Schafgarbenkraut (Millefolii herb.)	
zu gleichen Teilen	100,0

Als Teemischung.
1-2 gehäufte Teelöffel mit 1/4 l kochendem Wasser übergießen, 10 min. zugedeckt ziehen lassen. 3 Tassen über den Tag verteilt trinken.
Eine Überempfindlichkeit oder Allergie gegen Schafgarben- und Benediktenkraut oder Wegwartenwurzel sollte beachtet werden!

Zur Beruhigung der Gallenwege bei Verkrampfungen und Gallenbeschwerden

Rp.	
Wermutkraut (Absinthii herb.)	25,0
Melissenblätter (Melissae fol.)	25,0
Benediktenkraut (Cnici bened. herb.)	20,0
Schafgarbenkraut (Millefolii herb.)	20,0
Pomeranzenschalen (Aurantii pericarp.)	10,0

Als Teemischung.
2 gehäufte Teelöffel mit 1/4 l kochendem Wasser übergießen, 10 min. zugedeckt ziehen lassen. 2-3 Tassen über den Tag verteilt trinken.
Eine Überempfindlichkeit oder Allergie gegen Schafgarben- oder Benediktenkraut sollte beachtet werden! Bei Anwendung von Pomeranzenschalen sind längere Sonnenbäder zu vermeiden!

Bei Gallenbeschwerden als entzündungswidriges Mittel

Rp.	
Kamillenblüten (Matricariae flos)	30,0
Pfefferminzblätter (Menthae pip. fol.)	30,0
Schafgarbenkraut (Millefolii herb.)	20,0
Erdrauchkraut (Fumariae herb.)	20,0

Als Teemischung.
2 gehäufte Teelöffel mit 1/4 l kochendem Wasser übergießen, 8-10 min. zugedeckt ziehen lassen. Bei Bedarf bis zu 3 Tassen über den Tag verteilt trinken.

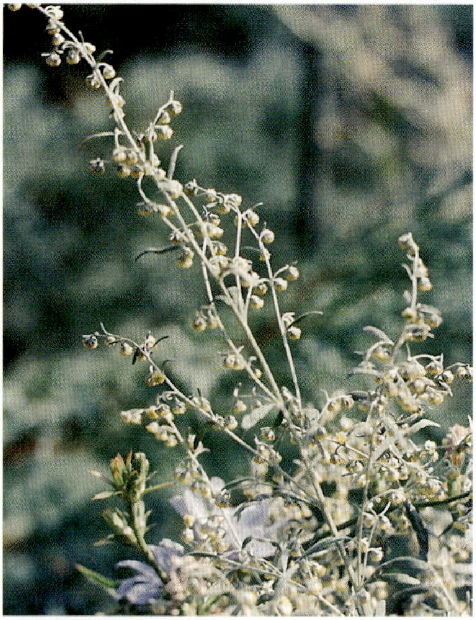

Wermut

Gallensteinleiden

Der Schwerpunkt naturheilkundlicher Maßnahmen liegt in der Vermeidung von Gallensteinen. Eine konstitutionelle Therapie, Ernährungsumstellung und eine Beeinflussung der Galleproduktion, deren Zusammensetzung und Abgabe, dürfte zur Lösung des Problems beitragen.

Bereits vorhandene Steine sollten – soweit dies möglich ist – ausgeleitet oder entfernt werden. Eine Auflösung von Gallensteinen mit Hilfe von Teepflanzen ist unwahrscheinlich. Begleitsymptome und Beschwerden bei Gallensteinleiden können im Hinblick auf eine geplante Entfernung der Steine behandelt werden. Dabei kommen vorwiegend die bereits im vorigen Abschnitt erwähnten krampflösenden und entzündungswidrigen Pflanzen in Frage.

Rezeptvorschläge

Die folgenden Teemischungen werden kurmäßig über 6 bis 8 Wochen eingesetzt.
Ein Verschluss der Gallenwege muss ausgeschlossen werden!

Als entkrampfendes und entzündungswidriges Mittel bei Gallensteinleiden

Rp.
Boldoblätter (Boldo fol.)
Wermutkraut (Absinthii herb.)
Erdrauchkraut (Fumariae herb.)
Schafgarbenkraut (Millefolii herb.)
Pfefferminzblätter
(Menthae pip. fol.)
zu gleichen Teilen 100,0

Als Teemischung.
2 gehäufte Teelöffel mit 1/4 l kochendem Wasser übergießen, 8-10 min. zugedeckt ziehen lassen. 3 Tassen über den Tag verteilt trinken.
Eine Überempfindlichkeit oder Allergie gegen Schafgarbenkraut sollte beachtet werden!

oder

Rp.	
Wermutkraut (Absinthii herb.)	
Pfefferminzblätter	
(Menthae pip. fol.)	
zu gleichen Teilen	100,0

Als Teemischung.
1-2 gehäufte Teelöffel mit 1/4 l kochendem Wasser übergießen, 8-10 min. zugedeckt ziehen lassen. Bei Bedarf bis zu 3 Tassen über den Tag verteilt trinken.

Zur Vorbeugung von Gallensteinen

Rp.	
Löwenzahnwurzel mit -kraut	
(Taraxaci radix cum herb.)	30,0
Wermutkraut (Absinthii herb.)	20,0
Wegwartenwurzel	
(Cichorii rad.)	20,0
Schafgarbenkraut	
(Millefolii herb.)	20,0
Fenchelfrüchte	
(Foeniculi fruct.)	10,0

Als Teemischung.
2 gehäufte Teelöffel mit 1/4 l kochendem Wasser übergießen, 8-10 min. zugedeckt ziehen lassen. 2-3 Tassen über den Tag verteilt trinken.
Eine Überempfindlichkeit oder Allergie gegen Schafgarbenkraut, Wegwartenwurzel oder Fenchel sollte beachtet werden!

oder

Rp.	
Artischockenblätter	
(Cynarae fol.)	20,0
Boldoblätter (Boldo fol.)	20,0
Erdrauchkraut	
(Fumariae herb.)	20,0
Löwenzahnwurzel mit -kraut	
(Taraxaci radix cum herb.)	15,0
Wermutkraut (Absinthii herb.)	15,0
Schafgarbenkraut	
(Millefolii herb.)	10,0

Als Teemischung.
2 gehäufte Teelöffel mit 1/4 l kochendem Wasser übergießen, 10 min. zugedeckt ziehen lassen. 3 Tassen über den Tag verteilt trinken.
Eine Überempfindlichkeit oder Allergie gegen Schafgarbenkraut oder Artischockenblätter sollte beachtet werden!

Lebererkrankungen

Zahlreiche Ursachen können zu einer Schädigung des Lebergewebes führen. Giftstoffe aller Art, Medikamente, Alkohol, Viren und Bakterien stellen den Hauptanteil. Viele Schäden werden von der Leber selbst bewältigt, wenn man ihr dazu Gelegenheit gibt und die schädigende Ursache entfällt. Das hohe Regenerationsvermögen der Leber sollte unterstützt werden. Möglichst frühzeitig gilt es, Fetteinlagerungen und einer Entartung des Lebergewebes entgegenzuwirken.
Die nachstehenden Pflanzen besitzen leberwirksame Inhaltsstoffe. Es ist auf eine ausreichende Dosierung zu achten. Schwere Erkrankungen gehören in die Hand eines erfahrenen Behandlers, der auch auf standardisierte Präparate zurückgreift, die z.B. Silymarin (Wirkstoff der Mariendistel) enthalten.
Eine Kombination mit gallewirksamen Pflanzen hat sich, mit Ausnahme bei sehr schweren Leberschädigungen, in der Praxis bewährt.

Bewährte Teepflanzen

Artischockenblätter
(Cynarae folium)
HW fl leberregenerierend, leberentgiftend, entzündungswidrig

Mariendistelfrüchte
(Cardui mariae fructus)
HW fl leberentgiftend, leberschützend und leberstärkend

Rezeptvorschläge

Die folgenden Teemischungen werden kurmäßig über 8 bis 10 Wochen eingesetzt.
Ein Verschluss der Gallenwege muss ausgeschlossen werden!

Als leberwirksames Mittel

Rp.	
Mariendistelfrüchte (Cardui mar. fruct.)	50,0
Löwenzahnwurzel mit -kraut (Taraxaci rad. cum herb.)	20,0
Wegwartenwurzel (Cichorii rad.)	15,0
Boldoblätter (Boldo fol.)	15,0

Als Teemischung.
2 gehäufte Teelöffel mit 1/4 l kochendem Wasser übergießen, 10 min. zugedeckt ziehen lassen. 3 Tassen über den Tag verteilt trinken.

oder

Rp.	
Mariendistelfrüchte	
(Cardui mar. fruct.)	40,0
Schafgarbenkraut	
(Millefolii herb.)	25,0
Erdrauchkraut (Fumariae herb.)	20,0
Fenchelfrüchte	
(Foeniculi fruct.)	15.0

Als Teemischung.
2 gehäufte Teelöffel mit 1/4 l kochendem Wasser übergießen, 10-15 min. zugedeckt ziehen lassen. 1 Tasse vor dem Essen trinken. Eine Überempfindlichkeit oder Allergie gegen Schafgarbenkraut oder Fenchel sollte beachtet werden!

oder

Rp.	
Artischockenblätter	
(Cynarae fol.)	40,0
Schafgarbenkraut	
(Millefolii herb.)	25,0
Erdrauchkraut (Fumariae herb.)	20,0
Andornkraut (Marrubii herb.)	15.0

Als Teemischung.
2 gehäufte Teelöffel mit 1/4 l kochendem Wasser übergießen, 10 min. zugedeckt ziehen lassen. 1 Tasse vor dem Essen trinken. Eine Überempfindlichkeit oder Allergie gegen Schafgarbenkraut oder Artischockenblätter sollte beachtet werden!

oder

Rp.	
Artischockenblätter	
(Cynarae fol.)	40,0
Angelikawurzel	
(Angelicae rad.)	20,0
Erdrauchkraut	
(Fumariae herb.)	20,0
Curcumawurzel	
(Curcumae long. rhiz.)	20.0

Als Teemischung.
2 gehäufte Teelöffel mit 1/4 l kochendem Wasser übergießen, 10 min. zugedeckt ziehen lassen. 1 Tasse vor dem Essen trinken. Bei Anwendung von Angelikawurzel sind längere Sonnenbäder zu vermeiden!

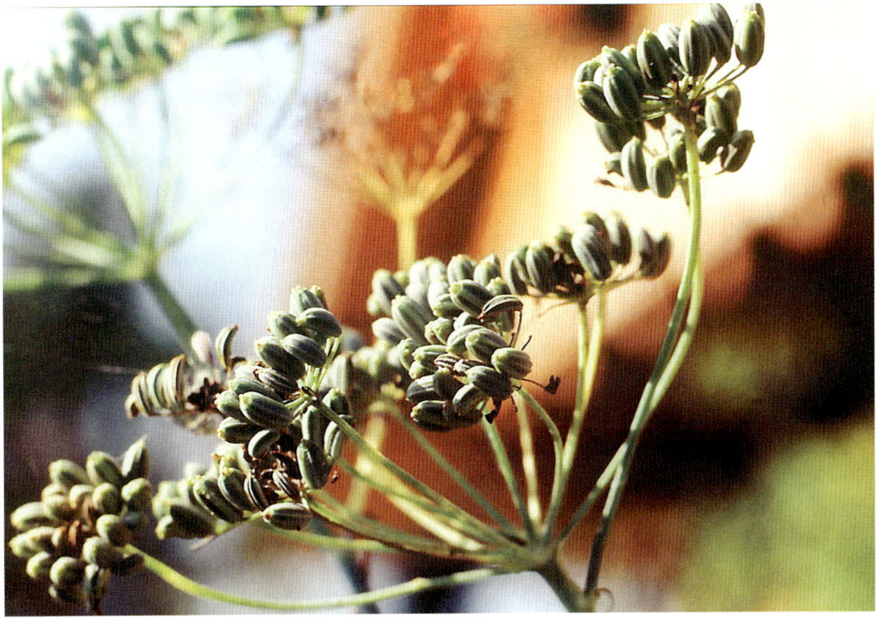

Fenchel

Seit Urzeiten nehmen Menschen Pflanzen als Nahrungs-, aber auch als Heilmittel zu sich. Über lange Zeiträume wurden dabei umfangreiche Erfahrungen gesammelt, die zunehmend therapeutische Bedeutung erlangten. Viele Pflanzen dienen seit jeher der Geschmacksverbesserung, einer besseren Nahrungsaufschlüsselung und zugleich als Medikament.

Die Anwendungsgebiete für den MAGEN-DARM-TRAKT sind meist fließend: Von der wohl tuenden Wirkung nach schweren Mahlzeiten, über Befindlichkeitsstörungen, funktionelle und nervöse Fehlfunktionen bis hin zu Entzündungen, Insuffizienzen und organischen Erkrankungen eröffnet sich ein weites Feld für den Einsatz von Arzneipflanzen.

Die lange Liste der Pflanzen für den Verdauungstrakt ist Ausdruck der positiven Erfahrungen und zugleich der zahlreichen Anwendungsmöglichkeiten bei den unterschiedlichen Erkrankungen. Es muss auf eine ausreichende Dosierung der Haupt- und Ergänzungsmittel geachtet werden. Dies gilt insbesondere, wenn eine Sofortwirkung erzielt werden soll.

Viele der aufgeführten Pflanzen sind einer Wirkstoffgruppe zuzuordnen. Die Bitterstoffpflanzen (Amara) werden als größte Gruppe entsprechend ihrer Inhaltsstoffe nochmals in Untergruppen unterteilt.
Amara simplex – auch Amara pura oder Amara tonica – enthalten im Wesentlichen tonisch wirkende Bitterstoffe. Sie stimulieren reflektorisch die Sekretion von Verdauungssäften, sind appetitanregend und tonisieren die glatte Muskulatur. Zudem wirken sie resorptionsfördernd und regen die Gallensekretion an. Einige stimulieren zusätzlich die Pankreassekretion und verbessern die Aktivität der Verdauungsenzyme. Typische Vertreter sind Enzianwurzel, Tausendgüldenkraut und Condurangorinde.
Amara aromatica (Aromatische Bitterstoffe) besitzen neben den Bitterstoffen zusätzlich ätherisches Öl. Wegen ihres aromatischen, würzigen Geschmacks werden viele als Gewürzpflanzen verwendet. Sie fördern die Speichel- und Magensaftsekretion, wirken verdauungsfördernd, entkrampfend und entzündungswidrig. Viele haben antibakterielle und hemmende Eigenschaften auf Viren und Pilze. Sie steigern außerdem die Magen- und Darmbewegung. Zu den Amara aromatica zählen die Kalmuswurzel, das Wermutkraut, die Pomeranzenschalen und die Angelikawurzel.
Amara mucilaginosa sind neben den Bitterstoffen mit Schleimstoffen ausgestattet. Diese wirken schleimhautschützend, entzündungswidrig und bei gereizten und entzündeten Schleimhäuten reizlindernd. Sie regen die Darmtätigkeit an und unterstützen die Therapie gegen Geschwüre. Das Isländische Moos und die Eibischwurzel zählen dazu.
Amara acria sind oft Gewürzpflanzen, die neben den Bitterstoffen ätherisches Öl und Scharfstoffe enthalten. Sie wirken appetitanregend, regen die Verdauungsdrüsen an und tonisieren das Verdauungssystem. Ingwer- und Galgantwurzel sind typische Amara acria.

Bitterstoffpflanzen sollten nur heiß überbrüht und ausgezogen werden. Man sollte sie keinesfalls längere Zeit kochen, weil sonst ihre Wirkstoffe zerstört werden.
Eine Reihe von Pflanzen mit ätherischem Öl werden ebenfalls bei den Verdauungsorganen, ihrer jeweiligen Wirkrichtung entsprechend, eingesetzt. Generell gelten sie als entzündungswidrig und keimhemmend.

Gerbstoffpflanzen entfalten im Magen-Darm-Kanal ihre zusammenziehende Wirkung. Sie sind entzündungswidrig, schleimhautschützend, reizmildernd und keimhemmend. Ein wichtiges Anwendungsgebiet sind Durchfallerkrankungen.

Die jeweiligen Hauptwirkungen auf das Verdauungssystem sind bei den Pflanzen angegeben, ebenso wurden die wesentlichen Hauptmittel (H) bezeichnet. Die Auswahl sollte wie stets mit dem Erkrankten und seinem Krankheitsbild übereinstimmen.

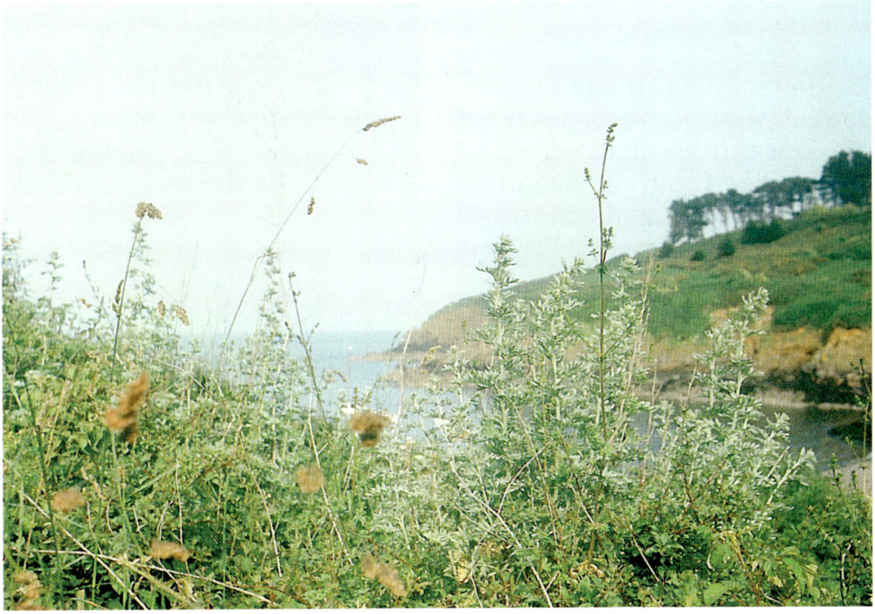

Wermut

Appetitlosigkeit

Die Ursachen einer Appetitlosigkeit sollten möglichst genau ergründet und beseitigt werden. Als appetitanregende Pflanzen stehen vor allem Bitterstoffpflanzen zur Verfügung. Sie wirken allgemein anregend auf das Verdauungssystem und tonisieren in bescheidenem Maße den Gesamtorganismus. Damit können sie als allgemein tonisierende und kräftigende Mittel angesehen werden.

Es sollten stets Arzneipflanzen gewählt werden, die zugleich auf die konstitutionellen Schwachstellen des Kranken einwirken und in der Lage sind, Störungen und Beschwerden des Verdauungssystems zu beseitigen.

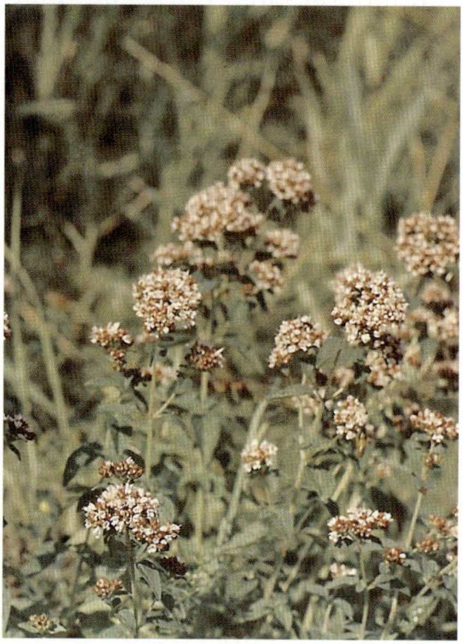

Dost

Bewährte Teepflanzen

Andornkraut
(Marrubii herba)
Amara simplex
HW fl appetitanregend, gallefördernd

Angelikawurzel
(Engelwurz) (Angelicae radix)
Amara aromatica
HW fl appetitanregend, gallefördernd, fördert Magensaftsekretion, verdauungsfördernd

Artischockenblätter
(Cynarae folium)
Amara simplex
HW fl appetitanregend, gallefördernd, regt die Bauchspeicheldrüsenfunktion an

Basilienkraut
(Basilici herba)
Amara aromatica
HW fl appetitanregend, verdauungsfördernd

Benediktenkraut
(Cnici benedicti herba)
Amara simplex
HW fl appetitanregend, fördert die Speichel- und Magensaftsekretion

Bitterkleeblätter
(Menyanthis folium)
Amara simplex
HW fl appetitanregend, fördert Speichel- und Magensaftsekretion

Chinarinde
(Chinchonae cortex)
HW fl appetitanregend, fördert die Speichel- und Magensaftsekretion, verdauungsfördernd

Condurangorinde
(Condurango cortex)
Amara simplex
HW fl appetitanregend, fördert Speichel- und Magensaftsekretion

Dostenkraut
(Origani vulgaris herba)
Amara aromatica
HW fl appetitanregend, fördert die Magensaftsekretion

Enzianwurzel
(Gentianae radix)
Amara simplex
HW fl appetitanregend, fördert die Speichel-, Magensaft- und Pankreassaftsekretion, gallefördernd, verdauungsfördernd

Galgantwurzelstock
(Galangae rhizoma) Amara acria
HW fl appetitanregend

Hopfenzapfen
(Lupuli strobuli)
HW fl appetitanregend, fördert Speichel- und Magensaftsekretion

Ingwerwurzelstock
(Zingiberis rhizoma)
Amara acria
HW fl appetitanregend, fördert Speichel- und Magensaftsekretion, gallefördernd

Isländisches Moos
(Lichen islandicus)
Amara mucilaginosa
HW fl appetitanregend

Kalmuswurzel
(Calami rhizoma)
Amara aromatica
HW fl appetitanregend, fördert die Speichel- und Magensaftsekretion

Orangenschalen
(Citri sinensis pericarpium)
Amara aromatica
HW fl appetitanregend

Pomeranzenschalen
(Aurantii pericarpium)
Amara aromatica
HW fl appetitanregend, fördert die Magensaftsekretion

Schafgarbenkraut
(Millefolii herba)
Amara aromatica
HW fl appetitanregend, fördert Speichel- und Magensaftsekretion, gallefördernd

Tausendgüldenkraut
(Centaurii herba)
Amara simplex
HW fl appetitanregend, fördert die Magensaft- und Verdauungsdrüsensekretion

Teufelskrallenwurzel
(Harpagophyti radix)
HW fl appetitanregend, fördert die Magensaftsekretion, gallefördernd

Wegwartenwurzel
(Cichorii radix)
HW fl appetitanregend, gallefördernd, verdauungsfördernd

Wermutkraut
(Absinthii herba)
Amara aromatica
HW fl appetitanregend, gallefördernd, verdauungsfördernd

Zimtrinde
(Cinnamomi ceylanici oder cassiae cortex)
HW fl appetitanregend, fördert Speichel- und Magensaftsekretion, verdauungsfördernd

Rezeptvorschläge

Die folgenden Teemischungen werden bei Bedarf oder auch kurmäßig über 6 bis 8 Wochen eingesetzt.
Ein Verschluss der Gallenwege muss ausgeschlossen werden!

Als appetitanregendes, galleförderndes, blähungswidriges und verdauungsförderndes Mittel

Rp.

Löwenzahnwurzel mit -kraut (Taraxaci rad. cum herb.)	25,0
Enzianwurzel (Gentianae rad.)	20,0
Wegwartenwurzel (Cichorii rad.)	20,0
Benediktenkraut (Cnici bened. herb.)	20,0
Pomeranzenschalen (Aurantii pericarp.)	15,0

Als Teemischung.
2 gehäufte Teelöffel mit 1/4 l kochendem Wasser übergießen, 8-10 min. zugedeckt ziehen lassen. 1 Tasse 1/2 Std. vor dem Essen trinken.
Bei Anwendung von Pomeranzenschalen sind längere Sonnenbäder zu vermeiden!
Eine Überempfindlichkeit oder Allergie gegen Benediktenkraut sollte beachtet werden!
Bei Magen- und Zwölffingerdarmgeschwüren keine Enzianwurzel verwenden!

oder

Rp.

Schafgarbenkraut (Millefolii herb.)	30,0
Dostenkraut (Origani vulg. herb.)	25,0
Tausendgüldenkraut (Centaurii herb.)	15,0
Andornkraut (Marrubii herb.)	15,0
Pomeranzenschalen (Aurantii pericarp.)	15,0

Als Teemischung.
2 gehäufte Teelöffel mit 1/4 l kochendem Wasser übergießen, 6-8 min. zugedeckt ziehen lassen.
1 Tasse 1/2 Std. vor dem Essen trinken.
Eine Überempfindlichkeit oder Allergie gegen Schafgarbenkraut sollte beachtet werden!
Bei Anwendung von Pomeranzenschalen sind längere Sonnenbäder zu vermeiden!

oder

Rp.	
Schafgarbenkraut	
(Millefolii herb.)	30,0
Wegwartenwurzel	
(Cichorii rad.)	25,0
Benediktenkraut	
(Cnici bened. herb.)	25,0
Pomeranzenschalen	
(Aurantii pericarp.)	20,0

Als Teemischung.
2 gehäufte Teelöffel mit 1/4 l kochendem Wasser übergießen, 8-10 min. zugedeckt ziehen lassen. 1 Tasse 1/2 Std. vor dem Essen trinken.
Eine Überempfindlichkeit oder Allergie gegen Schafgarben-, Benediktenkraut oder Wegwartenwurzel sollte beachtet werden!
Bei Anwendung von Pomeranzenschalen sind längere Sonnenbäder zu vermeiden!

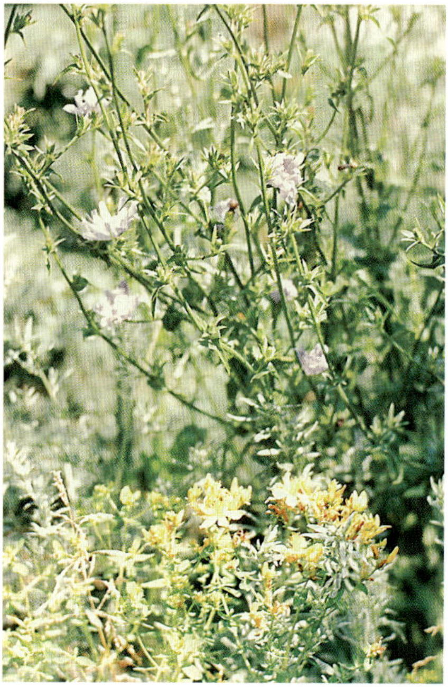

Wegwarte und Johanniskraut

Durchfallerkrankungen

Bei allen Durchfallerkrankungen ist mit gebührender Sorgfalt vorzugehen: Schwerwiegende Infektionen und Erkrankungen sowie Tumore sind auszuschließen oder bei der Therapie zu bewerten. Der Flüssigkeitsverlust muss – insbesondere bei Kleinkindern – unbedingt ausgeglichen werden!
Nach diagnostischer Abklärung sind viele Durchfallerkrankungen mit pflanzlichen Mitteln gut zu behandeln. Gerbstoffpflanzen wirken sowohl heilend als auch symptomatisch. Die zusammenziehende Wirkung dichtet die Oberfläche der Darmschleimhaut ab und erschwert Krankheitskeimen und giftigen Substanzen das Eindringen. Zugleich entfalten sie ihre entzündungswidrigen, schleimhautschützenden, reizmildernden, keim- und sekretionshemmenden Eigenschaften.

Bewährte Teepflanzen

Brombeerblätter
(Rubi fruticosi folium)
HW fl zusammenziehend, entzündungswidrig, sekretions- und keimhemmend

Eichenrinde
(Quercus cortex)
HW fl zusammenziehend, entzündungswidrig, sekretions- und keimhemmend

Frauenmantelkraut
(Alchemillae herba)
HW fl zusammenziehend, sekretions- und keimhemmend

Gänsefingerkraut
(Potentillae anserinae herba)
HW fl zusammenziehend, entzündungswidrig, sekretions- und keimhemmend

Heidelbeeren
(Myrtilli fructus)
HW fl zusammenziehend, entzündungswidrig, sekretions- und keimhemmend

Odermennigkraut
(Agrimoniae herba)
HW fl zusammenziehend, entzündungswidrig, sekretions- und keimhemmend

Ratanhiawurzel
(Ratanhiae radix)
HW fl zusammenziehend, entzündungswidrig

Syzygiumrinde
(Syzygii cumini cortex)
HW fl zusammenziehend, entzündungswidrig, sekretions- und keimhemmend

Tormentillwurzelstock
(Tormentillae rhizoma)
HW fl zusammenziehend, entzündungswidrig, sekretions- und keimhemmend

Uzarawurzel
(Uzarae radix)
HW fl zusammenziehend, sekretions- und keimhemmend

Rezeptvorschläge

Die folgenden Teemischungen werden bei Bedarf kurzfristig eingesetzt. Bei Kindern mit Durchfall muss sofort, bei Erwachsenen spätestens nach 2-3 Tagen eine Abklärung durch einen erfahrenen Behandler erfolgen.

Bei Durchfallerkrankungen als entzündungswidriges Mittel

Rp.	
Tormentillwurzelstock (Tormentillae rhiz.)	30,0
Gänsefingerkraut (Potentillae ans. herb.)	25,0
Brombeerblätter (Rubi frutic. fol.)	25,0
Heidelbeeren (Myrtilli fruct.)	20,0

Als Teemischung.
2 gehäufte Teelöffel mit 1/4 l kochendem Wasser übergießen, 10 min. zugedeckt ziehen lassen. 2-3 Tassen über den Tag verteilt trinken.
Bei empfindlichen Personen können durch Gänsefingerkraut oder Tormentillwurzelstock Magenreizungen erfolgen!

oder als mild wirkendes Mittel

Rp.
Gänsefingerkraut
(Potentillae ans. herb.)
Melissenblätter (Melissae fol.)
Brombeerblätter (Rubi frutic. fol.)
Heidelbeeren (Myrtilli fruct.)
zu gleichen Teilen 100,0

Als Teemischung.
2 gehäufte Teelöffel mit 1/4 l kochendem Wasser übergießen, 10 min. zugedeckt ziehen lassen. 2-3 Tassen über den Tag verteilt trinken.
Bei empfindlichen Personen können durch Gänsefingerkraut Magenreizungen erfolgen!

Bei Durchfallerkrankungen als krampflösendes, blähungs- und entzündungswidriges Mittel

Rp.
Tormentillwurzelstock
(Tormentillae rhiz.) 30,0
Wermutkraut (Absinthii herb.) 25,0
Frauenmantelkraut
(Alchemillae herb.) 25,0
Pfefferminzblätter
(Menthae pip. fol.) 20,0

Als Teemischung.
2 gehäufte Teelöffel mit 1/4 l kochendem Wasser übergießen, 10 min. zugedeckt ziehen lassen. 3 Tassen über den Tag verteilt trinken.
Bei empfindlichen Personen können durch Tormentillwurzelstock Magenreizungen erfolgen!

oder

Rp.
Gänsefingerkraut
(Potentillae ans. herb.)
Melissenblätter (Melissae fol.)
Frauenmantelkraut
(Alchemillae herb.)
Brombeerblätter (Rubi frutic. fol.)
Heidelbeeren (Myrtilli fruct.)
zu gleichen Teilen 100,0

Als Teemischung.
2 gehäufte Teelöffel mit 1/4 l kochendem Wasser übergießen, 10 min. zugedeckt ziehen lassen. 2-3 Tassen über den Tag verteilt trinken.
Bei empfindlichen Personen können durch Gänsefingerkraut Magenreizungen erfolgen!

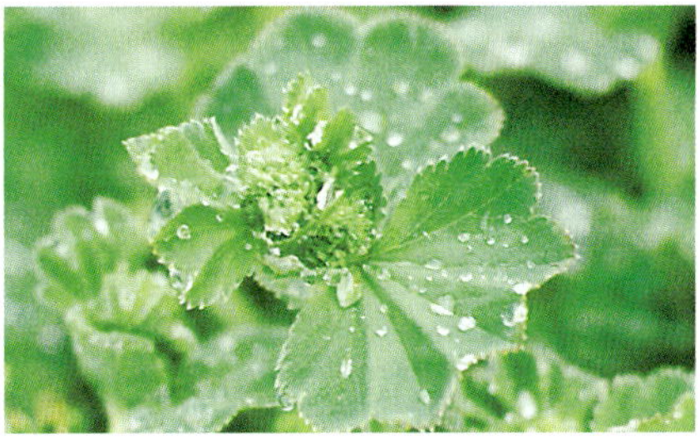

Frauenmantel

Verdauungsschwäche (Dyspepsie), Blähungen, Völlegefühl

Dyspeptische Beschwerden umfassen ein Krankheitsbild, das die unterschiedlichen Ursachen und vielfältigen Symptomenkombinationen einschließt.
Funktionelle, psychische und nervöse Störungen, Organ-, Sekretions- und Verdauungsschwächen tragen zum Beschwerdebild bei. Sie äußern sich vorwiegend durch Völlegefühl, Blähungen, Sodbrennen, unspezifische Schmerzen und Verkrampfungen ohne organischen Befund und durch einen reizbaren Magen.
Heilpflanzen sind hier das Mittel der Wahl, wobei eine große Zahl von Magen-Darm-Pflanzen in Frage kommen.
Je nach Art der Beschwerden sollte bei der Teemischung das Schwergewicht auf sekretionsanregende, tonussteigernde, entkrampfende, blähungswidrige oder verdauungsfördernde Mittel gelegt werden. »Karminative« Pflanzen wirken in der Regel gegen Blähungen, hemmen Gärungsprozesse und sorgen für eine bessere Verträglichkeit von schwerverdaubaren Nahrungsmitteln. Sie regen die Durchblutung des Verdauungstraktes an und sorgen damit für eine Funktionsverbesserung. Ihr ätherisches Öl hemmt die Gasbildung und wirkt gegen Verkrampfungen. Sie tonisieren die glatte Muskulatur des Verdauungskanals und wirken Erschlaffungszuständen entgegen.
Bei Funktionsstörungen oder Schwächen der Galleproduktion oder Abgabe sind entsprechende Pflanzen einzubeziehen. (siehe vorigen Abschnitt)

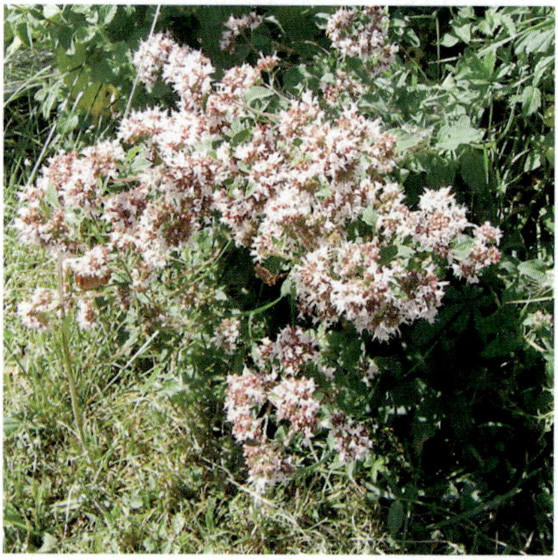

Dost

Bewährte Teepflanzen

Andornkraut
(Marrubii herba)
HW fl zusammenziehend, verdauungsfördernd, sekretionsanregend, tonusanregend, verdauungsbeschleunigend, gallefördernd

Angelikawurzel
(Engelwurz) (Angelicae radix)
HW fl zusammenziehend, sekretionsanregend, tonusanregend, verdauungsbeschleunigend, verdauungsfördernd, entkrampfend, gallefördernd

Anisfrüchte
(Anisi fructus)
HW fl zusammenziehend, verdauungsfördernd, sekretionsanregend, tonusanregend, verdauungsbeschleunigend, gallefördernd

Artischockenblätter
(Cynarae folium)
HW fl zusammenziehend, entkrampfend, sekretionsanregend, tonusanregend, verdauungsbeschleunigend, gallefördernd

Basilienkraut
(Basilici herba)
HW fl zusammenziehend, sekretionsanregend, verdauungsfördernd, blähungswidrig

Benediktenkraut
(Cnici benedicti herba)
HW fl zusammenziehend, sekretionsanregend, tonusanregend, verdauungsbeschleunigend

Bitterkleeblätter
(Menyanthis folium)
HW fl zusammenziehend, sekretionsanregend, tonusanregend, verdauungsbeschleunigend

Boldoblätter
(Boldo folium)
HW fl sekretionsanregend, entkrampfend, tonusanregend, verdauungsbeschleunigend, gallefördernd, entzündungswidrig

Chinarinde
(Chinchonae cortex)
HW fl verdauungsfördernd, blähungswidrig, sekretions- und tonusanregend, verdauungsbeschleunigend

Curcumawurzelstock
(Curcumae longae rhizoma)
HW fl sekretionsanregend, tonusanregend, verdauungsbeschleunigend

Dillfrüchte
(Anethi fructus)
HW fl verdauungsfördernd, blähungswidrig, entkrampfend

Dostenkraut
(Origani vulgaris herba)
HW fl fördert die Magensaftsekretion

Enzianwurzel
(Gentianae radix)
HW fl sekretionsanregend, tonusanregend, verdauungsbeschleunigend, gallefördernd, fördert die Bauchspeicheldrüsensaftsekretion

Fenchelfrüchte
(Foeniculi fructus)
HW fl verdauungsfördernd, blähungswidrig, sekretionsanregend, tonusanregend, verdauungsbeschleunigend, entkrampfend

Galgantwurzelstock
(Galangae rhizoma)
HW fl sekretionsanregend, tonusanregend, verdauungsbeschleunigend, entkrampfend, entzündungswidrig, gallefördernd

Hopfenzapfen
(Lupuli strobuli)
HW fl sekretions- und tonusanregend, verdauungsbeschleunigend, gallefördernd, magenstärkend

Ingwerwurzelstock
(Zingiberis rhizoma)
HW fl sekretionsanregend, tonusanregend, verdauungsbeschleunigend, entkrampfend, gallefördernd

Kalmuswurzel
(Calami rhizoma)
HW fl sekretionsanregend, tonusanregend, verdauungsbeschleunigend, entkrampfend

Kamillenblüten
(Matricariae flos)
HW fl verdauungsfördernd, blähungswidrig, entkrampfend, entzündungswidrig

Kardamomen
(Cardamomi fructus)
HW fl verdauungsfördernd, blähungswidrig, sekretionsanregend, tonusanregend, verdauungsbeschleunigend, gallefördernd

Korianderfrüchte
(Coriandri fructus)
HW fl verdauungsfördernd, blähungswidrig, sekretionsanregend, tonusanregend, verdauungsbeschleunigend, entkrampfend

Kümmelfrüchte
(Carvi fructus)
HW fl verdauungsfördernd, blähungswidrig, sekretionsanregend, tonusanregend, verdauungsbeschleunigend, entkrampfend

Lavendelblüten
(Lavandulae flos)
HW fl verdauungsfördernd, blähungswidrig, entkrampfend, gallefördernd

Löwenzahnwurzel mit -kraut
(Taraxaci radix cum herba)
HW fl verdauungsfördernd, blähungswidrig, sekretionsanregend, tonusanregend, verdauungsbeschleunigend, entkrampfend, gallefördernd, entzündungswidrig

Melissenblätter
(Melissae folium)
HW fl verdauungsfördernd, blähungswidrig, sekretionsanregend, tonusanregend, verdauungsbeschleunigend, entkrampfend

Pfefferminzblätter
(Menthae piperitae folium)
HW fl verdauungsfördernd, blähungswidrig, entkrampfend, fördert die Magensaftsekretion und beschleunigt die Magenentleerung, gallefördernd

Pomeranzenschalen
(Aurantii pericarpium)
HW fl entkrampfend, sekretions-, tonus- und verdauungsbeschleunigend

Rosmarinblätter
(Rosmarini folium)
HW fl verdauungsfördernd, blähungswidrig, sekretionsanregend, tonusanregend, verdauungsbeschleunigend, entkrampfend

Salbeiblätter
(Salviae folium)
HW fl sekretionsanregend, tonusanregend, verdauungsbeschleunigend

Schafgarbenkraut
(Millefolii herba)
HW fl entkrampfend, sekretionsanregend, tonusanregend, verdauungsbeschleunigend, gallefördernd, entzündungswidrig

Sternanisfrüchte
(Anisi stellati fructus)
HW fl entkrampfend, verdauungsfördernd, blähungswidrig, sekretionsanregend, tonusanregend, verdauungsbeschleunigend

Tausendgüldenkraut
(Centaurii herba)
HW fl sekretionsanregend, tonusanregend, verdauungsbeschleunigend

Teufelskrallenwurzel
(Harpagophyti radix)
HW fl sekretionsanregend, tonusanregend, verdauungsbeschleunigend, gallefördernd, entzündungswidrig

Thymiankraut
(Thymi herba)
HW fl sekretionsanregend, entzündungswidrig

Wacholderbeeren
(Juniperi fructus)
HW fl verdauungsfördernd, blähungswidrig, sekretions- und tonusanregend, verdauungsbeschleunigend

Wegwartenwurzel
(Cichorii radix)
HW fl verdauungsfördernd, blähungswidrig, sekretions- und tonusanregend, verdauungsbeschleunigend, gallefördernd

Wermutkraut
(Absinthii herba)
HW fl verdauungsfördernd, blähungswidrig, sekretions- und tonusanregend, verdauungsbeschleunigend, gallefördernd, entkrampfend, entzündungswidrig

Zimtrinde
(Cinnamomi ceylanici oder cassiae cortex)
HW fl verdauungsfördernd, blähungswidrig, sekretions- und tonusanregend, verdauungsbeschleunigend, entkrampfend

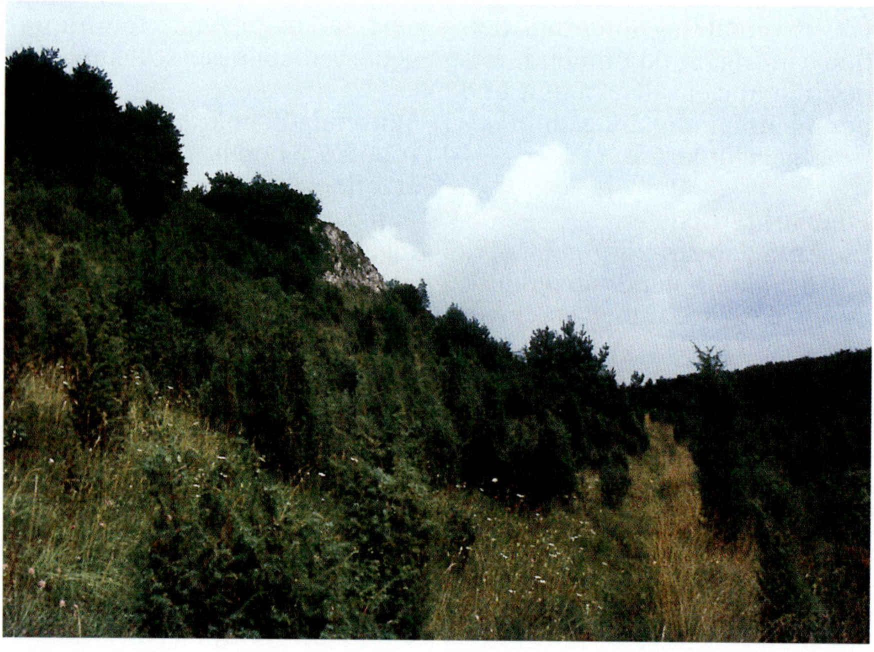

Wacholder

Rezeptvorschläge

Die folgenden Teemischungen werden bei Bedarf oder auch kurmäßig über 8 bis 12 Wochen eingesetzt.

Bei dyspeptischen Beschwerden mit Völlegefühl und Blähungen als verdauungsförderndes, blähungswidriges und sekretionsanregendes Mittel

Rp.	
Enzianwurzel (Gentianae rad.)	30,0
Fenchelfrüchte (Foeniculi fruct.)	30,0
Anisfrüchte (Anisi fruct.)	25,0
Kümmelfrüchte (Carvi fruct.)	15,0

Als Teemischung.
2 gehäufte Teelöffel mit 1/4 l kochendem Wasser übergießen, 8-10 min. zugedeckt ziehen lassen. 1 Tasse 1/2 Std. vor dem Essen oder bei Bedarf trinken.
Bei Magen- und Zwölffingerdarmgeschwüren keine Enzianwurzel verwenden!
Eine Überempfindlichkeit oder Allergie gegen Anis oder Fenchel sollte beachtet werden!

oder

Rp.	
Tausendgüldenkraut (Centaurii herb.)	15,0
Benediktenkraut (Cnici bened. herb.)	25,0
Schafgarbenkraut (Millefolii herb.)	25,0
Andornkraut (Marrubii herb.)	20,0
Pomeranzenschalen (Aurantii pericarp.)	15,0

Als Teemischung.
2 gehäufte Teelöffel mit 1/4 l kochendem Wasser übergießen, 6-8 min. zugedeckt ziehen lassen. 1 Tasse 1/2 Std. vor dem Essen oder bei Bedarf trinken.
Eine Überempfindlichkeit oder Allergie gegen Schafgarben- oder Benediktenkraut sollte beachtet werden! Bei Anwendung von Pomeranzenschalen sind längere Sonnenbäder zu vermeiden!

oder

Rp.
Angelikawurzel (Angelicae rad.)
Wegwartenwurzel (Cichorii rad.)
Schafgarbenkraut (Millefolii herb.)
Fenchelfrüchte (Foeniculi fruct.)
zu gleichen Teilen 100,0

Als Teemischung.
2 gehäufte Teelöffel mit 1/4 l kochendem Wasser übergießen, 10 min. zugedeckt ziehen lassen. 1 Tasse 1/2 Std. vor dem Essen oder bei Bedarf trinken.
Eine Überempfindlichkeit oder Allergie gegen Schafgarbenkraut, Wegwartenwurzel oder Fenchel sollte beachtet werden! Bei Anwendung von Angelikawurzel sind längere Sonnenbäder zu vermeiden!

Als kräftiger verdauungssäfte- und gallefördernder Bitterstofftee bei dyspeptischen Beschwerden

Rp.
Tausendgüldenkraut (Centaurii herb.) 20,0
Bitterkleeblätter (Menyanthis fol.) 20,0
Benediktenkraut (Cnici bened. herb.) 20,0
Wermutkraut (Absinthii herb.) 15,0
Andornkraut (Marrubii herb.) 15,0
Pomeranzenschalen (Aurantii pericarp.) 10,0

Als Teemischung.
2 gehäufte Teelöffel mit 1/4 l kochendem Wasser übergießen, 6-8 min. zugedeckt ziehen lassen. 1 Tasse 1/2 Std. vor dem Essen oder bei Bedarf trinken.
Bei Anwendung von Pomeranzenschalen sind längere Sonnenbäder zu vermeiden! Eine Überempfindlichkeit oder Allergie gegen Benediktenkraut sollte beachtet werden!

oder

Rp.
Enzianwurzel (Gentianae rad.) 20,0
Kalmuswurzel (Calami rhiz.) 20,0
Bitterkleeblätter (Menyanthis fol.) 20,0
Wermutkraut (Absinthii herb.) 15,0
Wegwartenwurzel (Cichorii rad.) 15,0
Zimtrinde (Cinnamomi cey. cort.) 10,0

Als Teemischung.
2 gehäufte Teelöffel mit 1/4 l kochendem Wasser übergießen, 6-8 min. zugedeckt ziehen lassen. 1 Tasse 1/2 Std. vor dem Essen oder bei Bedarf trinken.
Bei Magen- und Zwölffingerdarmgeschwüren keine Enzianwurzel verwenden!

Beim Rhoemheld-Syndrom als entkrampfendes, blähungswidriges und verdauungsförderndes Mittel

Rp.	
Fenchelfrüchte (Foeniculi fruct.)	25,0
Angelikawurzel (Angelicae rad.)	20,0
Herzgespannkraut (Leonuri card. herb.)	20,0
Benediktenkraut (Cnici bened.herb.)	15,0
Wegwartenwurzel (Cichorii rad.)	10,0
Schafgarbenkraut (Millefolii herb.)	10,0

Als Teemischung.
2 gehäufte Teelöffel mit 1/4 l kochendem Wasser übergießen, 10 min. zugedeckt ziehen lassen. 1 Tasse 1/2 Std. vor dem Essen oder bei Bedarf trinken.
Eine Überempfindlichkeit oder Allergie gegen Schafgarben-, Benediktenkraut oder Wegwartenwurzel sollte beachtet werden! Bei Anwendung von Angelikawurzel sind längere Sonnenbäder zu vermeiden!

Bei dyspeptischen Beschwerden und niedrigem Blutdruck als verdauungsförderndes und -beschleunigendes, blähungswidriges und durchblutungsförderndes Mittel

Rp.	
Wegwartenwurzel (Cichorii rad.)	
Enzianwurzel (Gentianae rad.)	
Rosmarinblätter (Rosmarini fol.)	
Benediktenkraut (Cnici bened. herb.)	
Wermutkraut (Absinthii herb.)	
zu gleichen Teilen	100,0

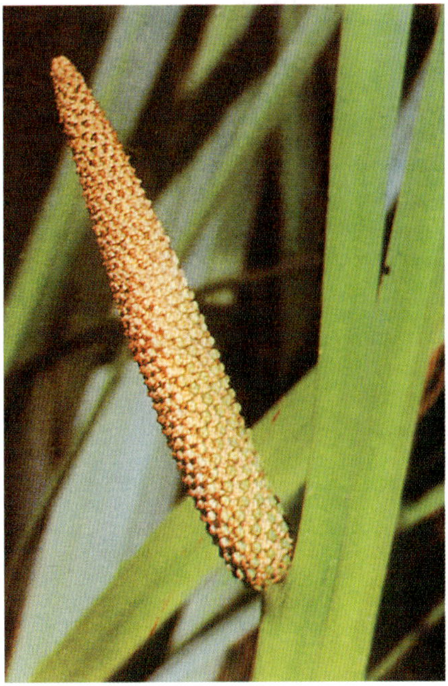

Kalmus

Als Teemischung.
2 gehäufte Teelöffel mit 1/4 l kochendem Wasser übergießen, 10 min. zugedeckt ziehen lassen. 1 Tasse 1/2 Std. vor dem Essen oder bei Bedarf trinken.
Bei Magen- und Zwölffingerdarmgeschwüren keine Enzianwurzel verwenden!
Eine Überempfindlichkeit oder Allergie gegen Benediktenkraut sollte beachtet werden!

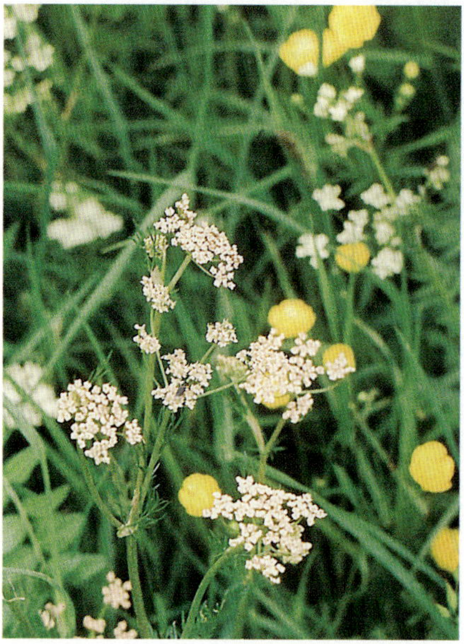

Kümmel

Bei dyspeptischen Beschwerden und leicht reizbarem Magen

Rp.	
Schafgarbenkraut	
(Millefolii herb.)	25,0
Kamillenblüten	
(Matricariae flos)	25,0
Pfefferminzblätter	
(Menthae pip. fol.)	20,0
Melissenblätter (Melissae fol.)	20,0
Kalmuswurzel (Calami rhiz.)	10,0

Als Teemischung.
2 gehäufte Teelöffel mit 1/4 l kochendem Wasser übergießen, 10 min. zugedeckt ziehen lassen. 2-3 Tassen täglich oder bei Bedarf trinken.
Eine Überempfindlichkeit oder Allergie gegen Schafgarbenkraut sollte beachtet werden!

Krampfartige Beschwerden

Wiederholt auftretende krampfartige Beschwerden bedürfen selbstverständlich der Abklärung durch einen Arzt oder Heilpraktiker.
Viele Pflanzen besitzen krampflösende Eigenschaften, die ihre Wirkung im Verdauungssystem entfalten. Die Auswahl sollte den Begleitumständen entsprechend vorgenommen werden.
Als krampflösende Teepflanzen für den Verdauungstrakt kommen vor allem in Betracht: Angelikawurzel, Anisfrüchte, Artischockenblätter, Boldoblätter, Dillfrüchte, Fenchelfrüchte, Galgantwurzelstock, Ingwerwurzelstock, Kamillenblüten, Kümmelfrüchte, Löwenzahnwurzel, Pomeranzenschalen, Rosmarinblätter, Schafgarbenkraut, Wermutkraut und Zimtrinde.

Rezeptvorschläge

Die folgenden Teemischungen werden bei Bedarf eingesetzt.

Bei Krämpfen im Magen-Darm-Trakt

Rp.	
Gänsefingerkraut	
(Potentillae ans. herb.)	30,0
Melissenblätter (Melissae fol.)	25,0
Schafgarbenkraut	
(Millefolii herb.)	25,0
Pfefferminzblätter	
(Menthae pip. fol.)	20,0

Als Teemischung.
2 gehäufte Teelöffel mit 1/4 l kochendem Wasser übergießen, 10 min. zugedeckt ziehen lassen.
1-2 Tassen bei Bedarf trinken.
Eine Überempfindlichkeit oder Allergie gegen Schafgarbenkraut sollte beachtet werden! Bei empfindlichen Personen können durch Gänsefingerkraut Magenreizungen erfolgen!

oder

Rp.	
Angelikawurzel	
(Angelicae rad.)	25,0
Galgantwurzelstock	
(Galangae rhiz.)	25,0
Melissenblätter (Melissae fol.)	20,0
Schafgarbenkraut	
(Millefolii herb.)	15,0
Fenchelfrüchte	
(Foeniculi fruct.)	15,0

Als Teemischung.
2 gehäufte Teelöffel mit 1/4 l kochendem Wasser übergießen, 10 min. zugedeckt ziehen lassen. 1-2 Tassen bei Bedarf trinken.
Eine Überempfindlichkeit oder Allergie gegen Schafgarbenkraut oder Fenchel sollte beachtet werden! Bei Anwendung von Angelikawurzel sind längere Sonnenbäder zu vermeiden!

Bei krampfartigen Magen-Darm-Beschwerden mit Völlegefühl und Blähungen

Rp.	
Kamillenblüten	
(Matricariae flos)	25,0
Melissenblätter (Melissae fol.)	25,0
Baldrianwurzel	
(Valerianae rad.)	20,0
Kümmelfrüchte (Carvi fruct.)	15,0
Pfefferminzblätter	
(Menthae pip. fol.)	15,0

Als Teemischung.
2 gehäufte Teelöffel mit 1/4 l kochendem Wasser übergießen, 10 min. zugedeckt ziehen lassen. 1-2 Tassen bei Bedarf trinken.

Bei Meteorismus (Blähungen und Völlegefühl) mit heftigen Krämpfen

Rp.	
Fenchelfrüchte	
(Foeniculi fruct.)	25,0
Pfefferminzblätter	
(Menthae pip. fol.)	25,0
Schafgarbenkraut	
(Millefolii herb.)	20,0
Kalmuswurzel (Calami rhiz.)	20,0
Kümmelfrüchte (Carvi fruct.)	10,0

Als Teemischung.
2 gehäufte Teelöffel mit 1/4 l kochendem Wasser übergießen, 10 min. zugedeckt ziehen lassen. 1-2 Tassen bei Bedarf trinken.
Eine Überempfindlichkeit oder Allergie gegen Schafgarbenkraut oder Fenchel sollte beachtet werden!

Magenschleimhautentzündungen

Neben der Ursachenbeseitigung sind vor allem schleimhautschützende, entzündungswidrige, erforderlichenfalls auch entkrampfende, beruhigende, gärungswidrige und betäubende Pflanzen erforderlich.
Bei chronischen Schleimhautentzündungen sollte an Isländisches Moos gedacht werden. Schleimstoffpflanzen möglichst nicht zu heiß aufbrühen oder gar kochen!
In Kombinationen sind alle in der Teemischung enthaltenen Komponenten zu berücksichtigen. Im Zweifelsfalle, spätestens bei hartnäckigen oder ständig wiederkehrenden Magenschleimhautentzündungen, muss ein erfahrener Behandler aufgesucht werden.

Bewährte Teepflanzen

Eibischwurzel
(Althaeae radix)
Schleimstoffpflanze
HW fl schleimhautschützend, reizlindernd, oberflächenbetäubend, heilungsfördernd

Lichen islandicus
(Isländisches Moos)
Schleimstoffpflanze
HW fl entzündungswidrig, reizlindernd, schleimhautschützend, heilungsfördernd

Kamillenblüten
(Matricariae flos)
HW fl entzündungswidrig, entkrampfend, reizlindernd, heilungsfördernd

Malvenblätter und -blüten
(Malvae folium et flos)
HW fl entzündungswidrig, reizlindernd, schleimhautschützend, heilungsfördernd

Süßholzwurzel
(Liquiritiae radix)
HW fl schleimhautschützend, entzündungswidrig, entkrampfend, heilungsfördernd

Schafgarbenkraut
(Millefolii herba)
HW fl entzündungswidrig, spasmolytisch, heilungsfördernd, leicht zusammenziehend

Rezeptvorschläge

Die folgenden Teemischungen werden bei Bedarf oder auch kurmäßig über 3 bis 4 Wochen eingesetzt.

Bei Schleimhautentzündungen als entzündungswidriges, schleimhautschützendes, heilungsförderndes, entkrampfendes und reizlinderndes Mittel

Rp.
Süßholzwurzel (Liquiritiae rad.)
Kamillenblüten (Matricariae flos)
Melissenblätter (Melissae fol.)
Pfefferminzblätter
(Menthae pip. fol.)
zu gleichen Teilen 100,0

Als Teemischung.
2 gehäufte Teelöffel mit 1/4 l kochendem Wasser übergießen, 10 min. zugedeckt ziehen lassen. 2-3 Tassen täglich trinken, möglichst zwischen den Mahlzeiten. Bei Süßholzwurzel siehe Wirkungsweise, Gegenanzeigen und Nebenwirkungen in der Monographie!

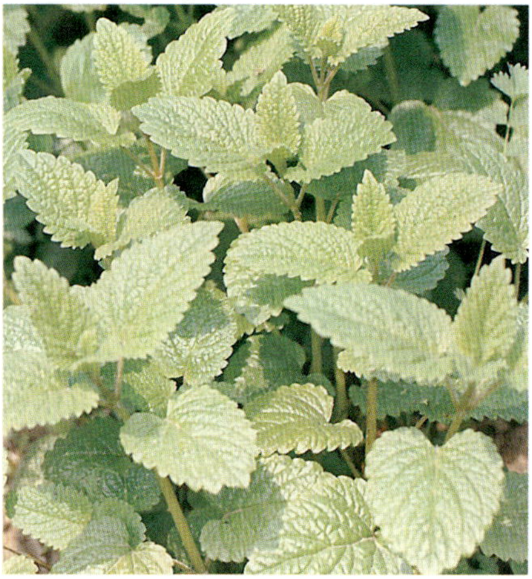

Melisse

oder

Rp.

Eibischwurzel (Althaeae rad.)	25,0
Kamillenblüten (Matricariae flos)	25,0
Sanikelkraut (Saniculae herb.)	20,0
Gänsefingerkraut (Potentillae ans. herb.)	20,0
Malvenblüten (Malvae flos)	10,0

Als Teemischung.
2 gehäufte Teelöffel mit 1/4 l kochendem Wasser übergießen, 10 min. zugedeckt ziehen lassen. 2-3 Tassen täglich trinken, mög-

lichst zwischen den Mahlzeiten. Bei empfindlichen Personen können durch Gänsefingerkraut Magenreizungen erfolgen!

Bei chronischer Magenschleimhautentzündung

Rp.	
Kamillenblüten	
(Matricariae flos)	25,0
Pfefferminzblätter	
(Menthae pip. fol.)	25,0
Fenchelfrüchte	
(Foeniculi fruct.)	20,0
Kalmuswurzel (Calami rhiz.)	20,0
Malvenblüten (Malvae flos)	10,0

Als Teemischung.
2 gehäufte Teelöffel mit 1/4 l kochendem Wasser übergießen, 10 min. zugedeckt ziehen lassen. 2-3 Tassen täglich trinken, möglichst zwischen den Mahlzeiten.

oder

Rp.	
Fenchelfrüchte (Foeniculi fruct.)	
Pfefferminzblätter	
(Menthae pip. fol.)	
Melissenblätter (Melissae fol.)	
Kalmuswurzel (Calami rhiz.)	
zu gleichen Teilen	100,0

Als Teemischung.
2 gehäufte Teelöffel mit 1/4 l kochendem Wasser übergießen, 10 min. zugedeckt ziehen lassen. 2-3 Tassen täglich möglichst zwischen den Mahlzeiten trinken.

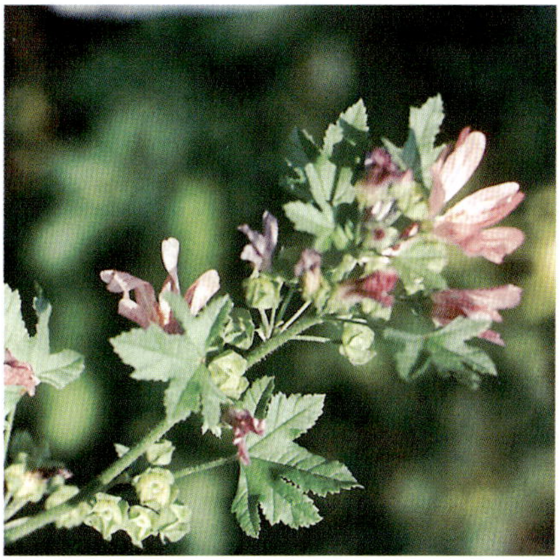

Malve

Nervöse Magenbeschwerden

Es handelt sich meist um ein vielschichtiges Geschehen, dessen Ursachen oft nicht eindeutig festzustellen sind. Psychische und funktionelle Störungen haben neben konstitutionellen und funktionellen Schwächen ihren Anteil am Krankheitsgeschehen. In jedem Fall sind situationsverbessernde Maßnahmen erforderlich. Verdauungsfördernde, entkrampfende, beruhigende, reizabschirmende und kräftigende Mittel können erforderlich sein. Die Kombination und der Anteil einzelner Pflanzen werden von der Konstitution des Patienten und seinen Beschwerden bestimmt und richten sich nach dem jeweiligen Anteil der Ursachen.

Bewährte Teepflanzen

Fenchelfrüchte
(Foeniculi fructus)
HW fl entkrampfend, verdauungsfördernd, blähungswidrig, wirkt leicht beruhigend auf Verdauungsorgane

Hopfenzapfen (Lupuli strobuli)
HW fl beruhigend, entkrampfend

Lavendelblüten
(Lavandulae flos)
HW fl über das Zentralnervensystem beruhigend und entkrampfend, verdauungsfördernd, blähungswidrig

Melissenblätter (Melissae folium)
HW fl beruhigend, entkrampfend, reizabschirmend, verdauungsfördernd, blähungswidrig

Pfefferminzblätter
(Menthae piperitae folium)
HW fl entkrampfend, verdauungsfördernd, blähungswidrig

Pomeranzenschalen
(Aurantii pericarpium)
HW fl leicht beruhigend, entkrampfend

Schafgarbenkraut
(Millefolii herba)
HW fl entkrampfend

Hinzu kommen verdauungsfördernde, blähungswidrige oder leber-gallewirksame Pflanzen.

Rezeptvorschläge

Die folgenden Teemischungen werden bei Bedarf oder auch kurmäßig über 4 bis 6 Wochen eingesetzt.

Bei nervösen Magenbeschwerden als entkrampfendes, beruhigendes, verdauungsförderndes und blähungswidriges Mittel

Rp.
Pfefferminzblätter
(Menthae pip. fol.) 25,0
Schafgarbenkraut
(Millefolii herb.) 20,0
Melissenblätter (Melissae fol.) 20,0
Fenchelfrüchte (Foeniculi fruct.) 20,0
Pomeranzenschalen
(Aurantii pericarp.) 15,0

Als Teemischung.
2 gehäufte Teelöffel mit 1/4 l kochendem Wasser übergießen, 10 min. zugedeckt ziehen lassen. 2-3 Tassen täglich trinken, möglichst zwischen den Mahlzeiten. Eine Überempfindlichkeit oder Allergie gegen Schafgarbenkraut oder Fenchel sollte beachtet werden! Bei Anwendung von Pomeranzenschalen sind längere Sonnenbäder zu vermeiden!

oder

Rp.
Schafgarbenkraut (Millefolii herb.)
Hopfenzapfen (Lupuli strob.)
Melissenblätter (Melissae fol.)
Fenchelfrüchte (Foeniculi fruct.)
zu gleichen Teilen 100,0

Als Teemischung.
2 gehäufte Teelöffel mit 1/4 l kochendem Wasser übergießen, 10 min. zugedeckt ziehen lassen. 2-3 Tassen täglich trinken, möglichst zwischen den Mahlzeiten. Eine Überempfindlichkeit oder Allergie gegen Schafgarbenkraut oder Fenchel sollte beachtet werden!

oder

Rp.
Angelikawurzel
(Angelicae rad.) 25,0
Kalmuswurzelstock
(Calami rhiz.) 20,0
Schafgarbenkraut
(Millefolii herb.) 20,0
Melissenblätter (Melissae fol.) 20,0
Lavendelblüten
(Lavandulae flos) 15,0

Als Teemischung.
2 gehäufte Teelöffel mit 1/4 l kochendem Wasser übergießen, 8-10 min. zugedeckt ziehen lassen. 2-3 Tassen täglich möglichst zwischen den Mahlzeiten trinken.
Eine Überempfindlichkeit oder Allergie gegen Schafgarbenkraut sollte beachtet werden!
Bei Anwendung von Angelikawurzel sind längere Sonnenbäder zu vermeiden!

Bei nervösen Magenbeschwerden und niedrigem Blutdruck als entkrampfendes, durchblutungsförderndes, verdauungsförderndes und blähungswidriges Mittel

Rp.
Kalmuswurzelstock (Calami rhiz.)
Rosmarinblätter (Rosmarini flos)
Schafgarbenkraut (Millefolii herb.)
Pfefferminzblätter
(Menthae pip. fol.)
zu gleichen Teilen 100,0

Als Teemischung.
2 gehäufte Teelöffel mit 1/4 l kochendem Wasser übergießen, 10 min. zugedeckt ziehen lassen. 2-3 Tassen täglich trinken, möglichst zwischen den Mahlzeiten.
Eine Überempfindlichkeit oder Allergie gegen Schafgarbenkraut sollte beachtet werden!

oder

Rp.
Schafgarbenkraut
(Millefolii herb.) 25,0
Rosmarinblätter
(Rosmarini flos) 25,0
Benediktenkraut
(Cnici bened. herb.) 20,0
Melissenblätter (Melissae fol.) 20,0
Pomeranzenschalen
(Aurantii pericarp.) 10,0

Als Teemischung.
2 gehäufte Teelöffel mit 1/4 l kochendem Wasser übergießen, 8-10 min. zugedeckt ziehen lassen. 2-3 Tassen täglich trinken, möglichst zwischen den Mahlzeiten.
Eine Überempfindlichkeit oder Allergie gegen Schafgarben- oder Benediktenkraut sollte beachtet werden! Bei Anwendung von Pomeranzenschalen sind längere Sonnenbäder zu vermeiden!

Bei nervösen Magenbeschwerden bei Verdauungsschwäche mit Völlegefühl und Blähungen

Rp.	
Kamillenblüten (Matricariae flos)	25,0
Melissenblätter (Melissae fol.)	25,0
Dostenkraut (Origani vulg. herb.)	20,0
Kalmuswurzelstock (Calami rhiz.)	20,0
Pomeranzenschalen (Aurantii pericarp.)	10,0

Als Teemischung.
2 gehäufte Teelöffel mit 1/4 l kochendem Wasser übergießen, 8-10 min. zugedeckt ziehen lassen. 2-3 Tassen täglich trinken, möglichst zwischen den Mahlzeiten.
Bei Anwendung von Pomeranzenschalen sind längere Sonnenbäder zu vermeiden!

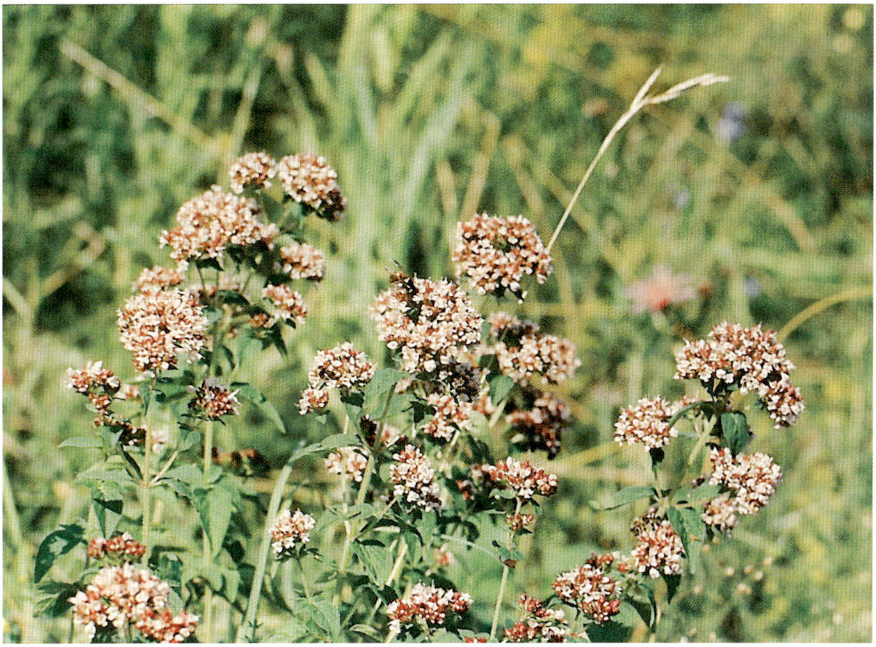

Dost

Obstipation (Verstopfung), Darmträgheit

Die Therapie von Stuhlverstopfungen oder einer chronischen Obstipation richtet sich nach den ursächlichen Gegebenheiten. Vegetative Störungen, Verkrampfungen und Erschlaffungszustände bzw. eine mangelhafte Darmmobilität bestimmen das Vorgehen.

Kurzfristige Verkrampfungszustände sind mit entkrampfenden und verdauungsbeschleunigenden Mitteln zu bewältigen.

Bei funktionellen und vegetativen Störungen stehen zahlreiche Pflanzen zur Verfügung.

Eine chronische Verstopfung mit Erschlaffungszuständen und mangelhafter Darmbewegung, eventuell auch einer desolaten Darmflora, bedarf einer umfassenden naturheilkundlichen Therapie: Ernährungsberatung, physikalische Maßnahmen, Bewegung, ausreichende Flüssigkeitszufuhr, Darmsanierung und andere mehr dienen der Verbesserung der Gesamtsituation.

Die Maßnahmen sollten mit einem erfahrenen Behandler abgestimmt werden.

Die in Frage kommenden Mittel sind Anthranoidpflanzen, deren Wirkungsweise im Kapitel »Wirkstoffe und Wirkrichtungen« nachzulesen ist.

Bei der Faulbaumrinde ist darauf zu achten, dass sie abgelagert ist, da sie in frischem Zustand brecherregend ist. Sennesblätter sollten kalt angesetzt werden, damit der Tee wenig von den schlecht verträglichen Harzbestandteilen enthält.

Mild abführend oder verdauungsbeschleunigend auf den Darm wirken unter anderem Enzianwurzeln, Hagebuttenschalen, Hibiscusblüten, Kalmuswurzeln, Kümmelfrüchte, Löwenzahnwurzeln, Schlehdornblüten und Tausendgüldenkraut.

Bewährte Teepflanzen

Faulbaumrinde
(Frangulae cortex)
(Anthranoidpflanze)
HW fl abführend, steigert die Darmbewegungen, erhöht die Flüssigkeitsmenge im Darm

Kreuzdornbeeren
(Rhamni cathartici fructus)
(Anthranoidpflanze)
HW fl abführend, steigert die Darmbewegungen, erhöht die Flüssigkeitsmenge im Darm

Rhabarberwurzel
(Rhei radix)
(Anthranoidpflanze)
HW fl abführend, steigert die Darmbewegungen, erhöht die Flüssigkeitsmenge im Darm

Sennesblätter
(Sennae folium)
(Anthranoidpflanze)
HW fl abführend, steigert die Darmbewegungen, erhöht die Flüssigkeitsmenge im Darm

Rezeptvorschläge

Die folgenden Teemischungen werden bei Bedarf kurzfristig eingesetzt.

Als mildes Abführmittel

Rp.
Enzianwurzel (Gentianae rad.)
Löwenzahnwurzel mit -kraut
(Taraxaci rad. cum herb.)
Tausendgüldenkraut
(Centaurii herb.)
Wermutkraut (Absinthii herb.)
Hagebuttenschalen
(Rosae pseudofruct.)
zu gleichen Teilen 100,0

Als Teemischung.
2 gehäufte Teelöffel mit 1/4 l kochendem Wasser übergießen, 8-10 min. zugedeckt ziehen lassen. Morgens 1-2 Tassen trinken, bei Bedarf auch mittags. Bei Magen- und Zwölffingerdarmgeschwüren keine Enzianwurzel verwenden!

oder
Rp.
Tausendgüldenkraut
(Centaurii herb.)
Schlehdornblüten (Pruni spin. flos)
Hagebuttenschalen
(Rosae pseudofruct.)
Hibiscusblüten (Hibisci flos)
zu gleichen Teilen 100,0

Als Teemischung.
2 gehäufte Teelöffel mit 1/4 l kochendem Wasser übergießen, 6-8 min. zugedeckt ziehen lassen. Morgens 1-2 Tassen trinken, bei Bedarf auch mittags.

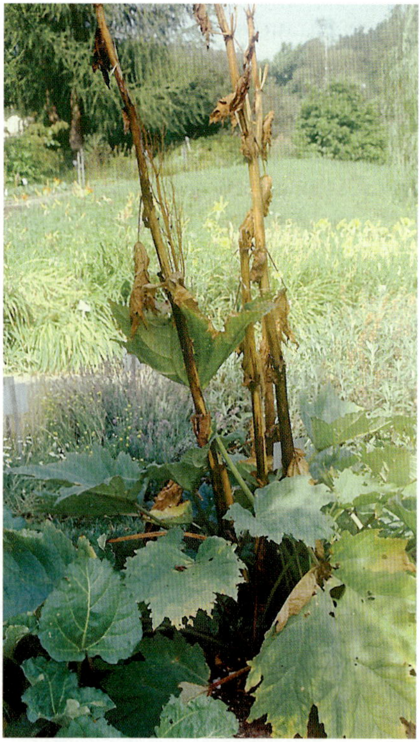

Rhabarber

Als entkrampfendes und abführendes Mittel bei spastischer Verstopfung

Rp.
Kamillenblüten (Matricariae flos)
Schlehdornblüten (Pruni spin. flos)
Faulbaumrinde (Frangulae cort.)
Fenchelfrüchte (Foeniculi fruct.)
zu gleichen Teilen 100,0

Als Teemischung.
2 gehäufte Teelöffel mit 1/4 l kochendem Wasser übergießen, 6-8 min. zugedeckt ziehen lassen. Morgens 1-2 Tassen trinken, bei Bedarf auch mittags.
Bei Faulbaumrinde siehe Wirkungsweise, Gegenanzeigen und Nebenwirkungen in der Monographie! Eine Überempfindlichkeit oder Allergie gegen Fenchel sollte beachtet werden!

oder

Rp.
Schafgarbenkraut (Millifolii herb.)
Hopfenzapfen (Lupuli strob)
Faulbaumrinde (Frangulae cort.)
Tausendgüldenkraut (Centaurii herb.)
Löwenzahnwurzel mit -kraut (Taraxaci rad. cum herb.)
Hagebuttenschalen (Rosae pseudofruct.)
zu gleichen Teilen 100,0

Als Teemischung.
2 gehäufte Teelöffel mit 1/4 l kochendem Wasser übergießen, 8 min. zugedeckt ziehen lassen. Morgens 1-2 Tassen trinken, bei Bedarf auch mittags.
Eine Überempfindlichkeit oder Allergie gegen Schafgarbenkraut sollte beachtet werden!
Bei Faulbaumrinde siehe Wirkungsweise, Gegenanzeigen und Nebenwirkungen in der Monographie!

Als stark wirkendes Abführmittel (nur kurzfristig anwenden)

Rp.
Faulbaumrinde (Frangulae cort.)
Rhabarberwurzel (Rhei rad.)
zu gleichen Teilen 100,0

Als Teemischung.
1-2 gehäufte Teelöffel mit 1/4 l kaltem Wasser übergießen, 8-10 Std. zugedeckt ziehen lassen. Abends 1-2 Tassen trinken.
Bei Faulbaumrinde und Rhabarberwurzel siehe Wirkungsweise, Gegenanzeigen und Nebenwirkungen in der Monographie!

oder

Rp.
Sennesblätter (Sennae fol.)
Rhabarberwurzel (Rhei rad.)
zu gleichen Teilen 100,0

Als Teemischung.
1-2 gehäufte Teelöffel mit 1/4 l kaltem Wasser übergießen, 8-10 Std. zugedeckt ziehen lassen. Abends 1-2 Tassen trinken.
Bei Sennesblätter und Rhabarberwurzel siehe Wirkungsweise, Gegenanzeigen und Nebenwirkungen in der Monographie!

oder

Rp.
Faulbaumrinde
(Frangulae cort.) 60,0
Sennesblätter (Sennae fol.) 40,0

Als Teemischung.
1-2 gehäufte Teelöffel mit 1/4 l kaltem Wasser übergießen, 8-10 Std. zugedeckt ziehen lassen. Abends 1-2 Tassen trinken.
Bei Faulbaumrinde und Sennesblätter siehe Wirkungsweise, Gegenanzeigen und Nebenwirkungen in der Monographie!

Übelkeit, Erbrechen

Die zahlreichen unterschiedlichen Ursachen für Übelkeit mit und ohne Erbrechen erfordern eine exakte Abklärung durch den Arzt oder Heilpraktiker. Funktionelle Störungen im Verdauungstrakt sind gut mit pflanzlichen Mitteln zu behandeln. Zusätzliche Maßnahmen ergeben sich aus der Art und dem Schweregrad der Erkrankung.
Ein Tee aus Pfefferminzblättern – als Mittel der Wahl bei nahezu allen Fällen von Übelkeit und Erbrechen – wird zunächst nur teelöffelweise, danach schluckweise eingenommen.
Bei psychischen Ursachen sollte an eine Kombination mit beruhigenden Mitteln gedacht werden.

Bewährte Teepflanzen

Ingwerwurzelstock
(Zingiberis rhizoma)
HW fl gegen Erbrechen, entkrampfend

Pfefferminzblätter
(Menthae piperitae folium)
HW fl gegen Erbrechen, entkrampfend, zusammenziehend

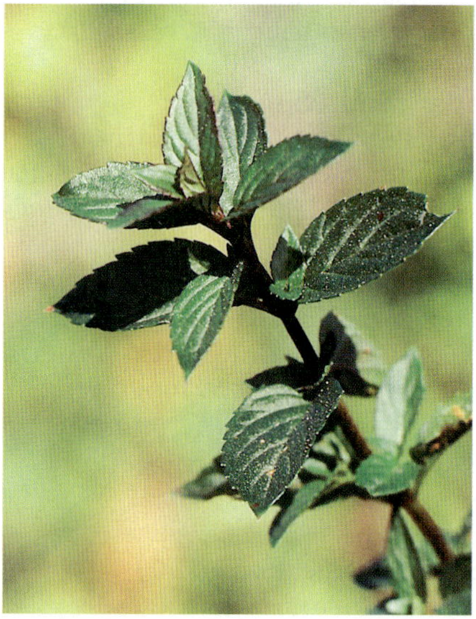

Pfefferminze

Rezeptvorschläge

Die folgenden Teemischungen werden bei Bedarf kurzfristig eingesetzt.

Bei Übelkeit und Erbrechen durch funktionelle Bewegungsstörungen im Verdauungstrakt

Rp.	
Pfefferminzblätter (Menthae pip. fol.)	50,0
Melissenblätter (Melissae fol.)	30,0
Schafgarbenkraut (Millefolii herb.)	20,0

Als Teemischung.
2 gehäufte Teelöffel mit 1/4 l kochendem Wasser übergießen, 10 min. zugedeckt ziehen lassen. Bei Bedarf 1-2 Tassen trinken.
Eine Überempfindlichkeit oder Allergie gegen Schafgarbenkraut sollte beachtet werden!

Bei Übelkeit und Erbrechen infolge von Störungen der Leber- und Gallefunktionen

Rp.	
Artischockenblätter (Cynarae fol.)	50,0
Schafgarbenkraut (Millefolii herb.)	25,0
Pomeranzenschalen (Aurantii pericarp.)	25,0

Als Teemischung.
2 gehäufte Teelöffel mit 1/4 l kochendem Wasser übergießen, 10 min. zugedeckt ziehen lassen. Bei Bedarf 1-2 Tassen trinken.
Eine Überempfindlichkeit oder Allergie gegen Schafgarbenkraut oder Artischockenblätter sollte beachtet werden! Bei Anwendung von Pomeranzenschalen sind längere Sonnenbäder zu vermeiden!

Bei Übelkeit und Erbrechen durch starke psychische Belastungen

Rp.	
Pfefferminzblätter (Menthae pip. fol.)	50,0
Melissenblätter (Melissae fol.)	35,0
Lavendelblüten (Lavandulae flos)	15,0

Als Teemischung.
2 gehäufte Teelöffel mit 1/4 l kochendem Wasser übergießen, 10 min. zugedeckt ziehen lassen. Bei Bedarf 1-2 Tassen trinken.

Bei Übelkeit und Erbrechen durch Verdauungsstörungen oder »verdorbenem Magen«

Rp.	
Pfefferminzblätter	
(Menthae pip. fol.)	40,0
Enzianwurzel	
(Gentianae rad.)	30,0
Schafgarbenkraut	
(Millefolii herb.)	30,0

Als Teemischung.
2 gehäufte Teelöffel mit 1/4 l kochendem Wasser übergießen, 10 min. zugedeckt ziehen lassen. Bei Bedarf 1-2 Tassen trinken.
Eine Überempfindlichkeit oder Allergie gegen Schafgarbenkraut sollte beachtet werden!
Bei Magen- und Zwölffingerdarmgeschwüren keine Enzianwurzel verwenden!

Bei Übelkeit und Erbrechen durch Reisekrankheit

Rp.	
Ingwerwurzelstock	
(Zingiberis rhiz.)	50,0

Als Teemischung.
2 gehäufte Teelöffel mit 1/4 l kochendem Wasser übergießen, 10 min. zugedeckt ziehen lassen. Vor Antritt der Reise 2-3 Tassen trinken. Keine Anwendung bei Schwangerschaftserbrechen!

Bei Reisekrankheit und niedrigem Blutdruck als vorbeugendes Mittel

Rp.	
Weißdornblätter mit -blüten	
(Crataegi fol. cum flore)	25,0
Rosmarinblätter	
(Rosmarini fol.)	20,0
Pfefferminzblätter	
(Menthae pip. fol.)	20,0
Ingwerwurzelstock	
(Zingiberis rhiz.)	20,0
Lavendelblüten	
(Lavandulae flos)	15,0

Als Teemischung.
2 gehäufte Teelöffel mit 1/4 l kochendem Wasser übergießen, 10 min. zugedeckt ziehen lassen. An 3-4 Tagen vor Reiseantritt bis zu 3 Tassen täglich trinken. Keine Anwendung bei Schwangerschaftserbrechen!

Nervensystem, Psyche

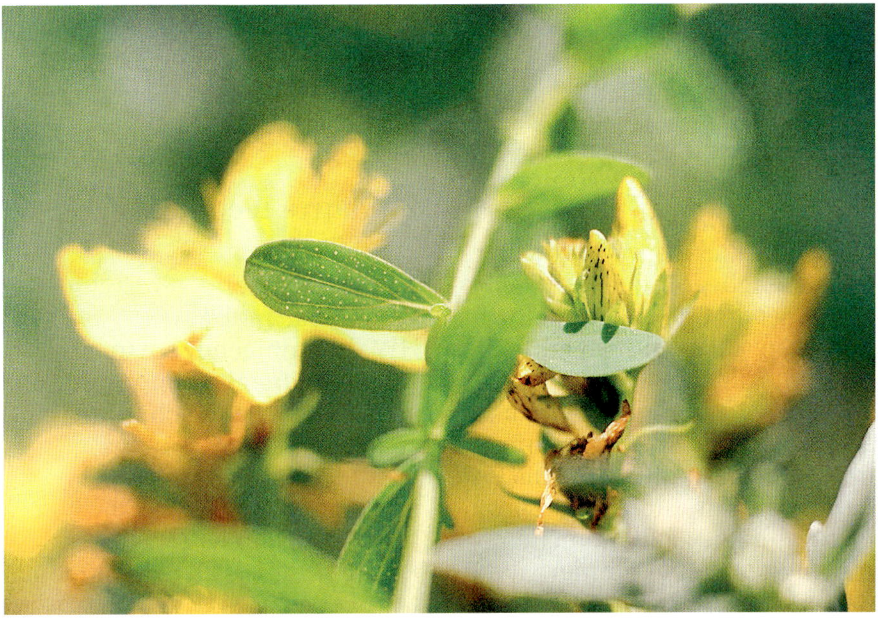

Johanniskraut

Das NERVENSYSTEM kann durch viele Pflanzen direkt oder indirekt beeinflusst werden. Am bekanntesten sind die »Beruhigungsmittel«. Sie besitzen neben beruhigenden Eigenschaften meist auch weitere Fähigkeiten, um auf die Nerven einzuwirken. Sowohl dämpfende als auch anregende Anstöße dienen einer sanften Regulierung. Schlaffördernde, entspannende, nervenstärkende, reizabschirmende, stimmungsaufhellende, zentral dämpfende, angstlösende, regulierende und hypnotisch wirkende Pflanzen können erforderlichenfalls durch zusätzliche, situationsverbessernde Teepflanzen ergänzt werden. Weitere naturheilkundliche Methoden – z.B. physikalische Maßnahmen – sind in den meisten Fällen sinnvoll.

Angstzustände

Angstzustände sind weit verbreitet und reichen von vorübergehenden begründeten Ängsten bis zu generalisierten, unkontrollierbaren Angststörungen, die rational nicht nachvollziehbar sind. Eine Situation wird dann als erheblich bedrohlich empfunden, die Angst kann sich bis zur Panikreaktion steigern. Durch eine Therapie sollten nicht nur die Angstzustände, sondern auch Begleit- und Folgesymptome wie Resignation, Niedergeschlagenheit, Konzentrationsstörungen, Reizbarkeit, aggressives Verhalten, Somatisierung und funktionelle Störungen positiv beeinflusst werden.

Körperliche Ursachen oder Psychosen sollten ausgeschlossen werden. In vielen Fällen sind zusätzliche naturheilkundliche Maßnahmen und Johanniskraut-Präparate angebracht.

Bewährte Teepflanzen

Baldrianwurzel
(Valerianae radix)
HW fl beruhigend, entspannend, zentrale Überaktivität nimmt ab, gegen nervöse Erschöpfungszustände

Hopfenzapfen
(Lupuli strobulus)
HW fl beruhigend, entspannend, hypnotisch

Johanniskraut
(Hyperici herba)
HW fl angstlösend, nervenstärkend, stimmungsaufhellend

Rezeptvorschläge

Die folgenden Teemischungen werden bei Bedarf oder auch kurmäßig über 4 bis 6 Wochen eingesetzt.

Bei Angst- und Spannungszuständen als nervenstärkendes, angstlösendes und stimmungsaufhellendes Mittel

Rp.	
Johanniskraut (Hyperici herb.)	35,0
Hopfenzapfen (Lupuli strob.)	20,0
Baldrianwurzel (Valerianae rad.)	20,0
Kalmuswurzel (Calami rhiz.)	15,0
Pomeranzenschalen (Aurantii pericarp.)	10,0

Als Teemischung.
2 gehäufte Teelöffel mit 1/4 l kochendem Wasser übergießen, 10 min. zugedeckt ziehen lassen.
3 Tassen über den Tag verteilt trinken.
Bei Anwendung von Johanniskraut oder Pomeranzenschalen sind längere Sonnenbäder zu vermeiden!

oder

Rp.	
Johanniskraut (Hyperici herb.)	30,0
Baldrianwurzel (Valerianae rad.)	30,0
Weißdornblätter mit -blüten (Crataegi fol. cum flore)	20,0
Enzianwurzel (Gentianae rad.)	10,0
Fenchelfrüchte (Foeniculi fruct.)	10,0

Als Teemischung.
2 gehäufte Teelöffel mit 1/4 l kochendem Wasser übergießen, 10 min. zugedeckt ziehen lassen.
3 Tassen über den Tag verteilt trinken.
Bei Anwendung von Johanniskraut sind längere Sonnenbäder zu vermeiden! Eine Überempfindlichkeit oder Allergie gegen Fenchel sollte beachtet werden! Bei Magen- und Zwölffingerdarmgeschwüren keine Enzianwurzel verwenden!

Bei Angstzuständen mit nervösen Herzbeschwerden

Rp.	
Baldrianwurzel (Valerianae rad.)	25,0
Johanniskraut (Hyperici herb.)	25,0
Herzgespannkraut (Leonuri card. herb.)	20,0
Melissenblätter (Melissae fol.)	20,0
Passionsblumenkraut (Passiflorae herb.)	10,0

Als Teemischung.
2 gehäufte Teelöffel mit 1/4 l kochendem Wasser übergießen, 10 min. zugedeckt ziehen lassen. 3 Tassen über den Tag verteilt trinken.
Bei Anwendung von Johanniskraut sind längere Sonnenbäder zu vermeiden!

oder

Rp.	
Herzgespannkraut (Leonuri card. herb.)	25,0
Johanniskraut (Hyperici herb.)	25,0
Hopfenzapfen (Lupuli strob.)	15,0
Baldrianwurzel (Valerianae rad.)	15,0
Passionsblumenkraut (Passiflorae herb.)	10,0
Lavendelblüten (Lavandulae flos)	10,0

Als Teemischung.
2 gehäufte Teelöffel mit 1/4 l kochendem Wasser übergießen, 10 min. zugedeckt ziehen lassen. 3 Tassen über den Tag verteilt trinken.
Bei Anwendung von Johanniskraut sind längere Sonnenbäder zu vermeiden!

Depressive Verstimmungen

Bei depressiven Verstimmungen hat sich insbesondere Johanniskraut bewährt. Den Begleitumständen entsprechend, wird es durch weitere Pflanzen ergänzt. Es ist dabei auf eine ausreichend hohe Dosierung von Johanniskraut zu achten. Die volle Wirkung tritt erst nach einiger Zeit (etwa 3 bis 4 Wochen) ein. Bei hoher Wirkstoffkonzentration sollten Wechselwirkungen mit anderen Medikamenten beachtet werden.

Schwere Depressionen bedürfen einer fachärztlichen Therapie!

Bewährte Teepflanze

Johanniskraut
(Hyperici herba)
HW fl mild antidepressiv, nervenstärkend

Rezeptvorschläge

Die folgenden Teemischungen sollten kurmäßig über 10 bis 12 Wochen eingesetzt werden.

Bei depressiver Verstimmung als stimmungsaufhellendes und nervenstärkendes Mittel

Rp.	
Johanniskraut	
(Hyperici herb.)	60,0
Passionsblumenkraut	
(Passiflorae herb.)	20,0
Lavendelblüten	
(Lavandulae flos)	20,0

Als Teemischung.
2 gehäufte Teelöffel mit 1/4 l kochendem Wasser übergießen, 10 min. zugedeckt ziehen lassen. 2-3 Tassen über den Tag verteilt trinken.
Bei Anwendung von Johanniskraut sind längere Sonnenbäder zu vermeiden!

oder

Rp.	
Johanniskraut	
(Hyperici herb.)	60,0
Herzgespannkraut	
(Leonuri card. herb.)	30,0
Immergrünkraut	
(Vincae min. herb.)	10,0

Als Teemischung.
2 gehäufte Teelöffel mit 1/4 l kochendem Wasser übergießen, 10 min. zugedeckt ziehen lassen. 2-3 Tassen über den Tag verteilt trinken.
Bei Anwendung von Johanniskraut sind längere Sonnenbäder zu vermeiden!

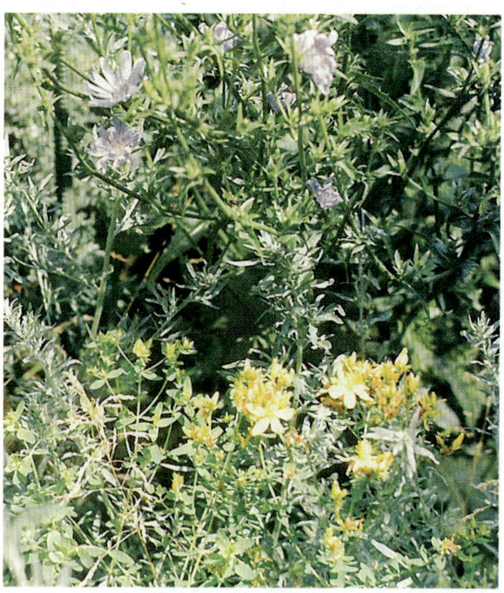

Johanniskraut und Wegwarte

oder bei niedrigem Blutdruck

Rp.	
Johanniskraut (Hyperici herb.)	60,0
Weißdornblätter mit -blüten	
(Crataegi fol. cum flore)	20,0
Ginsengwurzel (Ginseng rad.)	10,0
Rosmarinblätter	
(Rosmarini fol.)	10,0

Als Teemischung.
2 gehäufte Teelöffel mit 1/4 l kochendem Wasser übergießen, 10 min. zugedeckt ziehen lassen. 3 Tassen über den Tag verteilt trinken.
Bei Anwendung von Johanniskraut sind längere Sonnenbäder zu vermeiden!

Nervöse Erschöpfungszustände

Stress, Reizüberflutung und eine ungesunde Lebensführung können auf Dauer zu einer Überforderung des Nervensystems führen. Selbstverständlich gilt es dann, die äußeren Ursachen abzumildern. Naturheilkundliche Therapien, physikalische Maßnahmen und Entspannungsübungen wie Autogenes Training sind zusätzlich meist hilfreich.
Die Folgen von nervösen Erschöpfungszuständen, wie zentralnervöse Fehlfunktionen, Nervosität und Unruhezustände, aber auch das Gefühl des »Ausgelaugtseins« und der völligen Erschöpfung, lassen sich mit pflanzlichen Mitteln gut bewältigen. Neben reizabschirmenden kommen vor allem aufbauende und kräftigende Pflanzen zum Einsatz.

Bewährte Teepflanzen

Baldrianwurzel
(Valerianae radix)
HW fl entspannend, nervenstärkend

Ginsengwurzel
(Ginseng radix)
HW fl erhöht die Konzentrationsfähigkeit und Hirnleistung, kräftigend

Hopfenzapfen
(Lupuli strobulus)
HW fl entspannend

Melissenblätter
(Melissae folium)
HW fl entspannend, reizabschirmend

Johanniskraut
(Hyperici herba)
HW fl nervenstärkend, stimmungsaufhellend

Rosmarinblätter
(Rosmarini folium)
HW fl durchblutungsfördernd, kräftigend

Rezeptvorschläge

Die folgenden Teemischungen werden kurmäßig über 6 bis 8 Wochen eingesetzt.

Bei nervösen Erschöpfungszuständen als nervenstärkendes, kräftigendes und reizabschirmendes Mittel

Rp.	
Johanniskraut (Hyperici herb.)	35,0
Melissenblätter (Melissae fol.)	25,0
Enzianwurzel (Gentianae rad.)	25,0
Ginsengwurzel (Ginseng rad.)	15,0

Als Teemischung.
2 gehäufte Teelöffel mit 1/4 l kochendem Wasser übergießen, 10 min. zugedeckt ziehen lassen. 2-3 Tassen über den Tag verteilt trinken.
Bei Anwendung von Johanniskraut sind längere Sonnenbäder zu vermeiden! Bei Magen- und Zwölffingerdarmgeschwüren keine Enzianwurzel verwenden!

oder

Rp.	
Melissenblätter (Melissae fol.)	25,0
Johanniskraut (Hyperici herb.)	25,0
Baldrianwurzel (Valerianae rad.)	20,0
Kalmuswurzel (Calami rhiz.)	20,0
Lavendelblüten (Lavandulae flos)	10,0

Als Teemischung.
2 gehäufte Teelöffel mit 1/4 l kochendem Wasser übergießen, 10 min. zugedeckt ziehen lassen. 2-3 Tassen über den Tag verteilt trinken.
Bei Anwendung von Johanniskraut sind längere Sonnenbäder zu vermeiden!

oder bei niedrigem Blutdruck

Rp.	
Johanniskraut (Hyperici herb.)	25,0
Rosmarinblätter (Rosmarini fol.)	25,0
Melissenblätter (Melissae fol.)	20,0
Enzianwurzel (Gentianae rad.)	20,0
Ginsengwurzel (Ginseng rad.)	10,0

Als Teemischung.
2 gehäufte Teelöffel mit 1/4 l kochendem Wasser übergießen, 10 min. zugedeckt ziehen lassen. 2-3 Tassen über den Tag verteilt trinken.
Bei Anwendung von Johanniskraut sind längere Sonnenbäder zu vermeiden!
Bei Magen- und Zwölffingerdarmgeschwüren keine Enzianwurzel verwenden!

Schlafstörungen

Die Ursachen von Schlafstörungen sind zu ergründen. Schlafstörende oder beeinflussende Erkrankungen oder Schmerzzustände sollten behandelt und äußere Ursachen möglichst abgestellt werden. Schlafstörungen können dann beruhigend oder regulierend therapiert werden, wobei auch ein kombiniertes Vorgehen sinnvoll sein kann. In regulierendem Sinne ist auch an andere naturheilkundliche Maßnahmen zu denken. Die beschriebenen Teepflanzen haben vorwiegend eine schlafanstoßende, schlaffördernde Wirkung, ohne den Schlafrhythmus und die Schlafphasen zu beeinflussen.

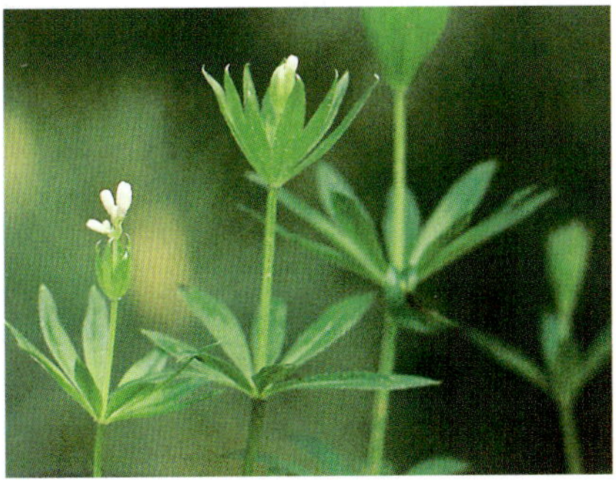

Waldmeister

Bewährte Teepflanzen

Baldrianwurzel
(Valerianae radix)
HW fl beruhigend, entspannend, fördert die Schlafbereitschaft, verkürzt die Einschlafzeit, verbessert die Schlafqualität

Hopfenzapfen
(Lupuli strobulus)
HW fl beruhigend, entspannend, schlaffördernd

Lavendelblüten
(Lavandulae flos)
HW fl beruhigend, entspannend, ausgleichend über das Zentralnervensystem

Melissenblätter
(Melissae folium)
HW fl beruhigend, entspannend, schlaffördernd

Passionsblumenkraut
(Passiflorae herba)
HW fl beruhigend, entspannend, schlaffördernd

Nervensystem, Psyche

Rezeptvorschläge

Die folgenden Teemischungen werden bei Bedarf oder auch kurmäßig über 3 bis 4 Wochen eingesetzt.

Bei Einschlafstörungen als schlafanstoßendes, beruhigendes und entspannendes Mittel

Rp.	
Baldrianwurzel	
(Valerianae rad.)	40,0
Hopfenzapfen (Lupuli strob.)	30,0
Passionsblumenkraut	
(Passiflorae herb.)	20,0
Waldmeisterkraut	
(Galii odorati herb.)	10,0

Als Teemischung.
2 gehäufte Teelöffel mit 1/4 l kochendem Wasser übergießen, 10 min. zugedeckt ziehen lassen. 1-2 Tassen 1/2 bis 1 Std. vor dem Schlafengehen trinken.

oder

Rp.	
Baldrianwurzel	
(Valerianae rad.)	30,0
Melissenblätter (Melissae fol.)	25,0
Hopfenzapfen (Lupuli strob.)	20,0
Passionsblumenkraut	
(Passiflorae herb.)	15,0
Lavendelblüten	
(Lavandulae flos)	10,0

Als Teemischung.
2 gehäufte Teelöffel mit 1/4 l kochendem Wasser übergießen, 10 min. zugedeckt ziehen lassen. 1-2 Tassen 1/2 bis 1 Std. vor dem Schlafengehen trinken.

Bei Schlafstörungen als schlafförderndes, reizabschirmendes, beruhigendes, ausgleichendes und entspannendes Mittel

Rp.	
Baldrianwurzel	
(Valerianae rad.)	25,0
Hopfenzapfen (Lupuli strob.)	25,0
Melissenblätter (Melissae fol.)	20,0
Pfefferminzblätter	
(Menthae pip. herb.)	20,0
Lavendelblüten	
(Lavandulae flos)	10,0

Als Teemischung.
2 gehäufte Teelöffel mit 1/4 l kochendem Wasser übergießen, 10 min. zugedeckt ziehen lassen. 1-2 Tassen 1/2 bis 1 Std. vor dem Schlafengehen trinken.

oder

Rp.

Kamillenblüten (Matricariae flos)	20,0
Melissenblätter (Melissae fol.)	20,0
Hopfenzapfen (Lupuli strob.)	20,0
Baldrianwurzel (Valerianae rad.)	20,0
Passionsblumenkraut (Passiflorae herb.)	10,0
Pomeranzenschalen (Aurantii pericarp.)	10,0

Als Teemischung.
2 gehäufte Teelöffel mit 1/4 l kochendem Wasser übergießen, 10 min. zugedeckt ziehen lassen. 1-2 Tassen 1/2 bis 1 Std. vor dem Schlafengehen trinken.
Bei Anwendung von Pomeranzenschalen sind längere Sonnenbäder zu vermeiden!

oder bei niedrigem Blutdruck

Rp.

Baldrianwurzel (Valerianae rad.)	25,0
Hopfenzapfen (Lupuli strob.)	25,0
Rosmarinblätter (Rosmarini fol.)	20,0
Passionsblumenkraut (Passiflorae herb.)	20,0
Pomeranzenschalen (Aurantii pericarp.)	10,0

Als Teemischung.
2 gehäufte Teelöffel mit 1/4 l kochendem Wasser übergießen, 10 min. zugedeckt ziehen lassen. 1-2 Tassen 1/2 bis 1 Std. vor dem Schlafengehen trinken.
Bei Anwendung von Pomeranzenschalen sind längere Sonnenbäder zu vermeiden!

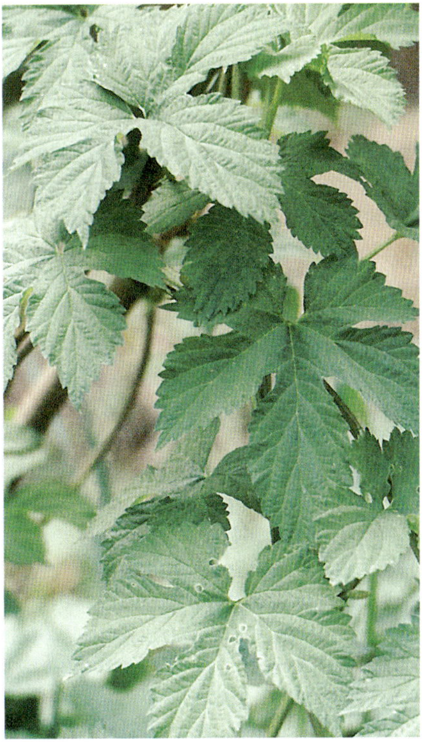

Hopfen

Stressbelastungen

Stressbelastete Patienten werden heute oft mit Theorien über positiven (Eustress) und negativen Stress (Disstress) konfrontiert. Man legt ihnen nahe, negativen Stress zu meiden und Entspannungstechniken anzuwenden. Bei unzureichendem Erfolg wird dadurch leicht die subjektive Stressbelastung zusätzlich erhöht.

Pflanzliche Mittel können entkrampfend, reizabschirmend, beruhigend, regulierend und ausgleichend zum Stressabbau beitragen.

Bewährte Teepflanzen

Baldrianwurzel
(Valerianae radix)
HW fl beruhigend, entspannend, nervenstärkend

Hopfenzapfen
(Lupuli strobulus)
HW fl beruhigend, entspannend, hypnotisch

Johanniskraut
(Hyperici herba)
HW fl nervenstärkend, stimmungsaufhellend, entspannend

Lavendelblüten
(Lavandulae flos)
HW fl beruhigend, entspannend, ausgleichend über das Zentralnervensystem

Melissenblätter
(Melissae folium)
HW fl beruhigend, entspannend, reizabschirmend

Passionsblumenkraut
(Passiflorae herba)
HW fl beruhigend, entspannend

Pfefferminzblätter
(Menthae piperitae folium)
HW fl entkrampfend

Rezeptvorschläge

Die folgenden Teemischungen werden bei Bedarf oder auch kurmäßig über 6 bis 8 Wochen eingesetzt.

Bei erhöhter Stressbelastung als reizabschirmendes, nervenstärkendes, entkrampfendes und ausgleichendes Mittel

Rp.

Hopfenzapfen (Lupuli strob.)	25,0
Melissenblätter (Melissae fol.)	25,0
Passionsblumenkraut (Passiflorae herb.)	20,0
Johanniskraut (Hyperici herb.)	20,0
Lavendelblüten (Lavandulae flos)	10,0

Als Teemischung.
2 gehäufte Teelöffel mit 1/4 l kochendem Wasser übergießen, 10 min. zugedeckt ziehen lassen. 2-3 Tassen über den Tag verteilt trinken oder 1-2 Tassen bei Bedarf.
Bei Anwendung von Johanniskraut sind längere Sonnenbäder zu vermeiden!

oder

Rp.

Hopfenzapfen (Lupuli strob.)	20,0
Baldrianwurzel (Valerianae rad.)	20,0
Melissenblätter (Melissae fol.)	20,0
Passionsblumenkraut (Passiflorae herb.)	15,0
Ginsengwurzel (Ginseng rad.)	15,0
Lavendelblüten (Lavandulae flos)	10,0

Als Teemischung.
2 gehäufte Teelöffel mit 1/4 l kochendem Wasser übergießen, 10 min. zugedeckt ziehen lassen. 2-3 Tassen über den Tag verteilt trinken oder 1-2 Tassen bei Bedarf.

oder

Rp.

Johanniskraut (Hyperici herb.)	
Hopfenzapfen (Lupuli strob.)	
Melissenblätter (Melissae fol.)	
Pfefferminzblätter (Menthae pip. fol.)	
Lavendelblüten (Lavandulae flos)	
zu gleichen Teilen	100,0

Als Teemischung.
2 gehäufte Teelöffel mit 1/4 l kochendem Wasser übergießen, 10 min. zugedeckt ziehen lassen. 2-3 Tassen über den Tag verteilt trinken oder 1-2 Tassen bei Bedarf.
Bei Anwendung von Johanniskraut sind längere Sonnenbäder zu vermeiden!

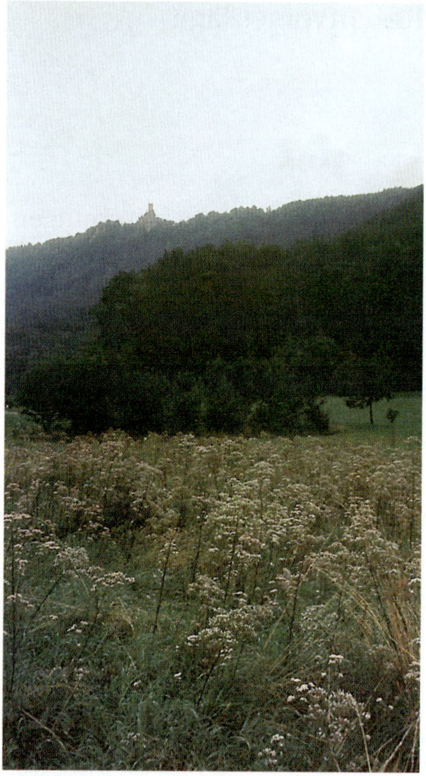

Baldrian

Unruhe, Nervosität

Nervöse Beschwerden, allgemeine Nervosität und Unruhezustände sind heute weit verbreitet und eine Domäne der Pflanzentherapie. Überaktivität, andauernde Hetze und Überforderungen psychisch-seelischer, geistiger und körperlicher Art gehen Hand in Hand mit einer reizbaren Überempfindlichkeit und schneller Ermüdung – bis hin zur Erschöpfung. Dies kann begleitet werden von verschiedenen neurovegetativen Beschwerden, die sich vorwiegend als funktionelle Störungen äußern.

Das Krankheitsbild der »vegetativen Dystonie« mit psychovegetativen Regulationsstörungen und einem vermehrten Spannungszustand der Psyche sowie des gesamten vegetativen Systems bietet ein dankbares Tätigkeitsfeld für die naturheilkundliche Behandlung. Neben einer gesundheitsfördernden Regelung der Lebensumstände sind sowohl Entspannung als auch Stabilisierung angezeigt.

Bewährte Teepflanzen

Baldrianwurzel
(Valerianae radix)
HW fl beruhigend, entspannend, die zentrale Überaktivität nimmt ab, gegen nervöse Erschöpfungszustände

Fenchelfrüchte
(Foeniculi fructus)
HW fl entspannend, beruhigend bei Kindern mit Verdauungsbeschwerden

Hopfenzapfen
(Lupuli strobulus)
HW fl beruhigend, entspannend, gegen sexuelle Erregungszustände

Lavendelblüten
(Lavandulae flos)
HW fl beruhigend, entspannend, regulierend auf das Zentralnervensystem

Melissenblätter
(Melissae folium)
HW fl beruhigend, entspannend, reizabschirmend

Passionsblumenkraut
(Passiflorae herba)
HW fl beruhigend, entspannend, vegetativ ausgleichend

Pomeranzenschalen
(Aurantii pericarpium)
HW fl entspannend, leicht beruhigend

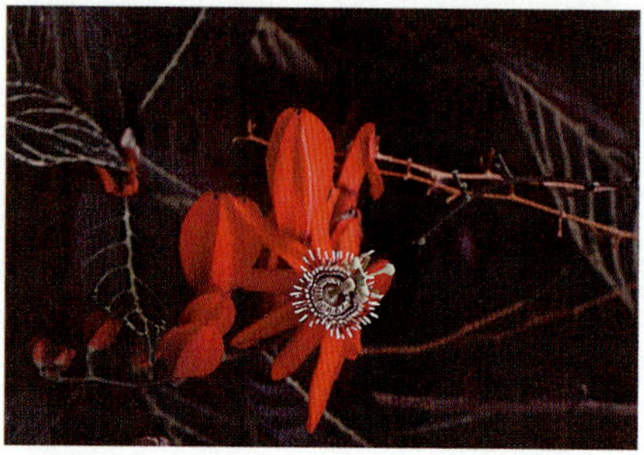

Passionsblume

Rezeptvorschläge

Die folgenden Teemischungen werden bei Bedarf oder auch kurmäßig über 8 bis 10 Wochen eingesetzt.

Bei Nervosität und Unruhe als beruhigendes, entspannendes, ausgleichendes und nervenstärkendes Mittel

Rp.

Melissenblätter (Melissae fol.)	30,0
Baldrianwurzel (Valerianae rad.)	30,0
Passionsblumenkraut (Passiflorae herb.)	15,0
Lavendelblüten (Lavandulae flos)	15,0
Pomeranzenschalen (Aurantii pericarp.)	10,0

Als Teemischung.
2 gehäufte Teelöffel mit 1/4 l kochendem Wasser übergießen, 10 min. zugedeckt ziehen lassen. 2-3 Tassen über den Tag verteilt trinken oder 1-2 Tassen bei Bedarf.
Bei Anwendung von Pomeranzenschalen sind längere Sonnenbäder zu vermeiden!

oder

Rp.

Hopfenzapfen (Lupuli strob.)	25,0
Baldrianwurzel (Valerianae rad.)	25,0
Melissenblätter (Melissae fol.)	20,0
Johanniskraut (Hyperici herb.)	15,0
Pfefferminzblätter (Menthae pip. fol.)	15,0

Als Teemischung.
2 gehäufte Teelöffel mit 1/4 l kochendem Wasser übergießen, 10 min. zugedeckt ziehen lassen. 2-3 Tassen über den Tag verteilt trinken oder 1-2 Tassen bei Bedarf. Bei Anwendung von Johanniskraut sind längere Sonnenbäder zu vermeiden!

Bei nervösen und reizüberfluteten Patienten als beruhigendes, ausgleichendes und reizabschirmendes Mittel

Rp.

Hopfenzapfen (Lupuli strob.)	30,0
Baldrianwurzel (Valerianae rad.)	30,0
Melissenblätter (Melissae fol.)	25,0
Lavendelblüten (Lavandulae flos)	15,0

Als Teemischung.
2 gehäufte Teelöffel mit 1/4 l kochendem Wasser übergießen, 10 min. zugedeckt ziehen lassen. 2-3 Tassen über den Tag verteilt trinken oder 1-2 Tassen bei Bedarf.

Bei Nervosität und Unruhe mit nervösen Herz-Kreislauf-Beschwerden

Rp.

Herzgespannkraut (Leonuri card. herb.)	30,0
Melissenblätter (Melissae fol.)	30,0
Passionsblumenkraut (Passiflorae herb.)	25,0
Lavendelblüten (Lavandulae flos)	15,0

Als Teemischung.
2 gehäufte Teelöffel mit 1/4 l kochendem Wasser übergießen, 10 min. zugedeckt ziehen lassen. 2-3 Tassen über den Tag verteilt trinken oder 1-2 Tassen bei Bedarf.

Bei Nervosität und Unruhe mit nervösen Verdauungsbeschwerden

Rp.

Kamillenblüten (Matricariae flos)	25,0
Melissenblätter (Melissae fol.)	25,0
Hopfenzapfen (Lupuli strob.)	20,0
Lavendelblüten (Lavandulae flos)	15,0
Pomeranzenschalen (Aurantii pericarp.)	15,0

Als Teemischung.
2 gehäufte Teelöffel mit 1/4 l kochendem Wasser übergießen, 10 min. zugedeckt ziehen lassen. 2-3 Tassen über den Tag verteilt trinken oder 1-2 Tassen bei Bedarf.
Bei Anwendung von Pomeranzenschalen sind längere Sonnenbäder zu vermeiden!

Blasen- und Nierensystem

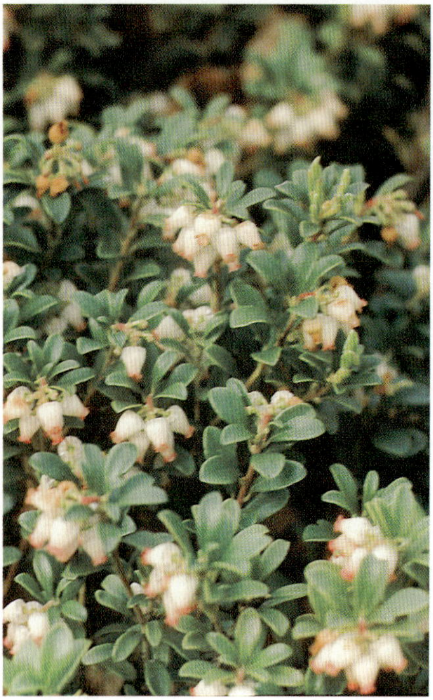

Bärentraube

Zahlreiche Pflanzen haben sich therapeutisch bei Erkrankungen des BLASEN- UND NIERENSYSTEMS bewährt. Von Entzündungen der ableitenden Harnwege bis zu Störungen der Harnausscheidung eröffnet sich ein breites Anwendungsgebiet. Dankbare Aufgabengebiete sind auch vorbeugende Maßnahmen, z.B. bei einer Neigung zu Steinleiden oder wiederkehrenden Harnwegsinfekten.

Wie bei anderen Erkrankungen sind auch hier die therapeutischen Grenzen zu beachten bzw. durch andere Maßnahmen zu ergänzen oder zu ersetzen.

Entzündungen der ableitenden Harnwege

Hier kann ein sorgfältig ausgewählter Tee als optimales, ebenso zeitloses wie modernes Therapeutikum eingesetzt werden.
Die folgenden Pflanzen besitzen entzündungswidrige, harndesinfizierende und/oder antibakterielle Wirkstoffe. Sie sollten dem Krankheitsbild entsprechend durch entwässernd wirkende sowie erforderlichenfalls auch durch entkrampfende Pflanzen ergänzt werden.
Bei arbutinhaltigen Pflanzen ist darauf zu achten, dass sich die Wirkung nur im alkalischen Urin entfalten kann. Durch kurzfristige Nahrungsumstellung auf rein vegetarische Kost oder entsprechende Medikamente ist dafür Sorge zu tragen.
Es darf keine Durchspülungstherapie angewendet werden bei Ödemen infolge eingeschränkter Herz- und Nierentätigkeit!

Bewährte Teepflanzen

Bärentraubenblätter
(Uvae ursi folium)
(arbutinhaltig)
HW fl entzündungswidrig, harndesinfizierend, hemmend auf Bakterien

Bergenienblätter
(Bergeniae folium)
(arbutinhaltig)
HW fl entzündungswidrig, harndesinfizierend

Birnenblätter
(Piri communis folium)
(arbutinhaltig)
HW fl entzündungswidrig, harndesinfizierend, hemmend auf Keime

Brennnesselkraut
(Urticae herba)
HW fl entzündungswidrig, entwässernd

Brunnenkressekraut
(Nasturtii herba)
HW fl entzündungswidrig, harndesinfizierend, hemmend auf Keime

Buccoblätter
(Barosmae folium)
HW fl entzündungswidrig, harndesinfizierend, entwässernd, bakterienhemmend

Goldrutenkraut
(Solidaginis virgaureae herba)
HW fl entzündungswidrig, antibakteriell, entwässernd

Hauhechelwurzel
(Ononidis radix)
HW fl entwässernd

Johannisbeerblätter, schwarze
(Ribis nigri folium)
HW fl entwässernd

Liebstöckelwurzel
(Levistici radix)
HW fl entwässernd

Orthosiphonblätter
(Orthosiphonis folium)
HW fl entwässernd

Preiselbeerblätter
(Vitis idaeae folium)
HW fl harndesinfizierend

Sandelholz, weißes
(Santali albi lignum)
HW fl entzündungswidrig, antibakteriell

Schachtelhalmkraut
(Equiseti herba)
HW fl entwässernd

Wacholderbeeren
(Juniperi fructus)
HW fl entzündungswidrig, entwässernd

Rezeptvorschläge

Die folgenden Teemischungen werden kurzfristig bei Bedarf eingesetzt.
Keine Durchspülungstherapie bei Ödemen infolge eingeschränkter Herz- und Nierentätigkeit!

Als antibakterielles Mittel bei Infekten der ableitenden Harnwege

Rp.	
Bärentraubenblätter	
(Uvae ursi fol.)	50,0
Buccoblätter (Barosmae fol.)	30,0
Birkenblätter (Betulae fol.)	20,0

Als Teemischung.
4 gehäufte Teelöffel mit 1/2 l kaltem Wasser übergießen, 10 Std. zugedeckt ziehen lassen. 3-4 Tassen über den Tag verteilt trinken.

Als Aufguss.
2 gehäufte Teelöffel mit 1/4 l kochendem Wasser übergießen,

10 min. zugedeckt ziehen lassen. 3 Tassen über den Tag verteilt trinken. Bei empfindlichen Personen können durch Bärentraubenblätter Magenreizungen erfolgen!

oder

Rp.

Bärentraubenblätter (Uvae ursi fol.)	40,0
Birnenblätter (Piri com. fol.)	30,0
Birkenblätter (Betulae fol.)	30,0

Als Teemischung.
4 gehäufte Teelöffel mit 1/2 l kaltem Wasser übergießen, 10 Std. zugedeckt ziehen lassen. 3-4 Tassen über den Tag verteilt trinken.

Als Aufguss.
2 gehäufte Teelöffel mit 1/4 l kochendem Wasser übergießen, 10 min. zugedeckt ziehen lassen. 3 Tassen über den Tag verteilt trinken.
Bei empfindlichen Personen können durch Bärentraubenblätter Magenreizungen erfolgen, deshalb sollten sie möglichst kalt ausgezogen werden. Es sind dann wesentlich weniger Gerbstoffe im Tee enthalten. Bei einer Abkochung ist – gegenüber einem Kaltauszug – etwa das Doppelte an Gerbstoffen zu erwarten. Zugleich enthält der Kaltauszug etwa ein Drittel mehr Arbutin.

Bei Infekten der ableitenden Harnwege als entzündungswidriges, krampflösendes und reizlinderndes Mittel

Rp.

Goldrutenkraut (Solidaginis virg. herb.)	
Orthosiphonblätter (Orthosiphones fol.)	
Bärentraubenblätter (Uvae ursi fol.)	
Birkenblätter (Betulae fol.)	
zu gleichen Teilen	100,0

Als Teemischung.
2 gehäufte Teelöffel mit 1/4 l kochendem Wasser übergießen, 10 min. zugedeckt ziehen lassen. 3-4 Tassen über den Tag verteilt trinken.
Bei empfindlichen Personen können durch Bärentraubenblätter Magenreizungen erfolgen!

oder

Rp.

Bärentraubenblätter (Uvae ursi fol.)	40,0
Goldrutenkraut (Solidaginis virg. herb.)	25,0
Bruchkraut (Hernariae herb.)	20,0
Birkenblätter (Betulae fol.)	15,0

Als Teemischung.
2 gehäufte Teelöffel mit 1/4 l kochendem Wasser übergießen, 10 min. zugedeckt ziehen lassen.

3-4 Tassen über den Tag verteilt trinken.
Bei empfindlichen Personen können durch Bärentraubenblätter Magenreizungen erfolgen!

oder

Rp.	
Goldrutenkraut	
(Solidaginis virg. herb.)	30,0
Brennnesselkraut	
(Urticae herb.)	25,0
Bruchkraut (Hernariae herb.)	20,0
Birkenblätter (Betulae fol.)	15,0
Wacholderbeeren	
(Juniperi fruct.)	10,0

Als Teemischung.
2 gehäufte Teelöffel mit 1/4 l kochendem Wasser übergießen, 10 min. zugedeckt ziehen lassen.
3-4 Tassen über den Tag verteilt trinken.

Bei chronisch wiederkehrenden Harnwegsinfekten

Rp.	
Goldrutenkraut	
(Solidaginis virg. herb.)	30,0
Schafgarbenkraut	
(Millefolii herb.)	20,0
Bruchkraut (Hernariae herb.)	20,0
Schachtelhalmkraut	
(Equiseti herb.)	20,0
Thymiankraut (Thymi herb.)	10,0

Als Teemischung.
2 gehäufte Teelöffel mit 1/4 l kochendem Wasser übergießen, 10 min. zugedeckt ziehen lassen.
3-4 Tassen über den Tag verteilt trinken.
Eine Überempfindlichkeit oder Allergie gegen Schafgarbenkraut sollte beachtet werden!

oder

Rp.	
Goldrutenkraut	
(Solidaginis virg. herb.)	
Buccoblätter (Barosmae fol.)	
Schachtelhalmkraut (Equiseti herb.)	
Queckenwurzelstock	
(Graminis rhiz.)	
zu gleichen Teilen	100,0

Als Teemischung.
2 gehäufte Teelöffel mit 1/4 l kochendem Wasser übergießen, 10 min. zugedeckt ziehen lassen.
3-4 Tassen über den Tag verteilt trinken.

Miktionsbeschwerden

(erschwertes Harnlassen)

Die Ursachen bedürfen einer genauen Abklärung. Funktionelle Miktionsbeschwerden sind gegenüber organischen abzugrenzen. Ob und in welcher Form diese zu behandeln sind, ergibt die Diagnose.
Die nachstehenden Pflanzen beeinflussen die Miktion und können bei einer Vergrößerung der Prostata die Beschwerden erheblich lindern.

Bewährte Teepflanzen

Brennnesselwurzel
(Urticae radix)
HW fl senkt die Restharnmenge, erhöht die Entleerungsmenge

Sägepalmenfrüchte
(Sabal fructus)
HW fl erhöht die Entleerungsmenge

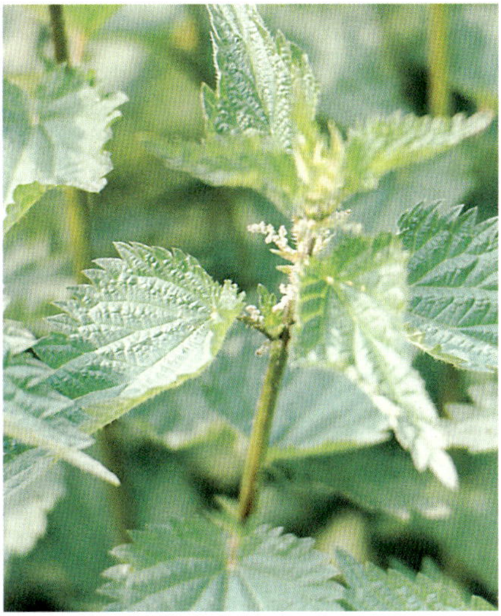

Brennnessel

Rezeptvorschläge

Die folgenden Teemischungen werden bei Bedarf oder auch kurmäßig über 6 bis 8 Wochen eingesetzt.

Bei Miktionsbeschwerden

Rp.	
Brennnesselwurzel	
(Urticae rad.)	30,0
Weidenröschenkraut	
(Epilobii parvifl. herb.)	25,0
Goldrutenkraut	
(Solidaginis virg. herb.)	25,0
Kamillenblüten	
(Matricariae flos)	20,0

Als Teemischung.
2 gehäufte Teelöffel mit 1/4 l kochendem Wasser übergießen, 10 min. zugedeckt ziehen lassen. 3 Tassen über den Tag verteilt trinken.

oder

Rp.	
Sägepalmenfrüchte	
(Sabal fruct.)	30,0
Weidenröschenkraut	
(Epilobii parvifl. herb.)	25,0
Birkenblätter (Betulae fol.)	25,0
Schafgarbenkraut	
(Millefolii herb.)	20,0

Als Teemischung.
2 gehäufte Teelöffel mit 1/4 l kochendem Wasser übergießen, 10 min. zugedeckt ziehen lassen. 3-4 Tassen über den Tag verteilt trinken.
Eine Überempfindlichkeit oder Allergie gegen Schafgarbenkraut sollte beachtet werden!

Nierenerkrankungen

Eine akute Nierenentzündung gehört in die Hand eines erfahrenen Behandlers. Mit ihm können zusätzliche Maßnahmen abgestimmt werden. Die Therapie richtet sich wie stets nach den Ursachen und dem bisherigen Verlauf der Erkrankung. Neben strenger Bettruhe sind vor allem nierenentlastende Maßnahmen angesagt. Dies gilt insbesondere auch bei einer erforderlichen antibiotischen Behandlung.

Eine Reihe von Pflanzen wirken auf die Nierenfunktionen ein. Dies erfolgt sowohl über eine Verbesserung der Durchblutungsverhältnisse, wie auch durch eine nierenparenchymreizende Wirkung. Bei einer akuten Nierenentzündung gilt es jedoch zusätzliche Reizungen und Belastungen der Niere zu vermeiden.

Bewährte Teepflanzen

Goldrutenkraut
(Solidaginis virgaureae herba) (H)
HW fl entzündungswidrig, antibakteriell, entkrampfend, entwässernd

Orthosiphonblätter
(Orthosiphonis folium) (H)
HW fl entzündungswidrig, entkrampfend, entwässernd

Rezeptvorschläge

Die folgenden Teemischungen können bei Bedarf in Abstimmung mit einem erfahrenen Behandler eingesetzt werden.

Bei akuter Nierenentzündung

Rp.	
Goldrutenkraut	
(Solidaginis virg. herb.)	30,0
Birkenblätter (Betulae fol.)	25,0
Schafgarbenkraut	
(Millefolii herb.)	25,0
Pfefferminzblätter	
(Menthae pip. fol.)	20,0

Als Teemischung.
2 gehäufte Teelöffel mit 1/4 l kochendem Wasser übergießen, 10 min. zugedeckt ziehen lassen. 3 Tassen über den Tag verteilt trinken.
Eine Überempfindlichkeit oder Allergie gegen Schafgarbenkraut sollte beachtet werden!

oder

Rp.	
Goldrutenkraut	
(Solidaginis virg. herb.)	30,0
Orthosiphonblätter	
(Orthosiphonis fol.)	30,0
Birkenblätter (Betulae fol.)	25,0
Kamillenblüten	
(Matricariae flos)	15,0

Als Teemischung.
2 gehäufte Teelöffel mit 1/4 l kochendem Wasser übergießen, 10 min. zugedeckt ziehen lassen. 3 Tassen über den Tag verteilt trinken.

Bei chronischen Verlaufsformen

Rp.	
Goldrutenkraut	
(Solidaginis virg. herb.)	30,0
Hauhechelwurzel	
(Ononidis rad.)	25,0
Schachtelhalmkraut	
(Equiseti herb.)	25,0
Schafgarbenkraut	
(Millefolii herb.)	20,0

Als Teemischung.
2 gehäufte Teelöffel mit 1/4 l kochendem Wasser übergießen, 10 min. zugedeckt ziehen lassen. 3 Tassen über den Tag verteilt trinken.
Eine Überempfindlichkeit oder Allergie gegen Schafgarbenkraut sollte beachtet werden!

Reizblase

Von einer Reizblase kann ausgegangen werden, wenn bereits bei einem geringen Füllungszustand der Blase ein Miktionsreiz entsteht, ohne dass ein krankhafter Harnbefund oder organische Ursachen festzustellen sind. Es handelt sich dann vorwiegend um eine funktionelle Störung. Selbstverständlich gilt es, Harnwegsinfektionen und Prostataleiden auszuschließen.
Neben anderen naturheilkundlichen Maßnahmen kommen vor allem Pflanzen mit psychovegetativer, tonisierender, kräftigender, bindegewebsstärkender und stoffwechselverbessernder Wirkung zum Einsatz. Bei einem entsprechenden Krankheitsbild ist auch an entkrampfende Pflanzen zu denken.

Bewährte Teepflanzen

Brennnesselwurzel
(Urticae radix)

Johanniskraut
(Hyperici herba)

Lavendelblüten
(Lavandulae flos)

Sägepalmenfrüchte
(Sabal fructus)

Eine Ergänzung durch »Nervenpflanzen«, wie Baldrianwurzel und Hopfenzapfen, aber auch durch Goldrutenkraut oder Schachtelhalmkraut kann sinnvoll sein.

Rezeptvorschläge

Die folgenden Teemischungen werden bei Bedarf oder auch kurmäßig über 6 bis 8 Wochen eingesetzt.

Bei nervöser Reizblase

Rp.
Johanniskraut (Hyperici herb.)
Gundelrebenkraut
(Glechomae hed. herb.)
Melissenblätter (Melissae fol.)
Schafgarbenkraut (Millefolii herb.)
Schachtelhalmkraut (Equiseti herb.)
zu gleichen Teilen 100,0

Als Teemischung.
2 gehäufte Teelöffel mit 1/4 l kochendem Wasser übergießen, 10 min. zugedeckt ziehen lassen. 2-3 Tassen über den Tag verteilt trinken.
Eine Überempfindlichkeit oder Allergie gegen Schafgarbenkraut sollte beachtet werden!
Bei Anwendung von Johanniskraut sind längere Sonnenbäder zu vermeiden!

oder

Rp.	
Johanniskraut (Hyperici herb.)	25,0
Brennnesselwurzel (Urticae rad.)	25,0
Hopfenzapfen (Lupuli strob.)	20,0
Melissenblätter (Melissae fol.)	20,0
Lavendelblüten (Lavandulae flos)	10,0

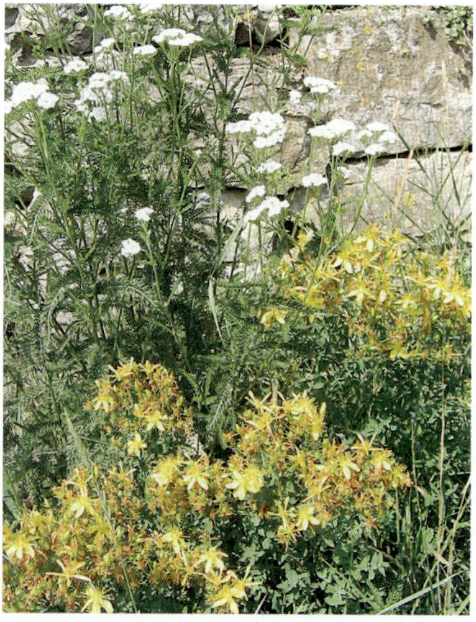

Johanniskraut

Als Teemischung.
2 gehäufte Teelöffel mit 1/4 l kochendem Wasser übergießen, 10 min. zugedeckt ziehen lassen. 2-3 Tassen über den Tag verteilt trinken.
Bei Anwendung von Johanniskraut sind längere Sonnenbäder zu vermeiden!

oder

Rp.

Sägepalmenfrüchte (Sabal fruct.)	35,0
Goldrutenkraut (Solidaginis virg. herb.)	30,0
Hopfenzapfen (Lupuli strob.)	25,0
Lavendelblüten (Lavandulae flos)	10,0

Als Teemischung.
2 gehäufte Teelöffel mit 1/4 l kochendem Wasser übergießen, 10 min. zugedeckt ziehen lassen. 2-3 Tassen über den Tag verteilt trinken.

oder

Rp.

Johanniskraut (Hyperici herb.)	20,0
Hopfenzapfen (Lupuli strob.)	20,0
Melissenblätter (Melissae fol.)	20,0
Schafgarbenkraut (Millefolii herb.)	15,0
Schachtelhalmkraut (Equiseti herb.)	15,0
Lavendelblüten (Lavandulae flos)	10,0

Als Teemischung.
2 gehäufte Teelöffel mit 1/4 l kochendem Wasser übergießen, 10 min. zugedeckt ziehen lassen. 2-3 Tassen über den Tag verteilt trinken.
Eine Überempfindlichkeit oder Allergie gegen Schafgarbenkraut sollte beachtet werden!
Bei Anwendung von Johanniskraut sind längere Sonnenbäder zu vermeiden!

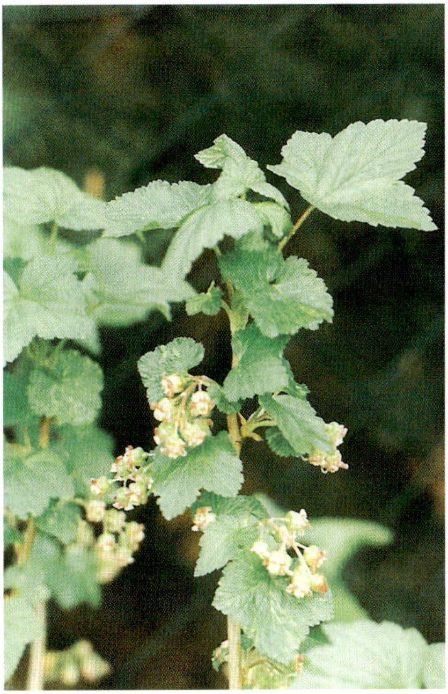

Johannisbeere

Steinleiden

Die naturheilkundliche Therapie ist darauf ausgerichtet, die Stein- und Grießbildung zu vermeiden, die durch physikalische und chemische Veränderungen des Harns entstehen. Durch Ausfällungen können sich Konkremente von erheblicher Größe bilden. Dies schließt die Ernährung und andere allgemeine Maßnahmen ein. Eine ausreichende Flüssigkeitszufuhr dient der »Harnverdünnung«, um damit konzentriertem Harn entgegenzuwirken und das spezifische Gewicht des Harns abzusenken. Zugleich können Stoffwechsel- und Organfunktionen verbessert werden. Neben den »Stoffwechselpflanzen«, sollten alkalisierende und entwässernde Pflanzenteile verwendet werden. Mitbehandelt werden selbstverständlich stets auch bestehende Erkrankungen, die eine Steinbildung begünstigen. Für den vorbeugenden Einsatz eignen sich die im Folgenden aufgeführten Pflanzen, die durch weitere stoffwechselverbessernde, nierenwirksame und entwässernde ergänzt werden.

Bei Nierengrieß und kleinen Steinen ist der Einsatz von entwässernden und entkrampfenden Teepflanzen sinnvoll, um einen natürlichen Abgang zu erleichtern (siehe Abschnitte »Störungen der Diurese« und »Entzündungen der Harnwege«).

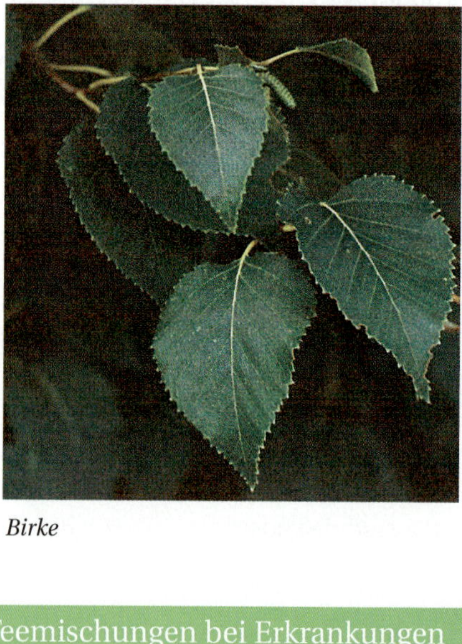

Birke

Bewährte Teepflanzen

Birkenblätter
(Betulae folium)
HW fl nierenanregend, stoffwechselanregend, entwässernd, vorbeugend gegen Grieß- und Steinbildung

Brennnesselkraut
(Urticae herba)
HW fl entwässernd, vorbeugend gegen Grieß- und Steinbildung, harnsäureausscheidend

Goldrutenkraut
(Solidaginis virgaureae herba)
HW fl entwässernd, nierenanregend, vorbeugend gegen Grieß- und Steinbildung

Hauhechelwurzel
(Ononidis radix)
HW fl entwässernd, harnsäureausscheidend, vorbeugend gegen Grieß- und Steinbildung

Liebstöckelwurzel
(Levistici radix)
HW fl entwässernd, vorbeugend gegen Grieß- und Steinbildung

Löwenzahnwurzel mit -kraut
(Taraxaci radix cum herba)
HW fl entwässernd, stoffwechselanregend, vorbeugend gegen Grieß- und Steinbildung

Orthosiphonblätter
(Orthosiphonis folium)
HW fl entwässernd, vorbeugend gegen Grieß- und Steinbildung

Queckenwurzelstock
(Graminis rhizoma)
HW fl entwässernd, stoffwechselverbessernd

Schachtelhalmkraut
(Equiseti herba)
HW fl entwässernd, stoffwechselanregend, vorbeugend gegen Grieß- und Steinbildung

Spargelwurzelstock
(Asparagi rhizoma)
HW fl entwässernd, vorbeugend gegen Grieß- und Steinbildung

Blasen- und Nierensystem

Rezeptvorschläge

Die folgenden Teemischungen werden kurmäßig über 10 bis 12 Wochen eingesetzt. Keine Durchspülungstherapie bei Ödemen infolge eingeschränkter Herz- und Nierentätigkeit!

Zur Vorbeugung gegen Nierengrieß und Steinbildung

Rp.

Brennnesselkraut (Urticae herb.)	30,0
Birkenblätter (Betulae fol.)	30,0
Hauhechelwurzel (Ononidis rad.)	20,0
Queckenwurzelstock (Graminis rhiz.)	20,0

Als Teemischung.
2 gehäufte Teelöffel mit 1/4 l kochendem Wasser übergießen, 10 min. zugedeckt ziehen lassen. 3 Tassen über den Tag verteilt trinken.

oder

Rp.

Birkenblätter (Betulae fol.)	25,0
Goldrutenkraut (Solidaginis virg. herb.)	25,0
Orthosiphonblätter (Orhosiphonis fol.)	20,0
Schachtelhalmkraut (Equiseti herb.)	20,0
Brennnesselkraut (Urticae herb.)	10,0

Als Teemischung.
2 gehäufte Teelöffel mit 1/4 l kochendem Wasser übergießen, 10 min. zugedeckt ziehen lassen. 3 Tassen über den Tag verteilt trinken.

oder

Rp.
Löwenzahnwurzel mit Kraut (Taraxaci rad. cum herb.)
Brennnesselkraut (Urticae herb.)
Birkenblätter (Betulae fol.)
Queckenwurzelstock (Graminis rhiz.)
zu gleichen Teilen 100,0

Als Teemischung.
2 gehäufte Teelöffel mit 1/4 l kochendem Wasser übergießen, 10 min. zugedeckt ziehen lassen. 3 Tassen über den Tag verteilt trinken.

oder

Rp.
Goldrutenkraut (Solidaginis virg. herb.)
Brennnesselkraut (Urticae herb.)
Buccoblätter (Barosmae fol.)
Hauhechelwurzel (Ononidis rad.)
zu gleichen Teilen 100,0

Als Teemischung.
2 gehäufte Teelöffel mit 1/4 l kochendem Wasser übergießen, 10 min. zugedeckt ziehen lassen. 3 Tassen über den Tag verteilt trinken.

Störungen der Diurese (Harnausscheidung)

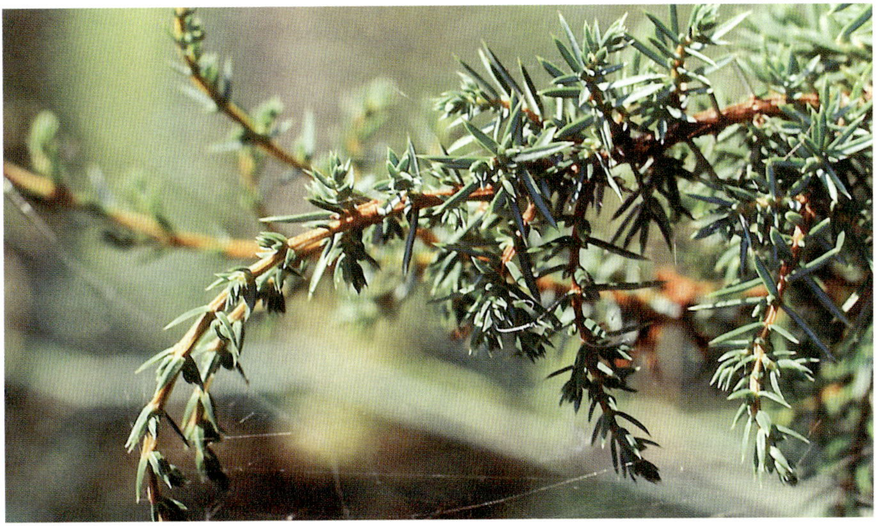

Wacholder

Eine gesteigerte Harnausscheidung durch pflanzliche Mittel beruht auf einem anderen Wirkmechanismus als bei synthetischen Entwässerungsmitteln. Sie werden deshalb auch als Aquaretika bezeichnet. Ihre Wirkung beruht vorwiegend auf einer gesteigerten glomulären (Nierengewebe) Filtration, wobei sie sich in ihrer Wirkrichtung zum Teil erheblich unterscheiden.

Verschiedene Pflanzen führen unter anderem zu einer verstärkten Durchblutung der Niere, enthalten wasserausscheidende Mineralstoffe oder erhöhen die Filtrationsrate der Niere.

Entzündliche Nierenerkrankungen oder eine eingeschränkte Nierenfunktion sind bei einigen Pflanzen genauso als Gegenanzeige zu betrachten wie eine vorliegende Schwangerschaft. Kurzhinweise erfolgen bei den Pflanzen (siehe Monographien im Kapitel »Teepflanzen«).

Bewährte Teepflanzen

Birkenblätter
(Betulae folium)
HW fl entwässernd

Brennnesselkraut
(Urticae herba)
HW fl entwässernd, harnsäureausscheidend

Buccoblätter
(Barosmae folium)
HW fl entwässernd

Gartenbohnenhülsen
(Phaseoli fructus sine semine)
HW fl entwässernd

Goldrutenkraut
(Solidaginis virgaureae herba)
HW fl entwässernd

Hauhechelwurzel
(Ononidis radix)
HW fl entwässernd, harnsäureausscheidend

Johannisbeerblätter, schwarze
(Ribis nigri folium)
HW fl entwässernd

Liebstöckelwurzel
(Levistici radix)
HW fl entwässernd

Löwenzahnwurzel mit -kraut
(Taraxaci radix cum herba)
HW fl entwässernd

Orthosiphonblätter
(Orthosiphonis folium)
HW fl entwässernd

Petersilienwurzel
(Petroselini radix)
HW fl entwässernd

Queckenwurzelstock
(Graminis rhizoma)
HW fl entwässernd

Schachtelhalmkraut
(Equiseti herba)
HW fl entwässernd

Spargelwurzelstock
(Asparagi rhizoma)
HW fl entwässernd

Wacholderbeeren
(Juniperi fructus)
HW fl entwässernd

Rezeptvorschläge

Die folgenden Teemischungen werden bei Bedarf kurzfristig eingesetzt.
Keine Durchspülungstherapie bei Ödemen infolge eingeschränkter Herz- und Nierentätigkeit!

Zur Anregung der Harnausscheidung

Rp.	
Hauhechelwurzel (Ononidis rad.)	25,0
Liebstöckelwurzel (Levistici rad.)	25,0
Birkenblätter (Betulae fol.)	20,0
Brennnesselkraut (Urticae herb.)	20,0
Wacholderbeeren (Juniperi fruct.)	10,0

Als Teemischung.
2 gehäufte Teelöffel mit 1/4 l kochendem Wasser übergießen, 10 min. zugedeckt ziehen lassen. 3 Tassen über den Tag verteilt trinken.

oder

Rp.	
Goldrutenkraut (Solidaginis virg. herb.)	
Brennnesselkraut (Urticae herb.)	
Bruchkraut (Hernariae herb.)	
Birkenblätter (Betulae fol.)	
Queckenwurzelstock (Graminis rhiz.)	
zu gleichen Teilen	100,0

Als Teemischung.
2 gehäufte Teelöffel mit 1/4 l kochendem Wasser übergießen, 10 min. zugedeckt ziehen lassen. 3 Tassen über den Tag verteilt trinken.

oder

Rp.	
Birkenblätter (Betulae fol.)	
Gartenbohnenschalen (Phaseoli fruct. sine sem.)	
Schachtelhalmkraut (Equiseti herb.)	
Schafgarbenkraut (Millefolii herb.)	
Hauhechelwurzel (Ononidis rad.)	
zu gleichen Teilen	100,0

Als Teemischung.
2 gehäufte Teelöffel mit 1/4 l kochendem Wasser übergießen, 10 min. zugedeckt ziehen lassen. 3 Tassen über den Tag verteilt trinken. Eine Überempfindlichkeit oder Allergie gegen Schafgarbenkraut sollte beachtet werden!

oder

Rp.	
Goldrutenkraut	
(Solidaginis virg. herb.)	
Birkenblätter (Betulae fol.)	
Schachtelhalmkraut (Equiseti herb.)	
Brennnesselkraut (Urticae herb.)	
Hauhechelwurzel (Ononidis rad.)	
Buccoblätter (Barosmae fol.)	
zu gleichen Teilen	100,0

Als Teemischung.
2 gehäufte Teelöffel mit 1/4 l kochendem Wasser übergießen, 10 min. zugedeckt ziehen lassen. 3 Tassen über den Tag verteilt trinken.

Zur Anregung der Harnausscheidung als ausleitendes, blutreinigendes und stoffwechselverbesserndes Mittel

Rp.	
Löwenzahnwurzel und Kraut	
(Taraxaci rad. cum herb.)	
Birkenblätter (Betulae fol.)	
Brennnesselkraut (Urticae herb.)	
Queckenwurzelstock	
(Graminis rhiz.)	
Schafgarbenkraut (Millefolii herb.)	
Erdbeerblätter (Fragariae fol.)	
zu gleichen Teilen	100,0

Als Teemischung.
2 gehäufte Teelöffel mit 1/4 l kochendem Wasser übergießen, 10 min. zugedeckt ziehen lassen. 3 Tassen über den Tag verteilt trinken.
Eine Überempfindlichkeit oder Allergie gegen Schafgarbenkraut oder Erdbeerblätter sollte beachtet werden!

oder

Rp.	
Hauhechelwurzel	
(Ononidis rad.)	20,0
Wegwartenwurzel	
(Cichorii rad.)	20,0
Brennnesselkraut	
(Urticae herb.)	15,0
Klettenwurzel (Bardanae rad.)	15,0
Birkenblätter (Betulae fol.)	10,0
Stiefmütterchenkraut	
(Violae tric. herb.)	10,0
Ebereschenbeeren	
(Sorbi aucup. fruct.)	10,0

Als Teemischung.
2 gehäufte Teelöffel mit 1/4 l kochendem Wasser übergießen, 10 min. zugedeckt ziehen lassen. Tassen über den Tag verteilt trinken.

Stoffwechselstörungen

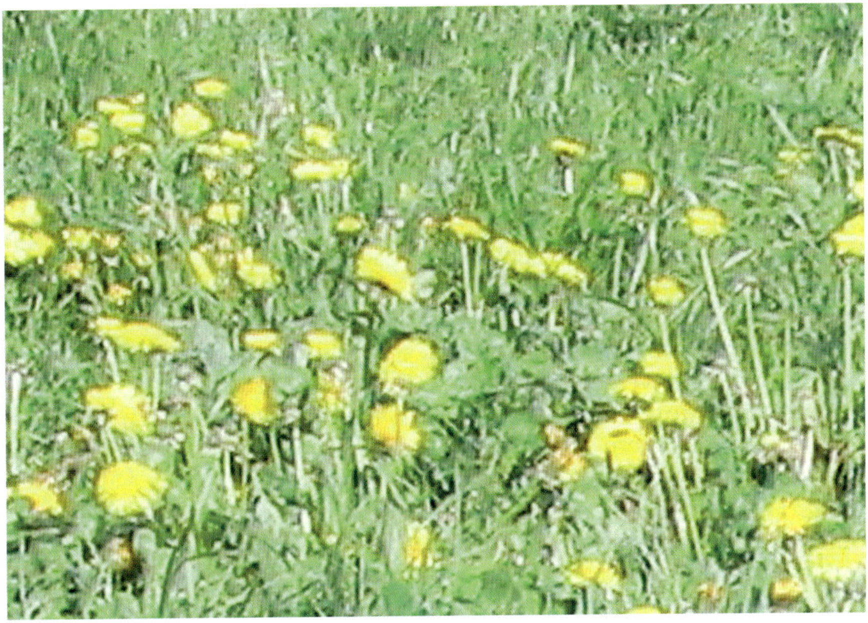

Löwenzahn

Naturheilkundliche Maßnahmen bieten sich bei Stoffwechselerkrankungen geradezu an. Ob dies als alleinige Behandlung ausreichend ist oder unterstützend erfolgt, hängt von der Art und Schwere der Erkrankung ab.

Selbst wenn die Ernährungstherapie im Vordergrund stehen sollte, ist das gesamte Spektrum naturheilkundlicher Behandlung sinnvoll, sofern keine Gegenanzeigen vorliegen oder erhebliche Beeinträchtigungen dies ausschließen.

Bewegung und Wasseranwendungen bieten eine hervorragende Ergänzung zur Pflanzentherapie. Sie verbessern die Gesamtsituation und verhindern oftmals die zu erwartenden Begleiterkrankungen und Spätfolgen von schweren Stoffwechselerkrankungen.

Bei kurzfristigen Stoffwechselentgleisungen gilt es, naturheilkundliche und stoffwechselverbessernde Maßnahmen zu ergreifen, um die Regulationssysteme anzusprechen.

Diabetes mellitus (Zuckerkrankheit)

Sowohl bei der juvenilen (jugendlichen) wie auch bei einer schweren Altersdiabeteserkrankung sind chemische Medikamente erforderlich. Naturheilkundliche Maßnahmen erweisen sich als gute Ergänzung, die in Abstimmung mit einem erfahrenen Behandler eingesetzt werden kann, insbesondere auch um Spätschäden zu vermeiden oder hinauszuzögern.

Eine Reihe von Pflanzen enthält Substanzen, die insulinähnlich wirken. Da diese jedoch relativ schwach und zudem in ihrem jeweiligen Wirkstoffgehalt unsicher sind, bleiben sie leichteren Fällen des »Altersdiabetes« vorbehalten.

Bewährte Teepflanzen

Gartenbohnenhülsen
(Phaseoli fructus sine semine)

Geisrautenkraut
(Galegae officinalis herba)

Heidelbeerblätter
(Myrtilli folium)

Syzygiumrinde
(Syzygii cumini cortex)

Rezeptvorschläge

Die folgenden Teemischungen werden kurmäßig über 8 bis 10 Wochen eingesetzt.

Zur Unterstützung bei Diabetes mellitus

Rp.

Gartenbohnenhülsen	
(Phaseoli fruct. sine sem.)	30,0
Schafgarbenkraut	
(Millefolii herb.)	30,0
Queckenwurzelstock	
(Graminis rhiz.)	20,0
Syzygiumrinde	
(Syzygii cumini cort.)	20,0

Als Teemischung.
2 gehäufte Teelöffel mit 1/4 l kochendem Wasser übergießen, 10 min. zugedeckt ziehen lassen. 3 Tassen über den Tag verteilt trinken.
Eine Überempfindlichkeit oder Allergie gegen Schafgarbenkraut sollte beachtet werden!

oder

Rp.

Löwenzahnwurzel mit Kraut	
(Taraxaci rad. cum herb.)	30,0
Gartenbohnenhülsen	
(Phaseoli fruct. sine sem.)	30,0
Geisrautenkraut	
(Galegae off. herb.)	20,0
Queckenwurzelstock	
(Graminis rhiz.)	20,0

Als Teemischung.
2 gehäufte Teelöffel mit 1/4 l kochendem Wasser übergießen, 10 min. zugedeckt ziehen lassen. 3 Tassen über den Tag verteilt trinken.

Fettsucht, Fettstoffwechselstörungen

Neben allgemeinen Maßnahmen spielt gerade bei der »Fettsucht« die Ursachenerkundung eine große Rolle.
Organische Defekte, Schwächen oder Fehlfunktionen bedingen zusätzlich eine entsprechende organspezifische Behandlung.

Fettstoffwechselstörungen sind vor allem wegen ihrer langfristigen Folgen von Bedeutung. Sie zählen zu den Hauptrisikofaktoren der Gefäßverkalkung. Die Therapie verfolgt somit auch ein vorbeugendes Ziel.

Bei der Fettsucht sind neben allgemeinen und organspezifischen Maßnahmen auch seelisch-psychische Aspekte wichtig. Die Anleitung und Kontrolle von therapeutischen Vorgaben ist genauso entscheidend wie die Stärkung des Willens und die Regulierung von Fehlfunktionen.

Bei der Ernährungstherapie sind restriktive Einschnitte nur kurmäßig (4 bis 6 Wochen lang) sinnvoll und sollten durch »normale« Abschnitte unterbrochen werden. Eine längerfristige Änderung der Ernährungsgewohnheiten führt dann zum gewünschten Erfolg.
Zu den allgemeinen Maßnahmen gehört es, die Ausscheidungen zu fördern. Ausleitende, stoffwechselverbessernde und meist auch verdauungsverbessernde Pflanzen sind dafür erforderlich.

Bewährte Teepflanzen

Faulbaumrinde
(Frangulae cortex)
HW fl abführend.
Nur kurzfristig einsetzen!

Queckenwurzelstock
(Graminis rhizoma)
HW fl ausleitend, stoffwechselverbessernd

Schafgarbenkraut
(Millefolii herba)
HW fl ausleitend, stoffwechselverbessernd und -anregend

Sennesblätter
(Sennae folium)
HW fl abführend.
Nur kurzfristig einsetzen!

Rezeptvorschlag

Die folgende Teemischung wird kurmäßig über 10 bis 12 Wochen eingesetzt.

Als ausleitendes, stoffwechselanregendes und -verbesserndes Mittel

Rp.	
Goldrutenkraut	
(Solidaginis virg. herb.)	30,0
Birkenblätter (Betulae fol.)	25,0
Schafgarbenkraut	
(Millefolii herb.)	25,0
Pfefferminzblätter	
(Menthae pip. fol.)	20,0

Als Teemischung.
2 gehäufte Teelöffel mit 1/4 l kochendem Wasser übergießen, 10 min. zugedeckt ziehen lassen. 3 Tassen über den Tag verteilt trinken.
Eine Überempfindlichkeit oder Allergie gegen Schafgarbenkraut sollte beachtet werden!

Schilddrüsenleiden

Bei einer leichten Überfunktion der Schilddrüse können Pflanzen mit einer dämpfenden Wirkung auf die Schilddrüse eingesetzt werden. Diese hemmen oder blockieren die schilddrüsenspezifische Hormonsynthese.
Ergänzend ist an weitere regulierende, beruhigende, entkrampfende und stoffwechselverbessernde Pflanzen zu denken.
Abklärung durch einen erfahrenen Therapeuten ist erforderlich.

Bewährte Teepflanzen

Wolfstrappkraut
(Lycopi herba)
HW fl dämpfend auf die Schilddrüse, wirkt gegen vegetativ-nervöse Störungen

Herzgespannkraut
(Leonuri cardiacae herba)
HW fl dämpfend auf die Schilddrüse, leicht beruhigend, entspannend, wirkt gegen nervöse Störungen

Rezeptvorschläge

Die folgenden Teemischungen werden kurmäßig über 6 bis 8 Wochen eingesetzt.

Bei leichter Schilddrüsenüberfunktion als ausgleichendes, beruhigendes, entspannendes, reizabschirmendes, schilddrüsendämpfendes und zentralnervös wirkendes Mittel

Rp.
Herzgespannkraut
(Leonuri cardiacae herb.)
Hopfenzapfen (Lupuli strob.)
Wolfstrappkraut (Lycopi herb.)
Melissenblätter (Melissae fol.)
zu gleichen Teilen 100,0

Als Teemischung.
2 gehäufte Teelöffel mit 1/4 l kochendem Wasser übergießen, 6 min. zugedeckt ziehen lassen.
3 Tassen über den Tag verteilt trinken.

oder

Rp.

Wolfstrappkraut (Lycopi herb.)	30,0
Herzgespannkraut (Leonuri cardiacae herb.)	20,0
Passionsblumenkraut (Passiflorae herb.)	20,0
Melissenblätter (Melissae fol.)	20,0
Lavendelblüten (Lavandulae flos)	10,0

Als Teemischung.
2 gehäufte Teelöffel mit 1/4 l kochendem Wasser übergießen, 6-8 min. zugedeckt ziehen lassen. 3 Tassen über den Tag verteilt trinken.

Bei Neuralgien kurzfristig als umstimmendes, schmerzstillendes, entzündungswidriges, nervenstärkendes und ausleitendes Mittel

Rp.

Weidenrinde (Salicis cort.)	25,0
Johanniskraut (Hyperici herb.)	20,0
Kamillenblüten (Matricariae flos)	20,0
Schafgarbenkraut (Millefolii herb.)	20,0
Queckenwurzelstock (Graminis rhiz.)	15,0

Als Teemischung.
2 gehäufte Teelöffel mit 1/4 l kochendem Wasser übergießen, 10 min. zugedeckt ziehen lassen. 2-3 Tassen über den Tag verteilt trinken bzw. bei Bedarf 1 bis 2 Tassen.
Eine Überempfindlichkeit oder Allergie gegen Schafgarbenkraut sollte beachtet werden! Bei Anwendung von Johanniskraut sind längere Sonnenbäder zu vermeiden!

Bei Spannungskopfschmerz kurzfristig als krampflösendes, kreislaufförderndes, schmerzlinderndes und regulierendes Mittel

Rp.

Melissenblätter (Melissae fol.)	25,0
Rosmarinblätter (Rosmarini fol.)	25,0
Weidenrinde (Salicis cort.)	20,0
Lavendelblüten (Lavandulae flos)	15,0
Pfefferminzblätter (Menthae pip. fol.)	15,0

Als Teemischung.
2 gehäufte Teelöffel mit 1/4 l kochendem Wasser übergießen, 10 min. zugedeckt ziehen lassen. 2-3 Tassen über den Tag verteilt trinken bzw. bei Bedarf 1 bis 2 Tassen.

Teepflanzen

Teepflanzen

Die Natur bietet uns viele Heilpflanzen. Aus der gesamten Pflanze oder aus einzelnen Teilen können getrocknete Heilpflanzen (Teedrogen) gewonnen werden. Nachfolgend finden Sie 226 Teepflanzen, von denen etwa 150 von der Kommission E monographiert wurden. Damit können Sie als Anwender auf einen umfangreichen Heilmittelschatz zurückgreifen, über den zum Teil jahrhundertealte Erfahrungswerte vorliegen. Diese sind unter der Rubrik »Anwendung« festgehalten.

Die therapeutischen Zubereitungs- und Dosierungsvorschläge sind aus der Erfahrung gewachsen und entsprechen den Erfordernissen an einen optimalen Teeauszug. Sowohl die Übertragung von Wirkstoffen als auch die Vermeidung von unerwünschten Pflanzenstoffen in der Teemischung sind hier beachtet. Das erspart dem Anwender den oftmals beschwerlichen Weg, eigene Erfahrungen zu gewinnen.
Selbstverständlich handelt es sich bei der Zubereitungsart und den Dosierungen lediglich um Vorschläge. Der Anwender entscheidet allein auf Grund der vorliegenden Erkrankung, der Konstitution und Reaktionsweise des Patienten. Für die individuelle Verordnung ist ausschließlich der Anwender zuständig und verantwortlich. Sowohl bei der Bewertung des Krankheitsgeschehens als auch bei der Auswahl der Teepflanzen hat er die erforderliche Sorgfalt zu beachten sowie alle Erkenntnisse und die ihm zugänglichen Informationen und Hinweise zu berücksichtigen.
Bei den Inhaltsstoffen wurden die wesentlichen Wirkstoffe angeführt. Spezifikationen wurden vorwiegend dort vorgenommen, wo es für die Erklärung des Wirkmechanismus von Bedeutung ist.
Die Monographien der Kommission E umfassen die von diesem Sachverständigengremium festgestellten Wirkungen, Dosierungen, Kontraindikationen, Neben- und Wechselwirkungen. Insbesondere die Rubrik »Wirkungen« ist reduziert auf die am Tage der Monographiefestlegung belegten Wirkungen und umfasst damit oft nur einen Teil der tatsächlich möglichen Heilwirkungen.
Die »Hinweise« und »Warnungen« der Kommission E sollten mit der gebührenden Sorgfalt beachtet werden. Toxische, kanzerogene oder mutagene Wirkungen sollten in Relevanz zum biologischen Organismus gesehen werden, insbesondere wenn sie im Bereich der therapeutischen Dosis liegen. Im Zwei-

felsfall besteht meist die Möglichkeit, auf einen Auszug aus einer anderen Pflanze zurückzugreifen, bei der solche Risiken nicht zu erwarten sind.
Bei vielen Pflanzenauszügen ist für die Wirkung eine bestimmte Mindestdosierung erforderlich. Zugleich sollten die Dosierungsvorschläge aber auch nicht ohne vertretbaren Grund überschritten werden.
Die Ausführungen der Kommission E wurden übernommen. Dies gilt auch für Angaben wie »nur nach Rücksprache mit einem Arzt anzuwenden« oder »ohne Rücksprache mit dem Arzt nicht länger als 6 Wochen«. Da diese Sätze Bestandteil der Monographien sind, wurden sie weder verändert noch weggelassen. Die Wertung bleibt jedem Anwender selbst überlassen.

Alantwurzel

(Helenii radix)

Anwendung:

Bei Reiz- und Kitzelhusten, chronischem Husten, Emphysembronchitis und Asthma, Keuchhusten, Menstruationsbeschwerden, chronischer Gastritis, als Diuretikum. Äußerlich bei Hauterkrankungen.

Therapeutischer Zubereitungs- und Dosierungsvorschlag:
1 gehäuften Teelöffel mit 1/4 l heißem Wasser übergießen, 5-10 min. ziehen lassen. 2-3 Tassen täglich.

Inhaltsstoffe:
Ätherisches Öl, Inulin, Sesquiterpenlactone (Alantolacton), Bitterstoffe

Wirkungen:
schleimlösend, hustendämpfend, harntreibend, choleretisch

Monographie (Kommission E):
Zubereitungen werden bei Erkrankungen und Beschwerden im Bereich der Atemwege, des Magen-Darm-Traktes sowie der Niere und der ableitenden Harnwege angewendet.
Die Wirksamkeit bei den beanspruchten Anwendungsgebieten ist nicht ausreichend belegt.
Risiken: Die in Alantwurzeln ent-

haltenen Sesquiterpenlactone reizen die Schleimhäute. Sie wirken sensibilisierend und rufen allergische Kontaktdermatiden hervor. Alantolacton wird als Hapten an Hautproteine gebunden; das Addukt induziert eine Überempfindlichkeit gegenüber Alantolacton und anderen 2-Methylen-γ-Lacton-Systemen (Kreuzreaktion). Größere Gaben der Droge führen zu Erbrechen, Durchfall, Krämpfen und Lähmungserscheinungen.
Bewertung: Da die Wirksamkeit der Droge und ihrer Zubereitungen bei den beanspruchten Anwendungsgebieten nicht ausreichend belegt ist, kann angesichts des Risikos einer Allergie die therapeutische Anwendung nicht befürwortet werden.

Ammi-Visnaga-Früchte

(Ammeos visnagae fructus)

Anwendung:

Beim Altersherz mit Hypertonie, bei Extrasystolen und leichten stenokardischen Beschwerden, unterstützend bei obstruktiven Atemwegsbeschwerden.

Therapeutischer Zubereitungs- und Dosierungsvorschlag:
1/2 Teelöffel zerstoßener Früchte mit 1/4 l kochendem Wasser übergießen, 10 min. ziehen lassen. 2-3 Tassen täglich.

Inhaltsstoffe:
Ätherisches Öl, Furanochromone, Pyranocumarine, Flavonoide

Wirkungen:
Krampflösend, Steigerung der Koronar- und Myokarddurchblutung, diuretisch

Monographie (Kommission E):
Die 1986 verabschiedete positive Monographie wurde 1994 wegen Nebenwirkungen in eine Negativ-Monographie umgewandelt. Bekannt sind: Photosensibilisierung, in Einzelfällen pseudoallergische Reaktionen, reversibler Ikterus.

Andornkraut

(Marrubii herba)

Anwendung:

Bei Gallebeschwerden, als choleretisch wirkendes Galle- und Lebermittel, zur Anregung der Magensaftsekretion, Appetitlosigkeit, bei dyspeptischen Beschwerden wie Völlegefühl und Blähungen, als auswurfförderndes Mittel bei Atemwegskatarrhen, bei Durchfall. Äußerlich bei Hautausschlägen und zur besseren Wundheilung.

Therapeutischer Zubereitungs- und Dosierungsvorschlag:
2 gehäufte Teelöffel mit 1/4 l kochendem Wasser übergießen, 3-5 min. ziehen lassen. 3-4 Tassen täglich.

Inhaltsstoffe:
Bitterstoffe, Gerbstoffe, ätherisches Öl

Monographie (Kommission E):
Appetitlosigkeit; dyspeptische Beschwerden wie Völlegefühl und Blähungen; Katarrhe der Luftwege
Wirkungen: choleretisch
Dosierung: Tagesdosis 4,5 g Droge
Kontraindikationen: nicht bekannt
Nebenwirkungen: nicht bekannt
Wechselwirkungen: nicht bekannt

Angelikawurzel

(Engelwurz) (Angelicae radix)

Anwendung:

Bei Verdauungsbeschwerden mit Blähungen, Völlegefühl, Appetitlosigkeit, leichten Magen-Darmkrämpfen, nervösen Störungen, zur Anregung der Gallensaftsekretion, als harntreibendes Mittel, Hustenmittel, Roborans.

Therapeutischer Zubereitungs- und Dosierungsvorschlag:
2 gehäufte Teelöffel mit 1/4 l kaltem Wasser übergießen, erhitzen, 2 min. sieden, weitere 2 min. ziehen lassen. 2-3 Tassen täglich.

Inhaltsstoffe:
Ätherisches Öl, Cumarin und Cumarinderivate, Gerbstoffe, Bitterstoffe, Harze

Monographie (Kommission E):
Appetitlosigkeit, dyspeptische Beschwerden wie leichte Magen-Darm-Krämpfe, Völlegefühl, Blähungen
Wirkungen: spasmolytisch, cholagog, Förderung der Magensaftsekretion
Dosierung: Tagesdosis 4,5 g Droge
Kontraindikationen: keine bekannt
Nebenwirkungen: Die in Angelikawurzel enthaltenen Furocu-

marine machen die Haut lichtempfindlicher und können in Zusammenhang mit UV-Bestrahlung zu Hautreizungen führen. Für die Dauer der Anwendung sollte daher auf längere Sonnenbäder und intensive UV-Bestrahlung verzichtet werden.
Wechselwirkungen: keine bekannt

Anisfrüchte

(Anisi fructus)

Anwendung:

Als Expektorans bei Bronchitis, das spasmolytisch, sekretomotorisch, sekretolytisch und antibakteriell wirkt. Gegen Blähungen, als Karminativum zur Steigerung der Magensaftsekretion, wirkt als mildes Laktagogum.

Therapeutischer Zubereitungs- und Dosierungsvorschlag:
1 gehäuften Teelöffel mit 1/4 l kochendem Wasser übergießen, 10 min. ziehen lassen. 3-4 Tassen täglich.

Inhaltsstoffe:
Ätherisches Öl (2-4% davon ca. 80-90% trans-Anethol), Flavonglykoside und Spuren von Cumarinen

Monographie (Kommission E):
Bei dyspeptischen Beschwerden (innere Anwendung); Katarrhe der Luftwege (innere und äußere Anwendung)
Wirkungen: expektorierend, schwach spasmolytisch, antibakteriell
Dosierung: Mittlere Tagesdosis 3,0 g Droge
Kontraindikationen: Allergie gegen Anis und Anethol
Nebenwirkungen: gelegentlich allergische Reaktionen der Haut, der Atemwege und des Gastrointestinaltrakts
Wechselwirkungen: keine bekannt

Arnikablüten

(Arnicae flos)

Anwendung:

Fördert die Durchblutung des Herzmuskels, reguliert und beruhigt das nervöse Herz, erhöht die Herzleistung, stärkt das Altersherz. Äußerlich: siehe Monographie.

Therapeutischer Zubereitungs- und Dosierungsvorschlag:
1 gehäuften Teelöffel mit 1/4 l kochendem Wasser übergießen, 10 min. ziehen lassen. 2 Tassen täglich. Vorsichtiger Gebrauch empfohlen.

Inhaltsstoffe:
Sesquiterpenlactone, Flavonoide, ätherisches Öl, Cumarine, wenig Bitter- und Gerbstoffe

Monographie (Kommission E):
Zur äußeren Anwendung bei Verletzungs- und Unfallfolgen, z.B. Hämatomen, Distorsionen, Prellungen, Quetschungen, Frakturödemen, bei rheumatischen Muskel- und Gelenkbeschwerden, Entzündungen der Schleimhäute von Mund- und Rachenraum, Furunkelose und Entzündungen als Folge von Insektenstichen; Oberflächenphlebitis.
Wirkungen: antiphlogistisch, konsekutiv analgetisch bei Entzündungen und antiseptisch
Dosierung: Aufguss: 2,0 g Droge auf 100 ml Wasser
Kontraindikationen: Arnika-Allergie
Nebenwirkungen: Längere Anwendung an geschädigter Haut, z.B. bei Verletzungen oder Ulcus cruris, ruft relativ häufig ödematöse Dermatitis mit Bläschenbildung hervor. Ferner können bei längerer Anwendung Ekzeme auftreten. Bei hoher Konzentration in der Darreichung sind auch primär toxisch bedingte Hautreaktionen mit Bläschenbildung bis zur Nekrotisierung möglich.
Wechselwirkungen: keine bekannt

Artischockenblätter

(Cynarae folium)

Anwendung:

Bei dyspeptischen Beschwerden mit Völlegefühl und Blähungen, Übelkeit und Brechreiz, fördert die Leberregeneration, bei Gallensteinleiden, bei Hyperlipidämie, senkt den Cholesterinspiegel.

Therapeutischer Zubereitungs- und Dosierungsvorschlag:
2 gehäufte Teelöffel mit 1/4 l kochendem Wasser übergießen, 10 min. ziehen lassen. 3 Tassen täglich.

Inhaltsstoffe:
Kaffeoylchinassäurederivate wie Cynarin, Bitterstoffe

Monographie (Kommission E):
Dyspeptische Beschwerden
Wirkungen: choleretisch
Dosierung: Mittlere Tagesdosis 6,0 g Droge
Kontraindikationen: bekannte Allergie gegen Artischocken und andere Korbblütler; Verschluss der Gallenwege. Bei Gallensteinleiden nur nach Rücksprache mit einem Arzt anzuwenden.
Nebenwirkungen: keine bekannt
Wechselwirkungen: keine bekannt

Augentrostkraut

(Euphrasiae herba)

Anwendung:

Als Umschlag bei Entzündungen der Augenlider und der Augenbindehaut. Bei Gerstenkörnern und Überanstrengung der Augen. Innerlich bei Heiserkeit und Husten, als magenstärkendes Bittermittel. Zur Umstimmung bei schwächlichen Personen, die sich leicht erkälten.

Therapeutischer Zubereitungs- und Dosierungsvorschlag:
1-2 gehäufte Teelöffel mit 1/4 l kaltem Wasser übergießen, zum Sieden bringen, danach 3 min. ziehen lassen. Für Umschläge und zur innerlichen Anwendung.

Inhaltsstoffe:
Ätherisches Öl, Gerb- und Bitterstoffe, Iridoidglykoside

Monographie (Kommission E):
Zubereitungen werden äußerlich zu Waschungen, Umschlägen und Augenbädern, bei Augenkrankheiten, die mit Gefäßerkrankungen und Entzündungen verbunden sind, Entzündungen der Augenlider und der Augenbindehaut, als Vorbeugemittel gegen Augenschleimfluss, Augenkatarrh, verklebte und entzündete Augen, bei Husten, Schnupfen, als Magenmittel und bei Hauterkrankungen angewendet. Die Wirksamkeit bei den beanspruchten Anwendungsgebieten ist nicht belegt.
Risiken: keine bekannt
Beurteilung: Da die Wirksamkeit bei den beanspruchten Anwendungsgebieten nicht belegt ist, kann eine therapeutische Anwendung aus hygienischen Gründen nicht befürwortet werden.

Baldrianwurzel

(Valerianae radix)

Anwendung:

Wirkt beruhigend, angstlösend, spasmolytisch, muskelrelaxierend, konzentrations- und leistungsfördernd. Gegen Unruhe-, Spannungs- und Angstzustände. Bei nervösen Magen-Darmstörungen und Herz-Kreislaufbeschwerden. Fördert die Schlafbereitschaft, verkürzt die Einschlafzeit und verbessert die Schlafqualität.

Therapeutischer Zubereitungs- und Dosierungsvorschlag:
2 gehäufte Teelöffel mit 1/4 l kochendem Wasser übergießen, 10-15 min. ziehen lassen oder mit 1/4 l kaltem Wasser übergießen als Kaltauszug 10-12 Std. ziehen lassen, 3 Tassen täglich.

Inhaltsstoffe:
Ätherisches Öl mit Mono- und Sesquiterpenen (Valerensäuren), Valepotriate, Aminosäuren

Monographie (Kommission E):
Unruhezustände, nervös bedingte Einschlafstörungen
Wirkungen: beruhigend, die Schlafbereitschaft fördernd
Dosierung: Soweit nicht anders verordnet: Infus 2,0-3,0 g Droge pro Tasse, einmal bis mehrmals täglich
Äußere Anwendung: 100 g Droge für 1 Vollbad
Kontraindikationen: keine bekannt
Nebenwirkungen: keine bekannt
Wechselwirkungen: keine bekannt

Bärentraubenblätter

(Uvae ursi folium)

Anwendung:

Bei Entzündungen der ableitenden Harnwege. Im alkalischen Urin kann eine Wirkung gegen pathogene Bakterien erwartet werden.

Therapeutischer Zubereitungs- und Dosierungsvorschlag:
1-2 gehäufte Teelöffel mit 1/4 l kochendem Wasser als Aufguss, 10 min. ziehen lassen. 3-mal täglich 1-2 Tassen. Besser ist es, 3-4 gehäufte Teelöffel mit 3/4 l kaltem Wasser anzusetzen, ca. 10-12 Std. ziehen zu lassen, abzuseihen und über den Tag verteilt trinken zu lassen. Der Tee ist dann besser verträglich für den Magen. Eventuell jeweils vor dem Einnehmen mit warmem Brennnesseltee mischen.

Inhaltsstoffe:
Hydrochinonglykoside (darunter Arbutin und Methylarbutin), Flavonoide, Gerbsäure, organische Säuren, Monotropein

Monographie (Kommission E):
Entzündliche Erkrankungen der ableitenden Harnorgane
Wirkungen: bakteriostatische Wirkung in alkalisch (pH-Wert 8) reagierenden Harnproben durch die im Organismus aus Arbutin entstehenden Hydrochinon-Glukuronide und Hydrochinon-Schwefelsäureester.
Das Maximum der antibakteriellen Wirkung liegt etwa 3-4 Stunden nach Gabe der Droge.
Dosierung: Soweit nicht anders verordnet: Mittlere Tagesdosis 10 g geschnittene oder pulverisierte Droge entsprechend 400-700 mg Arbutin auf 150 ml Wasser als Aufguss oder Kaltmazerat. Ohne Rücksprache mit einem Arzt nicht für längerfristigen Gebrauch geeignet.

Kontraindikationen: keine bekannt
Nebenwirkungen: Bei magenempfindlichen Patienten und Kindern können Übelkeit und Erbrechen auftreten.
Wechselwirkungen: Zubereitungen sollen nicht zusammen mit Mitteln gegeben werden, die zur Bildung eines sauren Harns führen.

Bärlappkraut

(Lycopodii herba)

Anwendung:

Bei Cholelithiasis, als harntreibendes, schmerzlinderndes, fiebersenkendes Mittel, bei Hepatopathien.

Therapeutischer Zubereitungs- und Dosierungsvorschlag:
1 gehäuften Teelöffel mit 1/4 l kaltem Wasser übergießen, zum Sieden bringen und danach abseihen. 2-3 Tassen täglich.
Einige sehr giftige Alkaloide sind in unterschiedlicher Menge im Kraut enthalten. Deshalb wird zum vorsichtigen Gebrauch geraten.

Inhaltsstoffe:
Alkaloide (Lycopodin, Clavatin, Clavatoxin), fettes Öl, Harz

Basilienkraut

(Basilici herba)

Anwendung:

Gegen Blähungen, Magenverstimmungen und Appetitlosigkeit. Als verdauungsförderndes Mittel und bei Völlegefühl. Bei nervöser Unruhe und Schlafstörungen. Leicht harntreibend. Mikrobielle Wirkung.

Therapeutischer Zubereitungs- und Dosierungsvorschlag:
1-2 gehäufte Teelöffel mit 1/4 l kochendem Wasser übergießen, 10 min. ziehen lassen. Bei Bedarf.

Inhaltsstoffe:
Ätherisches Öl mit Estragol, Linalool, Ocimen, Cineol, Saponin, Gerbstoffe

Monographie (Kommission E):
Zubereitungen aus Basilienkraut werden zur unterstützenden Behandlung von Völlegefühl und Blähungen sowie als appetitanregendes, verdauungsförderndes und harntreibendes Mittel angewendet.
Die Wirksamkeit bei den beanspruchten Anwendungsgebieten ist nicht belegt.
Risiken: Die Droge enthält bis etwa 0,5 % ätherisches Öl mit bis zu 85 % Estragol. Estragol wirkt nach metabolischer Aktivierung

mutagen. Für eine carcinogene Wirkung gibt es tierexperimentelle Hinweise, die einer weiteren Überprüfung bedürfen. Aufgrund des hohen Estragolgehaltes des ätherischen Öls soll die Droge bei Schwangerschaft, Stillzeit, Säuglingen und Kleinkindern sowie über längere Zeiträume nicht angewendet werden.
Beurteilung: Da die Wirksamkeit bei den beanspruchten Anwendungsgebieten nicht belegt ist und aufgrund der Risiken kann eine therapeutische Anwendung nicht vertreten werden.
Gegen die Verwendung als Geruchs- und Geschmackskorrigens bis 5 % in Zubereitungen bestehen keine Bedenken.
Wirkungen: in vitro antimikrobiell

Beifußkraut

(Artemisiae vulgaris herba)

Anwendung:

Siehe Auflistung der Kommission E. Die angeführten Anwendungsgebiete wurden nicht anerkannt. Die vorliegenden Belegquellen wurden verworfen, aktuelle Unterlagen als unwissenschaftlich abgelehnt, die therapeutische Anwendung nicht befürwortet. Die Risiken gelten jedoch wohl nur für Beifuß als therapeutisches Mittel, als Gewürz steht es uneingeschränkt zur Verfügung und kann ohne Warnhinweise oder Mengenbeschränkung verwendet werden. Es stellt sich somit die Frage, ob ein gesundheitliches Risiko besteht. Wenn ja, muss es wohl für jede Art der Verwendung gelten und sollte insgesamt vermieden werden.

Therapeutischer Zubereitungs- und Dosierungsvorschlag:

1 gehäuften Teelöffel mit 1/4 l kochendem Wasser übergießen, 5 min. ziehen lassen. 2-3 Tassen täglich. Während der Schwangerschaft nicht verwenden.

Inhaltsstoffe:

Ätherisches Öl mit Cineol und wenig Thujon, Bitterstoffe

Monographie (Kommission E):
Wird bei Erkrankungen und Beschwerden im Bereich des Magen-Darm-Traktes, Koliken, Durchfall, Obstipation, Krämpfen, Verdauungsschwäche, zur Anregung der Magensaft- und Gallensekretion, als Laxans bei Fettleibigkeit und als »Hepaticum«, ferner bei Wurmbefall, Hysterie, Epilepsie, dauerndem Erbrechen, Krämpfen bei Kindern, Menstruationsstörungen und unregelmäßiger Periode, zur Förderung der Durchblutung sowie als beruhigendes Mittel angewendet.
Die Wirksamkeit von Beifußzubereitungen bei den beanspruchten Anwendungsgebieten ist nicht belegt.
Risiken: Eine abortive Wirkung wird beschrieben. Nach vorangegangener Sensibilisierung können allergische Reaktionen ausgelöst werden.
Bewertung: Da die Wirksamkeit bei den beanspruchten Anwendungsgebieten nicht belegt ist, kann eine therapeutische Verwendung nicht befürwortet werden.

Benediktenkraut

(Cnici benedicti herba)

Anwendung:

Anregung der Magensaftsekretion und der Gallenproduktion, Appetitlosigkeit, Blähungen, Völlegefühl, verbessert den Galleabfluss, Leberschwäche, Hämorrhoiden, als Adstringens bei Diarrhoe.

Therapeutischer Zubereitungs- und Dosierungsvorschlag:
2 gehäufte Teelöffel mit 1/4 l kaltem Wasser übergießen, langsam zum Sieden bringen, 2 min. ziehen lassen und abseihen. 3 Tassen täglich schluckweise trinken.

Inhaltsstoffe:
Bitterstoffe (Cnicin), Gerbstoffe, wenig ätherisches Öl, Schleimstoffe

Monographie (Kommission E):
Appetitlosigkeit, dyspeptische Beschwerden
Wirkungen: Förderung der Speichel- und Magensaftsekretion
Dosierung: Mittlere Tagesdosis 4,0-6,0 g Droge
Kontraindikationen: Allergie gegenüber Benediktenkraut und anderen Korbblütlern
Nebenwirkungen: Allergische Reaktionen sind möglich.
Wechselwirkungen: keine bekannt

Berberitzenfrüchte

(Berberidis fructus)

Anwendung:

Bei Appetitlosigkeit, Verdauungsstörungen, Entzündungen der ableitenden Harnwege, Nierengrieß, rheumatischen Beschwerden und Gicht, Gallebeschwerden, als harntreibendes und ausleitendes Mittel.

Therapeutischer Zubereitungs- und Dosierungsvorschlag:
1 gehäuften Teelöffel mit 1/4 l kaltem Wasser übergießen, 8-10 Std. ziehen lassen. 2-3 Tassen täglich.

Inhaltsstoffe:
Ätherisches Öl, Fruchtsäuren

Monographie (Kommission E):
Werden bei Erkrankungen und Beschwerden im Bereich der Niere und ableitenden Harnwege, des Magen-Darm-Traktes, Lebererkrankungen, Bronchialleiden, Milzleiden, Krämpfen sowie als kreislaufanregendes Mittel angewendet. Die Wirksamkeit bei den beanspruchten Anwendungsgebieten ist nicht belegt.
Risiken: keine bekannt
Beurteilung: Da die Wirksamkeit bei den beanspruchten Anwendungsgebieten nicht belegt ist, kann eine therapeutische Anwendung nicht befürwortet werden.

Bergenienblätter

(Bergeniae folium)

Anwendung:

Bei Entzündungen der ableitenden Harnwege.

Therapeutischer Zubereitungs- und Dosierungsvorschlag:
1-2 gehäufte Teelöffel mit 1/4 l kaltem Wasser übergießen, 6-8 Std. ziehen lassen. 3-4 Tassen täglich trinken.

Inhaltsstoffe:
Gerbstoffe, Arbutin, Flavonoide

Monographie (Kommission E):
Keine Monographie
Wirkungen: desinfiziert den Harn
Kontraindikationen: keine bekannt
Nebenwirkungen: keine bekannt
Wechselwirkungen: keine bekannt

Berufskraut

(Erigeronis canadensis herba)

Anwendung:

Durchfallerkrankungen, Adjuvans bei Rheuma und Gicht.

Therapeutischer Zubereitungs- und Dosierungsvorschlag:
1 gehäuften Teelöffel mit 1/4 l heißem Wasser übergießen, 10 min. ziehen lassen. 2-3 Tassen täglich.

Inhaltsstoffe:
Ätherisches Öl, Gerbstoffe, Flavone, Cholin

Wirkungen: adstringierend

Besenginsterkraut

(Cytisi scoparii herba)

Anwendung:

Herzrhythmusstörungen, die beschleunigte Reizbildung wird gehemmt, eine gesteigerte Erregbarkeit im Reizleitungssystem gedämpft, nervöse Herzbeschwerden, harntreibend.

Therapeutischer Zubereitungs- und Dosierungsvorschlag:
1 gehäuften Teelöffel mit 1/4 l kochendem Wasser übergießen, 5-8 min. ziehen lassen. 2- bis 3-mal täglich eine Tasse.
Da der Gehalt an Alkaloiden, vor allem Spartein, stark schwankt, besteht die Gefahr der Vergiftung. Bei Überdosierung treten Lähmungen auf. Vergiftungen können mit Herztod enden. Solange sie erhältlich sind, sollte man auf standardisierte Fertigpräparate zurückgreifen.

Inhaltsstoffe:
Alkaloide (Spartein, Sarothamin), Flavonglykoside, Bitterstoffe, Gerbstoffe, ätherisches Öl

Monographie (Kommission E):
Funktionelle Herz- und Kreislaufbeschwerden
Wirkungen: antiarrhythmisch
Dosierung: Tagesdosis wässrig-äthanolische Auszüge, entsprechend 1,0-1,5 g Droge
Kontraindikationen: keine bekannt
Nebenwirkungen: keine bekannt
Wechselwirkungen: Die Verabreichung der Droge kann aufgrund ihres Tyamingehalts bei gleichzeitiger Behandlung mit MAO-Hemmstoffen zu einer Blutdruckkrise führen.

Betonienkraut

(Betonicae herba)

Anwendung:

Katarrhe der Atemwege, Asthma bronchiale, Durchfallerkrankungen, Magen-Darmbeschwerden, Entzündungen im Mund- und Rachenraum. Äußerlich als Wundheilmittel.

Therapeutischer Zubereitungs- und Dosierungsvorschlag:
1 gehäuften Teelöffel mit 1/4 l kochendem Wasser übergießen, 15 min. ziehen lassen. 1-3 Tassen täglich.

Inhaltsstoffe:
Gerbstoffe, Bitterstoffe, Betonicin, Stachydrin

Bibernellwurzel

(Pimpinellae radix)

Anwendung:

Bei wiederkehrenden Halsentzündungen, Entzündungen im Mund- und Rachenraum, Laryngitis, Bronchitis, Angina tonsillitis, Verdauungsstörungen, als harntreibendes Mittel.

Therapeutischer Zubereitungs- und Dosierungsvorschlag: 1 gehäuften Teelöffel mit 1/4 l kaltem Wasser übergießen, langsam zum Sieden bringen, 1 min. kochen lassen, abseihen, oder als Aufguss, 3 Tassen täglich.

Inhaltsstoffe:
Ätherisches Öl, Saponine, Gerbstoffe, Bitterstoffe, Cumarinderivate

Monographie (Kommission E):
Katarrhe der oberen Luftwege
Dosierung: Tagesdosis 6,0-12,0 g Droge
Kontraindikationen: nicht bekannt
Nebenwirkungen: nicht bekannt
Wechselwirkungen: nicht bekannt

Bingelkraut

(Mercurialis herba)

Anwendung:

Bei Bronchitis mit viel Schleim, rheumatische Beschwerden und Gicht, als Laxans, als Diuretikum.

Therapeutischer Zubereitungs- und Dosierungsvorschlag:
1 gehäuften Teelöffel mit 1/4 l kaltem Wasser übergießen, zum Sieden bringen, nach dem Abkühlen abseihen. 2 Tassen täglich.

Vorsicht: Bei Überdosierung Kopfschmerzen, Erbrechen und Gliederzittern. Bei der Verwendung von frischem Kraut soll es tödliche Vergiftungen gegeben haben.

Inhaltsstoffe:
Saponine, ätherisches Öl, Bitterstoffe

Birkenblätter

(Betulae folium)

Anwendung:

Als Diuretikum, bei Blasen- und Nierensteinen, Hautausschlägen und rheumatischen Beschwerden.

Therapeutischer Zubereitungs- und Dosierungsvorschlag:
2 gehäufte Teelöffel mit 1/4 l kochendem Wasser übergießen, 10 min. ziehen lassen, 3 Tassen täglich.

Inhaltsstoffe:
Flavonoide, Saponine, Gerbstoffe, Bitterstoffe, ätherisches Öl

Monographie (Kommission E):
Zur Durchspülung bei bakteriellen und entzündlichen Erkrankungen der ableitenden Harnwege und bei Nierengrieß; zur unterstützenden Behandlung rheumatischer Beschwerden
Wirkungen: diuretisch
Dosierung: Mittlere Tagesdosis: mehrmals täglich 2,0-3,0 g Droge
Kontraindikationen: keine bekannt
Hinweis: Keine Durchspülungstherapie bei Ödemen infolge eingeschränkter Herz- und Nierentätigkeit!
Nebenwirkungen: keine bekannt
Wechselwirkungen: keine bekannt

Birnenblätter

(Piri communis folium)

Anwendung:

Bei Entzündungen der ableitenden Harnwege.

Therapeutischer Zubereitungs- und Dosierungsvorschlag:
2 gehäufte Teelöffel mit 1/4 l kochendem Wasser übergießen, 12 min. ziehen lassen. 3-4 Tassen täglich.

Inhaltsstoffe:
Gerbstoffe, Arbutin

Wirkungen:
adstringierend, keimhemmend, harndesinfizierend
Dosierung: Mittlere Tagesdosis 3,0 g Droge
Kontraindikationen: keine bekannt
Nebenwirkungen: keine bekannt
Wechselwirkungen: keine bekannt

Bitterholz

(Quassiae lignum)

Anwendung:

Bei Appetitlosigkeit, als verdauungsförderndes Mittel.

Therapeutischer Zubereitungs- und Dosierungsvorschlag:
1/2 Teelöffel mit 1/4 l kochendem Wasser übergießen, 10 min. ziehen lassen. 1 Tasse 30 min. vor den Mahlzeiten.
Nicht während der Schwangerschaft! Nicht überdosieren, größere Mengen reizen die Magenschleimhaut und führen zu Erbrechen.

Inhaltsstoffe:
Bitterstoffe, ein Alkaloid

Bitterkleeblätter

(Menyanthis folium)

Anwendung:

Verdauungsstörungen mit Völlegefühl, Blähungen, regt den Appetit, die Magensaftsekretion und den Gallenfluss an, gegen Gärungsdurchfälle, bei Fieber.

Therapeutischer Zubereitungs- und Dosierungsvorschlag:
1 gehäuften Teelöffel mit 1/4 l kaltem Wasser übergießen, zum Sieden bringen, 1 min. kochen, abseihen. Bei Appetitlosigkeit 1/2 Std. vor den Mahlzeiten, sonst nach Bedarf.

Inhaltsstoffe:
Glykosidische Bitterstoffe, Gerbstoffe, ätherisches Öl, Flavonoide

Monographie (Kommission E):
Appetitlosigkeit, dyspeptische Beschwerden
Wirkungen: Förderung der Magen- und Speichelsekretion
Dosierung: Tagesdosis 1,5-3,0 g Droge
Kontraindikationen: nicht bekannt
Nebenwirkungen: nicht bekannt
Wechselwirkungen: nicht bekannt

Bittersüßstängel

(Dulcamarae stipites)

Anwendung:

Wirkung auf den Stoffwechsel, bei Hautkrankheiten, Ekzemen, chronischen Katarrhen der Luftwege, Asthma, rheumatischen Beschwerden, Gicht.

Therapeutischer Zubereitungs- und Dosierungsvorschlag:
1 gehäuften Teelöffel mit 1/4 l kochendem Wasser übergießen, 5 min. ziehen lassen. 2 Tassen täglich.

Vorsicht: Nicht überdosieren! Bei größeren Mengen kann es zu Erregungszuständen und Sprachstörungen, Erbrechen, Schwindel und Krämpfen kommen.

Inhaltsstoffe:
Gerbstoffe, Steroidalkaloide, Steroidsaponine

Monographie (Kommission E):
Zur unterstützenden Therapie bei chronischem Ekzem
Wirkungen: adstringierend, antimikrobiell, schleimhautreizend, anticholinerg, antiphlogistisch
Dosierung: Tagesdosis: 1,0-3,0 g Droge
Kontraindikationen: nicht bekannt
Nebenwirkungen: nicht bekannt
Wechselwirkungen: nicht bekannt

Bockshornsamen

(Foenugraeci semen)

Anwendung:

Zur Appetitanregung, bei Katarrhen der Atemwege, chronischem Husten, als Kräftigungsmittel in der Rekonvaleszenz.

Therapeutischer Zubereitungs- und Dosierungsvorschlag:
3 gehäufte Teelöffel gepulverten Samen mit 1/4 l kaltem Wasser übergießen, 3 Std. ziehen lassen, kurz zum Sieden bringen, abseihen. 3-4 Tassen täglich trinken.

Inhaltsstoffe:
Bitterstoffe, Schleimstoffe, ätherisches Öl, Saponine

Monographie (Kommission E):
Bei Einnahme: Appetitlosigkeit
Äußere Anwendung: Als Breiumschlag bei lokalen Entzündungen
Dosierung: Tagesdosis: bei Einnahme 6,0 g Droge
Äußere Anwendung: 50 g gepulverte Droge für 1/4 l Wasser
Kontraindikationen: nicht bekannt
Nebenwirkungen: Bei wiederholter äußerer Anwendung können unerwünschte Hautreaktionen auftreten.
Wechselwirkungen: nicht bekannt

Bohnenkraut

(Satureiae herba)

Anwendung:

Bei Appetitlosigkeit, zur Förderung der Verdauung, bei Blähungen und Völlegefühl, Magen-Darmentzündungen, Gärungsdurchfällen, Husten, zum Gurgeln bei Halsentzündungen.

Therapeutischer Zubereitungs- und Dosierungsvorschlag:
1-2 gehäufte Teelöffel mit 1/4 l kochendem Wasser übergießen, 10 min. ziehen lassen. 2-3 Tassen täglich.

Inhaltsstoffe:
Ätherisches Öl, Gerbstoffe, Bitterstoffe

Boldoblätter

(Boldo folium)

Anwendung:
Bei Galle- und Leberleiden, Magen-Darmstörungen, Völlegefühl, Blähungen, als Diuretikum.

Therapeutischer Zubereitungs- und Dosierungsvorschlag:
1 gehäuften Teelöffel mit 1/4 l kaltem Wasser übergießen, 6-8 Std. ziehen lassen. 2 Tassen täglich.
Vorsicht: Nicht überdosieren, da sonst Erbrechen und Schwindel möglich!

Inhaltsstoffe:
Alkaloide, Flavonoide, ätherisches Öl

Monographie (Kommission E):
Leichte krampfartige Magen-Darm-Störungen, dyspeptische Beschwerden
Wirkungen: spasmolytisch, choleretisch, steigert die Magensaftsekretion
Dosierung: Mittlere Tagesdosis: 3,0 g Droge
Kontraindikationen: Verschluss der Gallenwege, schwere Lebererkrankungen
Nebenwirkungen: keine bekannt
Wechselwirkungen: keine bekannt

Braunwurzkraut

(Scrophulariae herba)

Anwendung:
Als harntreibendes Mittel, als Lymphagogum, bei Hautleiden, Drüsenschwellungen.

Therapeutischer Zubereitungs- und Dosierungsvorschlag:
1-2 gehäufte Teelöffel mit 1/4 l kochendem Wasser übergießen, 10 min. ziehen lassen. 2 Tassen täglich. Vorsicht: Nicht überdosieren!

Inhaltsstoffe:
Saponine, Flavonglykoside, das Alkaloid Scrophyllarin, Bitterstoffe, organische Säuren

Brennnesselfrüchte (Brennnesselsamen)

(Urticae fructus (semen))

Anwendung:

Als Tonikum und Roborantum, bei Gallebeschwerden; äußerlich bei Hautleiden und rheumatischen Beschwerden.

Therapeutischer Zubereitungs- und Dosierungsvorschlag:
1-2 gehäufte Teelöffel zerquetschte Droge mit 1/4 l kaltem Wasser übergießen, zum Sieden bringen, kurz aufkochen, 10 min. ziehen lassen. 2-3 Tassen täglich oder äußerlich für Umschläge.

Inhaltsstoffe:
Schleimstoffe, Pflanzenöle

Brennnesselkraut, Brennnesselblätter

(Urticae herba, U. folium)

Anwendung:

Bei rheumatischen Beschwerden, bei Gicht zur Ausscheidung von Harnsäure, Galle- und Leberleiden, Harnwegsentzündungen, chronischen Hautleiden, als Antidyskratikum, zur Stoffwechselanregung.

Therapeutischer Zubereitungs- und Dosierungsvorschlag:
2 gehäufte Teelöffel mit 1/4 l kochendem Wasser übergießen, 10 min. ziehen oder 5 min. kochen lassen. 2-3 Tassen täglich kurmäßig (6-8 Wochen) trinken.

Inhaltsstoffe:
Mineralsalze (Kalium-, Calciumsalze), Kieselsäure, in den Brennhaaren Histamin, Acetylcholin und Ameisensäure

Monographie (Kommission E):
Bei Einnahme und äußerer Anwendung: zur unterstützenden Behandlung rheumatischer Beschwerden
Bei Einnahme: Zur Durchspülung bei entzündlichen Erkrankungen der ableitenden Harnwege. Als Durchspülung zur Vorbeugung und Behandlung von Nierengrieß.
Dosierung: Mittlere Tagesdosis: 8,0-12,0 g Droge
Kontraindikationen: keine bekannt
Hinweis: Keine Durchspülungstherapie bei Ödemen infolge eingeschränkter Herz- und Nierentätigkeit!
Nebenwirkungen: keine bekannt
Wechselwirkungen: keine bekannt

Brennnesselwurzel

(Urticae radix)

Anwendung:

Bei Prostatahyperplasie und Miktionsbeschwerden.

Therapeutischer Zubereitungs- und Dosierungsvorschlag:
1 gehäuften Teelöffel mit 1/4 l kaltem Wasser übergießen, zum Sieden bringen, kurz aufkochen, 10 min. ziehen lassen. 2-3 Tassen täglich.

Monographie (Kommission E):
Miktionsbeschwerden bei Prostataadenom Stadium I bis II.
Hinweis: Bessert nur die Beschwerden bei einer vergrößerten Prostata, ohne die Vergrößerung zu beheben. Bitte suchen Sie daher in regelmäßigen Abständen Ihren Arzt auf.
Wirkungen: Erhöhung des Miktionsvolumens und des maximalen Harnflusses. Erniedrigung der Restharnmenge
Dosierung: Tagesdosis: 4,0-6,0 g Droge
Kontraindikationen: keine bekannt
Nebenwirkungen: gelegentlich leichte Magen-Darm-Beschwerden.
Wechselwirkungen: keine bekannt

Brombeerblätter

(Rubi fruticosi folium)

Anwendung:

Als Adstringens bei entzündeten Schleimhäuten, bei Durchfallerkrankungen, zum Gurgeln bei Entzündungen der Mund- und Rachenschleimhaut, zu Waschungen bei Hautausschlägen.

Therapeutischer Zubereitungs- und Dosierungsvorschlag:
2 gehäufte Teelöffel mit 1/4 l kochendem Wasser übergießen, 10-15 min. ziehen lassen. 2-3 Tassen täglich.

Inhaltsstoffe: Gerbstoffe

Monographie (Kommission E):
Unspezifische, akute Durchfallerkrankungen, leichte Entzündungen im Bereich der Mund- und Rachenschleimhaut
Wirkungen: adstringierend
Dosierung: Tagesdosis: 4,5 g Droge
Kontraindikationen: nicht bekannt
Nebenwirkungen: nicht bekannt
Wechselwirkungen: nicht bekannt

Bruchkraut

(Herniariae herba)

Anwendung:

Bei Entzündungen der Harnwege, desinfizierend, krampflösend; als Diuretikum, als Blutreinigungsmittel, bei Steinleiden. Siehe auch Monographie.

Therapeutischer Zubereitungs- und Dosierungsvorschlag:
1-2 gehäufte Teelöffel mit 1/4 l kochendem Wasser übergießen, 5-8 min. ziehen lassen. 2-3 Tassen täglich. Bei extremer Überdosierung kann es zu zentralen Lähmungserscheinungen kommen.

Inhaltsstoffe:
Saponine, Gerbstoffe, ätherisches Öl, Flavonoide

Monographie (Kommission E):
Wird zur Behandlung und Vorbeugung von Erkrankungen und Beschwerden im Bereich der Nieren und ableitenden Harnwege, bei Erkrankungen und Beschwerden im Bereich der Atemwege, bei Nervenentzündungen und Nervenkatarrh, bei Gicht und Rheumatismus sowie zur »Blutreinigung« angewendet.
Die Wirksamkeit bei den beanspruchten Anwendungsgebieten ist nicht ausreichend belegt.
Risiken: keine bekannt
Bewertung: Da die Wirksamkeit bei den beanspruchten Anwendungsgebieten nicht ausreichend belegt ist, kann eine therapeutische Anwendung nicht befürwortet werden.
Wirkungen: schwach spasmolytisch

Brunnenkressekraut

(Nasturtii herba)

Anwendung:

Regt die Verdauungssäfte an, harntreibend, als Blutreinigungsmittel bei chronischen Hautleiden, bei rheumatischen Beschwerden, Entzündungen im Mundraum, Gallenleiden, Entzündungen der Atemwege.

Therapeutischer Zubereitungs- und Dosierungsvorschlag:
2 gehäufte Teelöffel mit 1/4 l kochendem Wasser übergießen, 10 min. ziehen lassen. 2-3 Tassen täglich. Die Einnahme von frischem Kraut ist zu empfehlen.

Inhaltsstoffe:
Senfölglykoside, Senföl, Bitterstoffe, ätherisches Öl, Gerbstoffe

Monographie (Kommission E):
Katarrhe der Luftwege
Dosierung: Tagesdosis: 4,0-6,0 g Droge
Kontraindikationen: Magen- und Darmulcera, entzündliche Nierenerkrankungen, keine Anwendung bei Kindern unter 4 Jahren
Nebenwirkungen: In seltenen Fällen Magen-Darm-Beschwerden
Wechselwirkungen: keine bekannt

Buccoblätter

(Barosmae folium)

Anwendung:

Bei Entzündungen der ableitenden Harnwege, als Diuretikum.

Therapeutischer Zubereitungs- und Dosierungsvorschlag:
1-2 gehäufte Teelöffel mit 1/4 l kochendem Wasser übergießen, 8-10 min. ziehen lassen oder als Kaltauszug, 2-3 Tassen täglich.

Inhaltsstoffe:
Ätherisches Öl, Flavonoide, Schleimstoffe

Monographie (Kommission E):
Anwendungsgebiete: Buccoblätter werden angewandt bei Entzündungen und Infektionen der Nieren und Harnwege, bei Reizblase, als Harnwegsdesinfiziens und als Diuretikum.
Die Wirksamkeit bei den beanspruchten Indikationsgebieten ist nicht ausreichend belegt.
Risiken: Buccoblätter enthalten ätherisches Öl mit Diosphenol und Pulegon, das zu Reizerscheinungen führen kann. Berichte über Vergiftungsfälle liegen nicht vor.
Beurteilung: Aufgrund der bei den beanspruchten Anwendungsgebieten nicht belegten Wirksamkeit kann die Anwendung von Buccoblättern nicht befürwortet werden.
Gegen eine Verwendung als Geruchs- und Geschmackskorrigens in Teemischungen bestehen keine Bedenken.

Buchweizenkraut

(Fagopyri herba)

Anwendung:

Zur Vorbeugung von Arteriosklerose, bei chronischer Veneninsuffizienz, Durchblutungsstörungen.

Therapeutischer Zubereitungs- und Dosierungsvorschlag:
1 gehäuften Teelöffel mit 1/4 l kochendem Wasser übergießen, 10 min. ziehen lassen. 2-3 Tassen täglich.

Inhaltsstoffe: Flavonoide, Rutin

Wirkungen:
Verbessert die Mikrozirkulation in den Venolen und Kapillaren.

Chinarinde

(Chinchonae cortex)

Anwendung:

Verdauungsförderndes Bittermittel, tonisierend und roborierend, bei Fieber.

Therapeutischer Zubereitungs- und Dosierungsvorschlag:
1/2 gehäufter Teelöffel mit 1/4 l kaltem Wasser übergießen, kurz aufkochen, 5-10 min. ziehen lassen. 2-3 Tassen täglich.

Inhaltsstoffe:
Alkaloide, Bitterstoffe

Monographie (Kommission E):
Appetitlosigkeit; dyspeptische Beschwerden wie Blähungen und Völlegefühl
Wirkungen: Förderung der Magensaft- und Speichelsekretion
Dosierung: Tagesdosis: 1,0-3,0 g Droge
Kontraindikationen: Schwangerschaft, Überempfindlichkeit gegen Chinchona-Alkaloide wie Chinin oder Chinidin
Nebenwirkungen: Gelegentlich können nach Einnahme von chininhaltigen Arzneimitteln Überempfindlichkeitsreaktionen wie Hautallergien oder Fieber auftreten. In seltenen Fällen ist eine erhöhte Blutungsneigung durch Verminderung der Blutplättchen zu beobachten (Thrombocytopenie). In diesen Fällen ist sofort ein Arzt aufzusuchen.
Hinweis: Eine Sensibilisierung gegen Chinin oder Chinidin ist möglich.
Wechselwirkungen: Bei gleichzeitiger Gabe Wirkungsverstärkung von Antikoagulantien.

Cimicifugawurzelstock

(Schlangenwurzel) (Cimifugae (recemosae) rhizoma)

Anwendung:

Bei prämenstruellen und dysmenorrhoischen, klimakterischen und damit einhergehenden neurovegetativen Beschwerden.

Therapeutischer Zubereitungs- und Dosierungsvorschlag:
1 gehäuften Teelöffel mit 1/4 l kochendem Wasser übergießen, 10 min. ziehen lassen. 2-3 Tassen täglich.

Inhaltsstoffe:
Triterpenglykoside, Isoflavone, Harze

Monographie (Kommission E):
Prämenstruelle und dysmenorrhoische sowie klimakterisch bedingte neurovegetative Beschwerden
Wirkungen: östrogenartige Wirkung, LH-Suppression, Bindung an Östrogenrezeptoren
Dosierung: Tagesdosis: Auszüge mit Ethanol 40-60 Prozent (V/V) entsprechend 40 mg Droge.
Dauer der Anwendung: nicht länger als 6 Monate
Kontraindikationen: keine bekannt
Nebenwirkungen: gelegentlich Magenbeschwerden
Wechselwirkungen: keine bekannt

Condurangorinde

(Condurango cortex)

Anwendung:
Bei Schwächezuständen, als Stomachikum, regt den Appetit und die Verdauungssäfteproduktion an.

Therapeutischer Zubereitungs- und Dosierungsvorschlag:
1 gehäuften Teelöffel mit 1/4 l kaltem Wasser übergießen, langsam zum Sieden bringen, vom Herd nehmen und erkalten lassen. Bei Bedarf eine Tasse vor dem Essen.

Inhaltsstoffe:
Bitterstoffe (Condurangin), wenig ätherisches Öl, Cumarinderivate

Monographie (Kommission E):
Appetitlosigkeit
Wirkungen: Anregung der Speichel- und Magensaftsekretion
Dosierung: Mittlere Tagesdosis: 3,0 g Droge
Kontraindikationen: keine bekannt
Nebenwirkungen: keine bekannt
Wechselwirkungen: keine bekannt

Curcumawurzel

(Curcumae longae rhizoma)

Anwendung:
Als Choleretikum und Cholagogum, bei Magen- und Darmbeschwerden. Die antiphlogistischen und spasmolytischen Eigenschaften sind hilfreich bei Entzündungen, bei Völlegefühl und Blähungen.

Therapeutischer Zubereitungs- und Dosierungsvorschlag:
1 gehäuften Teelöffel mit 1/4 l kaltem Wasser übergießen, zum Sieden bringen, 5 min. ziehen lassen. 2-3 Tassen täglich.

Inhaltsstoffe:
Dicinnamoylmethan-Derivate (Curcumin), ätherisches Öl, Bitterstoffe

Monographie (Kommission E):
Dyspeptische Beschwerden
Wirkungen: Experimentell gut belegt ist die choleretische Wirkung des Curcumins. Weitere Hinweise bestehen für eine cholecystokinetische und deutlich antiphlogistische Wirkung
Dosierung: Mittlere Tagesdosis: 1,5-3,0 g Droge
Kontraindikationen: Verschluss der Gallenwege. Bei Gallensteinleiden nur nach Rücksprache mit einem Arzt anzuwenden.
Nebenwirkungen: keine bekannt
Wechselwirkungen: keine bekannt

Dillfrüchte

(Anethi fructus)

Anwendung:

Zur Anregung von Appetit und Verdauungsdrüsen, gegen Blähungen, als harntreibendes Mittel, als Laktagogum.

Therapeutischer Zubereitungs- und Dosierungsvorschlag:
1 gehäuften Teelöffel mit 1/4 l kaltem Wasser übergießen, kurz aufkochen. 1 Tasse vor dem Essen.

Inhaltsstoffe: Ätherisches Öl

Monographie (Kommission E):
Dyspeptische Beschwerden
Wirkungen: spasmolytisch, bakteriostatisch
Dosierung: Mittlere Tagesdosis: 3,0 g Droge
Kontraindikationen: keine bekannt
Nebenwirkungen: keine bekannt
Wechselwirkungen: keine bekannt

Dostenkraut

(Origani vulgaris herba)

Anwendung:

Bei Verdauungsstörungen, zur Anregung der Verdauungssäfte, bei Husten und Halsentzündungen, als krampflösendes Mittel.

Therapeutischer Zubereitungs- und Dosierungsvorschlag:
1 gehäuften Teelöffel mit 1/4 l kochendem Wasser übergießen, 10 min. ziehen lassen. 2-3 Tassen täglich. Nicht während der Schwangerschaft.

Inhaltsstoffe:
Ätherisches Öl, Gerbstoffe, Bitterstoffe

Monographie (Kommission E):
Wird bei Erkrankungen und Beschwerden im Bereich der Atemwege, Husten, Bronchialkatarrh, als Expectorans und bei Husten als krampflösendes Mittel, weiterhin bei Erkrankungen und Beschwerden im Bereich des Magen-Darm-Traktes, Blähungen, zur Förderung der Gallenproduktion und der Verdauung, sowie als appetitanregendes und krampflösendes Mittel, ferner bei Erkrankungen und Beschwerden im Bereich der Harnwege, Unterleibserkrankungen, schmerzhafter Menstruation, als harntreibendes Mittel, sowie bei Rheuma, Skrofulose und als beruhigendes und schweißtreibendes Mittel angewendet. Die Wirksamkeit der Droge bei den beanspruchten Anwendungsgebieten ist nicht belegt.
Risiken: keine bekannt
Bewertung: Da die beanspruchten Anwendungsgebiete nicht belegt sind, kann eine therapeutische Anwendung der Droge nicht befürwortet werden.

Ebereschenbeeren

(Sorbi aucupariae fructus)

Anwendung:

Zur Anregung des Appetits, bei Magenverstimmung, gegen Durchfälle.

Therapeutischer Zubereitungs- und Dosierungsvorschlag:
2 gehäufte Teelöffel mit 1/4 l kochendem Wasser übergießen, 8-10 min. ziehen lassen. 2 Tassen täglich.

Inhaltsstoffe:
Ätherisches Öl, Gerbstoffe, organische Säuren

Monographie (Kommission E):
Werden bei Erkrankungen der Niere, bei Diabetes, Rheumatismus, Störungen des Harnsäurestoffwechsels und der Harnsäureausscheidung, zur Auflösung von Harnsäureablagerung, bei Katarrhen, inneren Entzündungen, Vitamin-C-Mangel, zur Alkalisierung des Blutes, Stoffwechselförderung sowie zur »Blutreinigung« angewendet.
Die Wirksamkeit bei den beanspruchten Anwendungsgebieten ist nicht belegt.
Risiken: keine bekannt
Hinweis: Frische Ebereschenbeeren enthalten Parasorbinsäure,

die zu lokalen Reizerscheinungen führt. Beim Trocknungsvorgang wird die Verbindung weitgehend abgebaut, durch Kochen zerstört. Bewertung: Da die Wirksamkeit bei den beanspruchten Anwendungsgebieten nicht belegt ist, kann eine therapeutische Anwendung nicht befürwortet werden.

Eberrautenkraut

(Abrotani herba)

Anwendung:

Zur Anregung der Magen- und Gallensaftsekretion, bei Appetitlosigkeit, Erschöpfungszuständen.

Therapeutischer Zubereitungs- und Dosierungsvorschlag:
1 gehäuften Teelöffel mit 1/4 l kochendem Wasser übergießen, 5-8 min. ziehen lassen. 2-3 Tassen täglich.

Inhaltsstoffe:
Ätherisches Öl, Gerbstoffe, Bitterstoffe, das Alkaloid Abrotin, Rutin, Cumarine

Eberwurz

(Carlinae radix)

Anwendung:

Bei chronischer Bronchitis, als Stomachikum, als harn- und schweißtreibendes Mittel. Äußerlich bei Hautleiden.

Therapeutischer Zubereitungs- und Dosierungsvorschlag:
1-2 gehäufte Teelöffel mit 1/4 l kaltem Wasser übergießen, langsam erhitzen, kurz aufkochen, dann abseihen. 2-3 Tassen täglich.
Vorsicht: Nicht überdosieren, da sonst Übelkeit und Erbrechen auftreten können!

Inhaltsstoffe:
Ätherisches Öl, Gerbstoffe, Inulin, Harz

Edelkastanienblätter

(Castaneae folium)

Anwendung:

Bei Atemwegserkrankungen, Husten und Keuchhusten, Durchblutungsstörungen und venösen Stauungen.

Therapeutischer Zubereitungs- und Dosierungsvorschlag:
2 gehäufte Teelöffel mit 1/4 l kal-

tem Wasser übergießen, langsam erhitzen, kurz aufkochen und dann abseihen, oder als Aufguss, 2-3 Tassen täglich.

Inhaltsstoffe:
Gerbstoffe, Flavonoide, Ursolsäure

Monographie (Kommission E):
Werden bei Erkrankungen und Beschwerden im Bereich der Atemwege, wie Bronchitis und Keuchhusten, sowie bei Beinbeschwerden und Durchblutungsstörungen angewendet.
Die Wirksamkeit bei den beanspruchten Anwendungsgebieten ist nicht belegt.
Risiken: keine bekannt
Beurteilung: Da die Wirksamkeit bei den beanspruchten Anwendungsgebieten nicht belegt ist, kann eine therapeutische Verwendung nicht befürwortet werden.

Efeublätter

(Hederae helicis folium)

Anwendung:
Als schleim- und krampflösendes Mittel bei Bronchitis, bei Reiz- und Keuchhusten.

Therapeutischer Zubereitungs- und Dosierungsvorschlag:
1 gehäuften Teelöffel mit 1/4 l kochendem Wasser übergießen, 10 min. ziehen lassen. 2-3 Tassen täglich.
Vorsicht: Nicht überdosieren!

Inhaltsstoffe: Saponine

Monographie (Kommission E):
Katarrhe der Luftwege; symptomatische Behandlung chronisch-entzündlicher Bronchialerkrankungen
Wirkungen: expektorierend, spasmolytisch, haut- und schleimhautreizend
Dosierung: Mittlere Tagesdosis: 0,3 g Droge
Kontraindikationen: keine bekannt
Nebenwirkungen: keine bekannt
Wechselwirkungen: keine bekannt

Ehrenpreiskraut

(Veronicae herba)

Anwendung:
Bei Atemwegserkrankungen, Gicht, Entzündungen der ableitenden Harnwege, Hauterkrankungen mit Juckreiz, Magen- und Darmkatarrhen, als Gurgelmittel bei Mund- und Rachenentzündungen, gegen rheumatische Beschwerden.

Therapeutischer Zubereitungs- und Dosierungsvorschlag:
2 gehäufte Teelöffel mit 1/4 l kochendem Wasser übergießen, 10 min. ziehen lassen. 3 Tassen täglich.

Inhaltsstoffe:
Bitterstoffe, Gerbstoffe, ätherisches Öl, das Glykosid Aucubin

Monographie (Kommission E):
Anwendung: bei Erkrankungen und Beschwerden im Bereich der Atemwege, des Magen-Darm-Traktes, der Leber, sowie der Nieren und ableitenden Harnwege, bei Gicht, Rheuma und rheumatischen Beschwerden, Milzerkrankungen, Skrofulose, nervöser Überreiztheit, zur »Blutreinigung«, Stoffwechselförderung, als appetitanregendes und Stärkungsmittel sowie als schweißtreibendes Mittel, ferner äußerlich bei Fußschweiß, Wunden, zur Förderung der Wundheilung, chronischen Hautleiden und Hautjucken. Die Wirksamkeit bei den beanspruchten Anwendungsgebieten ist nicht belegt.
Risiken: keine bekannt
Beurteilung: Da die Wirksamkeit bei den beanspruchten Anwendungsgebieten nicht belegt ist, kann eine therapeutische Verwendung nicht befürwortet werden.

Eibischwurzel, Eibischblätter

(Althaeae radix, A. folium)

Anwendung:
Als hustenreizdämpfendes Mittel bei Bronchitis, Asthma, Schleimhautentzündungen in Mund-, Rachen- und Magen-Darmbereich.

Therapeutischer Zubereitungs- und Dosierungsvorschlag:
2 gehäufte Teelöffel mit 1/4 l kaltem Wasser übergießen, 1-2 Std. ziehen lassen. Mehrmals umrühren. 3 Tassen täglich.

Inhaltsstoffe:
Schleimstoffe, ätherisches Öl, Flavonoide

Monographie (Kommission E):
Wurzel und Blätter: Schleimhautreizungen im Mund- und Rachenraum und damit verbundener trockener Reizhusten
Wurzel: leichte Entzündung der Magenschleimhaut
Wirkungen: Wurzel und Blätter: reizlindernd
Wurzel: Hemmung der mukoziliaren Aktivität, Steigerung der Phagozytose
Dosierung: Wurzel: Tagesdosis: 6,0 g Droge
Blätter: Tagesdosis: 5,0 g Droge

Kontraindikationen: keine bekannt
Nebenwirkungen: keine bekannt
Wechselwirkungen: keine bekannt
Hinweis: Die Resorption anderer, gleichzeitig eingenommener Arzneimittel kann verzögert werden.

Eichenrinde

(Quercus cortex)

Anwendung:

Bei Durchfallerkrankungen, Entzündungen im Mund- und Rachenraum. Äußerlich bei nässenden Ekzemen und anderen Hautleiden, Frostschäden, Fissuren, Ulcus cruris, Fußschweiß, Hämorrhoiden.

Therapeutischer Zubereitungs- und Dosierungsvorschlag:
1-2 gehäufte Teelöffel mit 1/4 l kaltem Wasser übergießen, zum Sieden bringen, 3 min. kochen und dann abseihen. 2 Tassen täglich. Gurgeln alle 3-4 Std. bzw. nach jeder Mahlzeit. Umschläge 2- bis 3-mal täglich.

Inhaltsstoffe: Gerbstoffe

Monographie (Kommission E):
Äußere Anwendung: entzündliche Hauterkrankungen
Innere Anwendung: unspezifische, akute Durchfallerkrankungen. Lokale Behandlung leichter Entzündungen im Mund- und Rachenbereich sowie im Genital- und Analbereich.
Wirkungen: adstringierend, virostatisch
Dosierung: Tagesdosis: 3,0 g Droge.
Für Spülungen, Umschläge und Gurgellösungen: 20 g Droge auf 1 l Wasser. Für Voll- und Teilbäder: 50 g Droge auf 1 l Wasser
Kontraindikationen:
Innere Anwendung: keine bekannt
Äußere Anwendung: großflächige Hautschäden
Völlbäder sind unabhängig von den jeweiligen wirksamen Bestandteilen nicht anzuwenden bei nässenden, großflächigen Ekzemen und Hautverletzungen, fieberhaften und infektiösen Erkrankungen, Herzinsuffizienz Stadium III und IV (NYHA), Hypertonie Stadium IV (WHO)
Nebenwirkungen: nicht bekannt
Wechselwirkungen: Äußere Anwendung: keine bekannt
Bei Einnahme: Die Resorption von Alkaloiden und anderen basischen Arzneistoffen kann verringert oder verhindert werden.

Eisenkraut

(Verbenae herba)

Anwendung:

Bei Appetitlosigkeit, Verdauungsstörungen, als Kräftigungsmittel in der Rekonvaleszenz, Durchfallerkrankungen, als harntreibendes und milchförderndes Mittel. Äußerlich bei Ekzemen und Hautleiden. Die Pflanze gilt als »Wundkraut«. Siehe auch Monographie.

Therapeutischer Zubereitungs- und Dosierungsvorschlag:

2 gehäufte Teelöffel mit 1/4 l kochendem Wasser übergießen, 5 min. ziehen lassen, oder als Kaltauszug. 2-3 Tassen täglich.

Inhaltsstoffe:

Bitterstoffe, Gerbstoffe, Glykoside, wenig ätherisches Öl

Monographie (Kommission E):

Werden bei Erkrankungen und Beschwerden im Bereich der Mund- und Rachenschleimhaut wie Angina, Halsschmerzen, bei Erkrankungen der Atemwege wie Husten, Asthma, Keuchhusten, ferner bei Schmerzen, Krämpfen, Erschöpfungszuständen, nervösen Störungen, Verdauungsstörungen, Leber- und Gallenerkrankungen, Gelbsucht, Erkrankungen und Beschwerden im Bereich der Niere und ableitenden Harnwege, bei Beschwerden im Klimakterium, unregelmäßiger Periode, zur Förderung der Milchsekretion bei Stillenden, weiterhin bei rheumatischen Erkrankungen, Gicht, Stoffwechselstörungen, »Bleichsucht«, »Wassersucht«, sowie äußerlich bei schlecht heilenden Wunden, Geschwüren und Brandwunden angewendet.

Die Wirksamkeit bei den beanspruchten Anwendungsgebieten ist nicht belegt.

Risiken: keine bekannt

Beurteilung: Da die Wirksamkeit bei den beanspruchten Anwendungsgebieten nicht belegt ist, kann eine therapeutische Anwendung nicht befürwortet werden.

Aufgrund der sekretolytischen Wirkung ist ein positiver Beitrag zur Wirksamkeit von fixen Kombinationen bei Katarrhen der oberen Luftwege denkbar. Dieser Beitrag muss jedoch präparatespezifisch begründet werden.

Wirkungen: sekretolytisch

Engelsüßwurzel

(Polypodii rhizoma)

Anwendung:

Als Stomachikum bei Appetitlosigkeit, Blähungen, Völlegefühl; bei nervösen Magenbeschwerden, als schleimlösendes und auswurfförderndes Mittel bei Bronchitis, als Cholagogum, als krampflösendes Mittel.

Therapeutischer Zubereitungs- und Dosierungsvorschlag:
2 gehäufte Teelöffel mit 1/4 l kaltem Wasser übergießen, zum Sieden bringen, 2 min. kochen und danach 2 min. ziehen lassen. 2-3 Tassen täglich.

Inhaltsstoffe:
Bitterstoffe, ätherisches Öl, Gerbstoffe, Schleimstoffe, Saponine

Enzianwurzel

(Gentianae radix)

Anwendung:

Bei Appetitlosigkeit, bei Schwäche- und Erschlaffungszuständen des Magens, zur Anregung der Verdauungssäfte und Gallensekretion, gegen Blähungen und Völlegefühl, bei Neigung zu Magenkrämpfen, als Roborans.

Therapeutischer Zubereitungs- und Dosierungsvorschlag:
1 gehäuften Teelöffel mit 1/4 l kaltem Wasser übergießen, zum Sieden bringen, 3 min. kochen oder 8-10 Std. kalt ausziehen. 2-3 Tassen täglich.

Inhaltsstoffe:
Bitterstoffe (Amarogentin, Gentiopicrosid), Gentiobiose, wenig Gerbstoffe

Monographie (Kommission E):
Verdauungsbeschwerden wie Appetitlosigkeit, Völlegefühl, Blähungen
Wirkungen: Die wesentlichen Wirksubstanzen sind die in der Droge enthaltenen Bitterstoffe. Diese führen über eine Reizung der Geschmacksrezeptoren reflektorisch zu einer Anregung der Speichel- und Magensaftsekretion. Gilt deshalb nicht nur als Amarum (purum), sondern konsekutiv auch als Roborans und Tonikum. Tierexperimentell finden sich Hinweise auf eine Steigerung der Bronchialsekretmenge.
Dosierung: Tagesdosis 2,0-4,0 g
Kontraindikationen: Magen- und Zwölffingerdarmgeschwüre
Nebenwirkungen: Bei besonders disponierten Personen ist gelegentliches Auftreten von Kopfschmerzen möglich.
Wechselwirkungen: keine bekannt

Ephedrakraut

(Meerträubchen)
(Ephedrae herba)

Anwendung:

Bei Asthma, Heuschnupfen, Nesselsucht, als Sympathikotonikum und Spasmolytikum, zur Normalisierung des Blutdruckes nach Infektionskrankheiten.

Therapeutischer Zubereitungs- und Dosierungsvorschlag:
1 gehäuften Teelöffel mit 1/4 l kochendem Wasser übergießen, 10 min. ziehen lassen. 2 Tassen täglich.
Vorsicht: Nicht überdosieren!

Inhaltsstoffe:
Alkaloide (Ephedrin), Gerbstoffe, Saponine, ätherisches Öl

Erdbeerblätter

(Fragariae folium)

Anwendung:

Bei Entzündungen der Mund- und Rachenschleimhaut, gegen Durchfälle, bei Magen- und Darmstörungen, zur Blutreinigung.

Therapeutischer Zubereitungs- und Dosierungsvorschlag:
2 gehäufte Teelöffel mit 1/4 l heißem Wasser übergießen, 15 min. ziehen lassen. 3 Tassen täglich.

Inhaltsstoffe:
Gerbstoffe, ätherisches Öl, Flavonoide

Monographie (Kommission E):
Zubereitungen werden äußerlich bei Ausschlägen, ferner bei Einnahme zur Behandlung von Magen-Darm-Katarrhen, Durchfall, Darmträgheit, Lebererkrankungen, Gelbsucht, Katarrhen der Luftwege, Grießleiden, Steinleiden, als harntreibendes Mittel, zur Unterstützung von Herz und Kreislauf, bei Fieber, gegen Nachtschweiß sowie zur »Blutreinigung«, Förderung des Stoffwechsels, bei Blutarmut, als Stärkungsmittel, als menstruationshemmendes Mittel sowie zur »Unterstützung naturgemäßer Gewichtsabnahme« angewendet.
Die Wirksamkeit bei den beanspruchten Anwendungsgebieten ist nicht ausreichend belegt.
Risiken: Erdbeerblätter können bei Personen mit Allergie gegen Erdbeerfrüchte Überempfindlichkeitsreaktionen auslösen.
Beurteilung: Da die Wirksamkeit bei den beanspruchten Anwendungsgebieten nicht ausreichend

belegt ist, kann eine therapeutische Anwendung nicht befürwortet werden. Gegen eine Anwendung als Fülldroge in Teemischungen bestehen keine Einwände.

Erdrauchkraut

(Fumariae herba)

Anwendung:

Als krampflösendes Mittel bei Leber- und Gallenbeschwerden, bei Verdauungsstörungen mit Übelkeit und Brechreiz, bei chronischer Verstopfung, als harntreibendes Mittel, bei Hautleiden, als Blutreinigungsmittel.

Therapeutischer Zubereitungs- und Dosierungsvorschlag:
1 gehäuften Teelöffel mit 1/4 l kaltem Wasser übergießen, zum Sieden bringen, danach 10 min. ziehen lassen. 2-3 Tassen täglich. Überdosierungen vermeiden!

Inhaltsstoffe:
Isochinolinalkaloide, Flavonglykoside, Bitterstoffe

Monographie (Kommission E):
Krampfartige Beschwerden im Bereich der Gallenblase und der Gallenwege sowie des Magen-Darm-Traktes

Wirkungen: Ausreichend gesichert ist die leichte, spasmolytische Wirkung am oberen Verdauungstrakt.
Dosierung: Mittlere Tagesdosis 6,0 g Droge
Kontraindikationen: keine bekannt
Nebenwirkungen: keine bekannt
Wechselwirkungen: keine bekannt

Eschenblätter

(Fraxini folium)

Anwendung:

Als harntreibendes Mittel, bei rheumatischen Beschwerden, bei Gicht, zur Blutreinigung, als leichtes Abführmittel.

Therapeutischer Zubereitungs- und Dosierungsvorschlag:
1 gehäuften Teelöffel mit 1/4 l kaltem Wasser übergießen, zum Sieden bringen, einige Minuten ziehen lassen. 2-3 Tassen täglich.

Inhaltsstoffe:
Ätherisches Öl, Gerbstoffe, Bitterstoffe, Flavonglykoside, Cumarine

Monographie (Kommission E):
Zubereitungen aus Eschenblättern werden bei Rheuma, Gicht, Blasenleiden sowie als

Abführmittel und harntreibendes Mittel angewendet.
Die Wirksamkeit bei den beanspruchten Anwendungsgebieten ist nicht belegt.
Zubereitungen aus Eschenrinde werden bei Fieber sowie als Tonikum angewendet. Die Wirksamkeit bei Fieber ist nicht belegt.
Risiken: nicht bekannt
Beurteilung: Da die Wirksamkeit bei den beanspruchten Anwendungsgebieten nicht belegt ist, kann eine therapeutische Anwendung nicht empfohlen werden.
Wirkungen: Zubereitungen aus frischer Eschenrinde wirken im Tierversuch analgetisch und antiexsudativ-antiphlogistisch.

Eukalyptusblätter

(Eucalypti folium)

Anwendung:

Bei Bronchitis und Erkältungskrankheiten.

Therapeutischer Zubereitungs- und Dosierungsvorschlag:
2 gehäufte Teelöffel mit 1/4 l kochendem Wasser übergießen, 10-15 min. ziehen lassen. 2 Tassen täglich.

Inhaltsstoffe:
Ätherisches Öl (Eukcalyptol), Gerbstoffe, Bitterstoffe

Monographie (Kommission E):
Erkältungskrankheiten der Luftwege
Wirkungen: sekretomotorisch, expektorierend, schwach spasmolytisch
Dosierung: Mittlere Tagesdosis 4,0-6,0 g Droge
Kontraindikationen: entzündliche Erkrankungen im Magen-Darmbereich und im Bereich der Gallenwege; schwere Lebererkrankungen. Bei Säuglingen und Kleinkindern sollten Eucalyptus-Zubereitungen nicht im Bereich des Gesichts, speziell der Nase, aufgetragen werden.
Nebenwirkungen: In seltenen Fällen können nach Einnahme von Eucalyptus-Zubereitungen Übelkeit, Erbrechen und Durchfall auftreten.
Wechselwirkungen: keine bekannt

Fabianakraut

(Fabianae herba)

Anwendung:

Bei Entzündungen der ableitenden Harnwege, Enuresis nocturna.

Therapeutischer Zubereitungs- und Dosierungsvorschlag:
1 gehäuften Teelöffel mit 1/4 l kochendem Wasser übergießen, 5-10 min. ziehen lassen.
2-3 Tassen täglich.
Nicht überdosieren!

Inhaltsstoffe:
Ätherisches Öl, Gerbstoffe, Glykoside, das Alkaloid Fabianin

Färberginsterkraut

(Genistae (tinctoriae) herba)

Anwendung:
Als harntreibendes und entwässerndes Mittel, bei Harngrieß, rheumatischen Beschwerden und Gicht, gegen Verstopfung, als Blutreinigungsmittel.

Therapeutischer Zubereitungs- und Dosierungsvorschlag:
1 gehäuften Teelöffel mit 1/4 l kaltem Wasser übergießen, zum Sieden bringen und dann abseihen, oder als Aufguss. 2 Tassen täglich. Vorsichtig verwenden, nicht überdosieren!

Inhaltsstoffe:
Alkaloide, Flavonoide, ätherisches Öl, Gerbstoffe

Faulbaumrinde

(Frangulae cortex)

Anwendung:
Als Abführmittel.

Therapeutischer Zubereitungs- und Dosierungsvorschlag:
1 gehäuften Teelöffel mit 1/4 l kaltem Wasser übergießen, 10-12 Std. ziehen lassen. Für den sofortigen Gebrauch evtl. auch den kalten Ansatz kurz aufkochen und dann abseihen, oder als Aufguss. 1-2 Tassen abends trinken.

Inhaltsstoffe:
Anthrachinonderivate (Glucofrangulin, Frangulin), Gerbstoffe, Bitterstoffe, Saponin

Monographie (Kommission E):
Obstipation
Dosierung: Geschnittene Droge, Drogenpulver oder Trockenextrakte für Aufgüsse, Abkochungen, Kaltmazerate oder Elixiere. 20-30 mg Hydroxyanthracen-Derivate/Tag, berechnet als Cascarosid A.
Die individuell richtige Dosierung ist die geringste, die erforderlich ist, um einen weichgeformten Stuhl zu erhalten.
Kontraindikationen: Darmverschluss, akut entzündliche Erkrankungen des Darmes, z.B.

Morbus Crohn, Colitis ulcerosa, Appendizitis; abdominale Schmerzen unbekannter Ursache. Kinder unter 12 Jahren. Schwangerschaft.
Nebenwirkungen: In Einzelfällen krampfartige Magen-Darm-Beschwerden. In diesen Fällen ist eine Dosisreduktion erforderlich. Bei chronischem Gebrauch/ Missbrauch: Elektrolytverluste, insbesondere Kaliumverluste, Albuminurie und Hämaturie. Pigmenteinlagerungen in die Darmmucosa (Pseudomelanosis coli), die jedoch harmlos ist und sich nach Absetzen der Droge in der Regel zurückbildet. Der Kaliumverlust kann zu Störungen der Herzfunktion und zu Muskelschwäche führen, insbesondere bei gleichzeitiger Einnahme von Herzglykosiden, Diuretika und Nebennierenrindensteroiden.
Stimulierende Abführmittel dürfen ohne ärztlichen Rat nicht über längere Zeiträume (mehr als 1-2 Wochen) eingenommen werden.
Aufgrund unzureichender toxikologischer Untersuchungen nicht anzuwenden in Schwangerschaft und Stillzeit.
Wechselwirkungen: Bei chronischem Gebrauch/Missbrauch ist durch Kaliummangel eine Verstärkung der Herzglykosidwirkung sowie eine Beeinflussung der Wirkung von Antiarrhythmika möglich. Kaliumverluste können durch Kombination mit Thiaziddiuretika, Nebennierenrindensteroiden und Süßholzwurzel verstärkt werden.
Besondere Warnung: Eine über die kurz dauernde Anwendung hinausgehende Einnahme stimulierender Abführmittel kann zu einer Verstärkung der Darmträgheit führen.
Das Präparat sollte nur dann eingesetzt werden, wenn durch eine Ernährungsumstellung oder Quellstoffpräparate kein therapeutischer Effekt zu erzielen ist.

Fenchel

(Foeniculi fructus)

Anwendung:

Als schleimlösendes Mittel bei Bronchitis, krampflösend bei Verdauungsstörungen, bei Blähungen und Völlegefühl, als Laktagogum, beruhigendes Mittel bei Kindern mit Verdauungsstörungen. Äußerlich bei Konjunktivitis.

Therapeutischer Zubereitungs- und Dosierungsvorschlag:

1 gehäuften Teelöffel mit 1/4 l heißem Wasser übergießen, 10 min. ziehen lassen. 3-4 Tassen täglich.

Inhaltsstoffe:
Ätherisches Öl, Flavonoide

Monographie (Kommission E):
Dyspeptische Beschwerden wie leichte, krampfartige Magen-Darm-Beschwerden, Völlegefühl, Blähungen, Katarrhe der oberen Luftwege
Wirkungen: Förderung der Magen-Darm-Motilität, in höheren Konzentrationen spasmolytisch
Dosierung: Mittlere Tagesdosis 5,0-7,0 g Droge. Fenchelzubereitungen sollten ohne Rücksprache mit dem Arzt oder Apotheker nicht über längere Zeiträume (mehrere Wochen) eingenommen werden.
Kontraindikationen: Mit Teeaufgüssen hinsichtlich des Gehaltes an ätherischem Öl keine bekannt.
Nebenwirkungen: In Einzelfällen allergische Reaktionen der Haut und der Atemwege.
Wechselwirkungen: keine bekannt

Frauenmantelkraut

(Alchemillae herba)

Anwendung:
Bei Wechseljahrsbeschwerden, gegen Durchfallerkrankungen, bei Magen- und Darmbeschwerden, zur Blutreinigung, bei Hautunreinheiten, bei Dysmenorrhoe.

Therapeutischer Zubereitungs- und Dosierungsvorschlag:
1-2 gehäufte Teelöffel mit 1/4 l kaltem Wasser übergießen, zum Sieden bringen, 10 min. ziehen lassen, oder als Aufguss. 1-3 Tassen täglich.

Inhaltsstoffe:
Flavonoide, Gerbstoffe, Bitterstoffe, ätherisches Öl

Monographie (Kommission E):
Leichte, unspezifische Durchfallerkrankungen
Wirkungen: adstringierend
Dosierung: Mittlere Tagesdosis 5,0-10,0 g Droge
Kontraindikationen: keine bekannt
Nebenwirkungen: keine bekannt
Wechselwirkungen: keine bekannt

Gänseblümchen

(Bellidis flos)

Anwendung:

Bei Katarrhen der Atemwege, als Magen-, Leber-, Gallemittel, bei Hautkrankheiten, als Blutreinigungsmittel.

Therapeutischer Zubereitungs- und Dosierungsvorschlag:
2 gehäufte Teelöffel mit 1/4 l heißem Wasser übergießen, 10 min. ziehen lassen. 2 Tassen täglich.

Inhaltsstoffe:
Bitterstoffe, Gerbstoffe, Saponine, ätherisches Öl

Gänsefingerkraut

(Potentillae anserinae herba)

Anwendung:

Bei Magen-Darmbeschwerden, auch mit krampfartigen Schmerzen, Blähungen und Völlegefühl, Durchfallerkrankungen, Dysmenorrhoe und schmerzhafter Mensis, gegen Entzündungen im Mund- und Rachenraum.

Therapeutischer Zubereitungs- und Dosierungsvorschlag:
2 gehäufte Teelöffel mit 1/4 l kochendem Wasser übergießen, 10 min. ziehen lassen. 2-3 Tassen täglich.

Inhaltsstoffe:
Gerbstoffe, Tormentosid, Phytosterole, Flavonoide, Anthocyane

Monographie (Kommission E):
Leichte dysmenorrhoische Beschwerden; zur Unterstützung der Therapie leichter, unspezifischer, akuter Durchfallerkrankungen. Leichte Entzündungen im Bereich der Mund- und Rachenschleimhaut
Wirkungen: adstringierend. Ausgeprägte Tonussteigerung und Kontraktionsfrequenzsteigerung beim isolierten Uterus verschiedener Tierspezies.
Dosierung: Tagesdosis 4,0-6,0 g Droge
Kontraindikationen: keine bekannt
Nebenwirkungen: Beschwerden bei Reizmagen können verstärkt werden.
Wechselwirkungen: keine bekannt

Galgantwurzelstock

(Galangae rhizoma)

Anwendung:

Appetitlosigkeit, zur Anregung der Verdauungssäfte und Galleproduktion.

Therapeutischer Zubereitungs- und Dosierungsvorschlag:
1-2 gehäufte Teelöffel mit 1/4 l kochendem Wasser übergießen, 5-10 min. ziehen lassen. 2-3 Tassen täglich.

Inhaltsstoffe:
Ätherisches Öl, Flavonoide, Scharfstoffe

Monographie (Kommission E):
Dyspeptische Beschwerden, Appetitlosigkeit
Wirkungen: spasmolytisch, antibakteriell, antiphlogistisch (Hemmung der Prostaglandinsynthese)
Dosierung: Mittlere Tagesdosis 2,0-4,0 g Droge
Kontraindikationen: keine bekannt
Nebenwirkungen: keine bekannt
Wechselwirkungen: keine bekannt

Gartenbohnenhülsen

(Phaseoli fructus sine semine)

Anwendung:

Als wassertreibendes Mittel, bei Harnverhalten, als Adjuvans bei rheumatischen Beschwerden und Gicht, sowie bei Diabetes, bei Hautunreinheiten und Ekzemen.

Therapeutischer Zubereitungs- und Dosierungsvorschlag:
2 gehäufte Teelöffel mit 1/4 l kaltem Wasser übergießen, zum Sieden bringen, 3 min. kochen, abseihen. 2-3 Tassen täglich.

Inhaltsstoffe:
Flavonoide, Phaseolin, Phytoalexine

Monographie (Kommission E):
Zur unterstützenden Behandlung dysurischer Beschwerden
Wirkungen: schwach diuretisch
Dosierung: Tagesdosis 5,0-15,0 g Droge
Kontraindikationen: keine bekannt
Nebenwirkungen: keine bekannt
Wechselwirkungen: keine bekannt

Geisrautenkraut

(Galegae (officinalis) herba)

Anwendung:

Als blutzuckersenkendes Mittel, als Laktagogum.

Therapeutischer Zubereitungs- und Dosierungsvorschlag:
1-2 gehäufte Teelöffel mit 1/4 l heißem Wasser übergießen, 8-10 min. ziehen lassen, oder als Kaltauszug. 2-3 Tassen täglich.
Vorsicht: Nicht überdosieren!

Inhaltsstoffe:
Flavonoide, Gerbstoffe, Saponine

Ginsengwurzel

(Ginseng radix)

Anwendung:

Bei Erschöpfungszuständen, zur allgemeinen Tonisierung, als Aphrodisiakum, siehe auch Monographie.

Therapeutischer Zubereitungs- und Dosierungsvorschlag:
1/2 Teelöffel mit 1/4 l kochendem Wasser übergießen, 8-10 min. ziehen lassen. 1-2 Tassen täglich.

Inhaltsstoffe:
Ginsenoide, ätherisches Öl, Bitterstoffe, Saponine

Monographie (Kommission E):
Als Tonikum zur Stärkung und Kräftigung bei Müdigkeits- und Schwächegefühl, nachlassender Leistungs- und Konzentrationsfähigkeit sowie in der Rekonvaleszenz
Wirkungen: In verschiedenen Stressmodellen, z.B. Immobilisationstest, Kältetest, wird die Belastbarkeit von Nagern erhöht.
Dosierung: Tagesdosis 1,0-2,0 g Droge
Kontraindikationen: nicht bekannt
Nebenwirkungen: nicht bekannt
Wechselwirkungen: nicht bekannt

Goldrutenkraut

(Solidaginis virgaureae herba)

Anwendung:

Bei Entzündungen der ableitenden Harnwege und Nieren, bei Harnsteinen und Nierengrieß, auch vorbeugend, bei Hauterkrankungen, als harntreibendes Mittel, bei rheumatischen Beschwerden und Gicht.

Therapeutischer Zubereitungs- und Dosierungsvorschlag:
1-2 gehäufte Teelöffel mit 1/4 l kaltem Wasser übergießen, zum Sieden bringen, danach 2-3 min. ziehen lassen, oder als Aufguss. 2-3 Tassen täglich.

Inhaltsstoffe:
Flavonoide, Saponine, Phenolglykoside, ätherisches Öl, Gerbstoffe

Monographie (Kommission E):
Zur Durchspülung bei entzündlichen Erkrankungen der ableitenden Harnwege, Harnsteinen und Nierengrieß; zur vorbeugenden Behandlung bei Harnsteinen und Nierengrieß
Wirkungen: diuretisch, schwach spasmolytisch, antiphlogistisch
Dosierung: Tagesdosis 6,0-12,0 g Droge
Kontraindikationen: Keine bekannt
Hinweis: Keine Durchspülungstherapie bei Ödemen infolge eingeschränkter Herz- und Nierentätigkeit
Nebenwirkungen: Keine bekannt
Wechselwirkungen: Keine bekannt

Grindeliakraut

(Grindeliae herba)

Anwendung:
Bei Entzündungen der oberen Atemwege, vor allem mit starker Schleimbildung.

Therapeutischer Zubereitungs- und Dosierungsvorschlag:
1 gehäuften Teelöffel mit 1/4 l kochendem Wasser übergießen, 5-10 min. ziehen lassen. 2-3 Tassen täglich.

Inhaltsstoffe:
Ätherisches Öl, Gerbstoffe

Monographie (Kommission E):
Katarrhe der oberen Luftwege
Wirkungen: in vitro antibakteriell
Dosierung: Tagesdosis 4,0-6,0 g Droge
Kontraindikationen: keine bekannt
Nebenwirkungen: In seltenen Fällen Magenschleimhautreizungen.
Wechselwirkungen: keine bekannt

Guajakholz

(Guajaci lignum)

Anwendung:
Bei rheumatischen Beschwerden und Gicht, als harn- und schweißtreibendes Mittel, zur Blutreinigung.

Therapeutischer Zubereitungs- und Dosierungsvorschlag:
1 gehäuften Teelöffel mit 1/4 l kaltem Wasser übergießen, zum Sieden bringen, 3 min. aufkochen, abseihen. 2 Tassen täglich.

Inhaltsstoffe:
Saponine, ätherisches Öl, Harz

Wirkungen:
diuretisch, antiphlogistisch, spasmolytisch

Monographie (Kommission E):
Unterstützende Behandlung rheumatischer Beschwerden
Dosierung: Mittlere Tagesdosis 4,5 g Droge
Kontraindikationen: keine bekannt
Nebenwirkungen: keine bekannt
Wechselwirkungen: keine bekannt

Gundelrebenkraut

(Glechomae hederae herba)

Anwendung:

Bei Appetitlosigkeit, Husten mit zähem Schleim, Magenverstimmung. Äußerlich bei schlecht heilenden Wunden.

Therapeutischer Zubereitungs- und Dosierungsvorschlag:
1-2 gehäufte Teelöffel mit 1/4 l kochendem Wasser übergießen, 5 min. ziehen lassen. 1-2 Tassen täglich.
Vorsicht: Nicht überdosieren!

Inhaltsstoffe:
Gerbstoffe, Bitterstoffe, ätherisches Öl, Saponine

Habichtskraut

(Hiracii pilosellae herba)

Anwendung:

Bei Entzündungen im Mund- und Rachenraum und den oberen Atemwegen, als harntreibendes Mittel, bei Magen-Darmbeschwerden.

Therapeutischer Zubereitungs- und Dosierungsvorschlag:
2 gehäufte Teelöffel mit 1/4 l kochendem Wasser übergießen, 10 min. ziehen lassen. 2 Tassen täglich.

Inhaltsstoffe:
Gerbstoffe, Bitterstoffe, Flavonoide

Haferkraut

(Avenae herba)

Anwendung:

Bei nervösen Erschöpfungszuständen, rheumatischen Beschwerden und Gicht, als harntreibendes Mittel.

Therapeutischer Zubereitungs- und Dosierungsvorschlag:
2 gehäufte Teelöffel mit 1/4 l kochendem Wasser übergießen, abkühlen lassen und danach abseihen. 2-3 Tassen täglich.

Inhaltsstoffe:
Mineralstoffe, Saponine, Carotinoide

Monographie (Kommission E):
Zubereitungen werden bei akuten und chronischen Angst-, Spannungs- und Erregungszuständen, neurasthenischem und pseudoneurasthenischem Syndrom, Hauterkrankungen, Bindegewebsschwäche, Blasenschwäche sowie als Aufbau- und Kräftigungsmittel angewendet.
Die Wirksamkeit bei den beanspruchten Anwendungsgebieten ist nicht belegt.
Risiken: keine bekannt
Beurteilung: Da die Wirksamkeit von Haferkrautzubereitungen nicht belegt ist, kann eine therapeutische Anwendung nicht befürwortet werden.

Hagebutten, Hagebuttenschalen

(Rosae pseudofructus cum fructibus, R. pseudofructus)

Anwendung:
Als harntreibendes Mittel, bei chronischen Entzündungen der Harnwege, Blasen- und Nierensteinen, Erkältungskrankheiten.
Siehe Monographie.

Therapeutischer Zubereitungs- und Dosierungsvorschlag:
2 gehäufte Teelöffel mit 1/4 l kaltem Wasser übergießen, zum Sieden bringen, 5-8 min. kochen, abseihen, oder als Aufguss.
3 Tassen täglich.

Inhaltsstoffe:
Gerbstoffe, Fruchtsäuren, Mineralstoffe, in frischen Früchten viel Vitamin C.

Monographie (Kommission E):
Werden zur Vorbeugung und Behandlung von Erkältungskrankheiten und grippalen Infekten, Infektionskrankheiten, zur Vorbeugung und Behandlung von Vitamin-C-Mangelerkrankungen, Fieber, zur Steigerung der Abwehrkräfte bei allgemeiner Erschöpfung, bei Magenschleimhautentzündung und Magengeschwüren, zur »Magenstärkung«, bei Darmerkrankungen, Durchfall, als Vorbeugung gegen Darmkatarrh, als Laxans, ferner bei Gallensteinen, Gallenbeschwerden und Gallenleiden, Erkrankungen und Beschwerden im Bereich der ableitenden Harnwege, Wassersucht, zur »Nierenstärkung«, als diuretisch wirksames Mittel, bei Gicht, Harnsäurestoffwechselstörungen, rheumatischen Beschwerden, Rheumatismus, Ischias, Zuckerkrankheit,

mangelhafter Kapillardurchblutung, als adstringierendes Mittel, bei Lungenkrankheiten und als Augenwasser angewendet.
Die Wirksamkeit bei den meisten der beanspruchten Anwendungsgebiete ist nicht belegt. Die Wirksamkeit zur Therapie oder Vorbeugung eventueller Vitamin-C-Mangelzustände ist angesichts des geringen und rasch abnehmenden Vitamin-C-Gehaltes der Droge unsicher.
Risiken: nicht bekannt.
Beurteilung: Da die Wirksamkeit nicht bzw. nicht ausreichend belegt ist, kann eine therapeutische Anwendung nicht empfohlen werden. Der Konsum von Hagebutten-Zubereitungen als Vitamin-C-haltige Nahrungsergänzung ist überwiegend dem Lebensmittelbereich zuzuordnen. Gegen die Verwendung als Geschmackskorrigens in Teemischungen bestehen keine Bedenken.

Hamamelisblätter, Hamamelisrinde

(Zauberstrauchblätter, -rinde) (Hamamelidis folium, H. cortex)

Anwendung:

Bei Krampfadern und Hämorrhoiden, Entzündungen im Mund- und Rachenraum, Hautverletzungen.

Therapeutischer Zubereitungs- und Dosierungsvorschlag:
1 gehäuften Teelöffel mit 1/4 l kaltem Wasser übergießen, zum Sieden bringen, 3-5 min. kochen, abseihen. 2 Tassen täglich.

Inhaltsstoffe:
Blätter: Gerbstoffe, Flavonoide, ätherisches Öl
Rinde: Gerbstoffe, Catechinderivate, freie Gallussäure

Monographie (Kommission E):
Leichte Hautverletzungen, lokale Entzündungen der Haut- und Schleimhäute; Hämorrhoiden, Krampfaderbeschwerden
Wirkungen: entzündungshemmend, lokal hämostyptisch
Dosierung: Dekokte aus 5,0-10,0 g Droge auf 1 Tasse (ca. 250 ml) Wasser zu Umschlägen und Spülungen
Kontraindikationen: keine bekannt

Nebenwirkungen: keine bekannt
Wechselwirkungen: keine bekannt

Hauhechelwurzel

(Ononidis radix)

Anwendung:

Als harntreibendes Mittel, bei Blasen- und Nierensteinen, bei rheumatischen Beschwerden, als Blutreinigungsmittel, bei Ekzemen.

Therapeutischer Zubereitungs- und Dosierungsvorschlag:
2 gehäufte Teelöffel mit 1/4 l kochendem Wasser übergießen, 20-30 min. ziehen lassen. 2 Tassen täglich.

Inhaltsstoffe:
Flavonoide, Isoflavonoide (Ononin), ätherisches Öl, Gerbstoffe

Monographie (Kommission E):
Zur Durchspülungstherapie bei entzündlichen Erkrankungen der ableitenden Harnwege.
Als Durchspülung zur Vorbeugung und Behandlung von Nierengrieß.
Wirkungen: diuretisch
Dosierung: Tagesdosis 6-12 g Droge
Kontraindikationen: keine bekannt
Hinweis: Keine Durchspülungstherapie bei Ödemen infolge eingeschränkter Herz- oder Nierentätigkeit.
Nebenwirkungen: keine bekannt
Wechselwirkungen: keine bekannt

Heidekraut

(Callunae vulgaris herba)

Anwendung:

Als harntreibendes Mittel, bei Entzündungen der ableitenden Harnwege, Steinleiden, rheumatischen Beschwerden und Gicht, zur Blutreinigung, bei Ekzemen.

Therapeutischer Zubereitungs- und Dosierungsvorschlag:
1-2 gehäufte Teelöffel mit 1/4 l kochendem Wasser übergießen, 10 min. ziehen lassen. 2-3 Tassen täglich. Nicht überdosieren, da sonst Magenbeschwerden auftreten können!

Inhaltsstoffe:
Flavonglykoside, Arbutin, Gerbstoffe, Saponine

Monographie (Kommission E):
Zubereitungen werden bei Erkrankungen und Beschwerden im Bereich der Niere und der ableitenden Harnwege, bei Vergrößerung der Vorsteherdrüse, als

Diuretikum, zur Vorbeugung bei Steinleiden, Weißfluss, bei Erkrankungen und Beschwerden im Bereich des Magen-Darm-Traktes, Durchfall, Magen-Darm-Krämpfen, Koliken, Leber- und Gallenerkrankungen, bei Gicht, Rheuma, Erkrankungen und Beschwerden im Bereich der Atemwege, Husten, Erkältungskrankheiten, bei Schlafstörungen, Unruhezuständen sowie in Augenbädern bei Augenentzündungen, ferner zur Wundbehandlung, bei Fieber, Milzleiden, sowie als schweißtreibendes Mittel angewendet.
Kombinationen mit Heidekraut und/oder Heidekrautblüten werden zusätzlich als Adjuvans bei Diabetes, bei Menstruationsbeschwerden, im Klimakterium, bei nervöser Erschöpfung, zur Förderung der Verdauung und bei Kreislaufregulationsstörungen angewendet.
Die Wirksamkeit bei den beanspruchten Anwendungsgebieten ist nicht belegt.
Risiken: nicht bekannt
Beurteilung: Da die Wirksamkeit bei den beanspruchten Anwendungsgebieten nicht belegt ist, kann eine therapeutische Anwendung nicht befürwortet werden. Gegen die Verwendung als Schmuckdroge oder Korrigens bestehen keine Bedenken.

Heidelbeeren

(Myrtilli fructus)

Anwendung:

Bei Durchfallerkrankungen, Entzündungen im Mund- und Rachenraum.

Therapeutischer Zubereitungs- und Dosierungsvorschlag:
4-6 gehäufte Teelöffel mit 1/4 l kaltem Wasser übergießen, zum Sieden bringen, etwa 10 min. kochen. 3-4 Tassen täglich.

Inhaltsstoffe:
Gerbstoffe, Anthocyane, Flavonglykoside, Fruchtsäuren

Monographie (Kommission E):
Unspezifische Durchfallerkrankungen. Lokale Therapie leichter Entzündungen der Mund- und Rachenschleimhaut
Wirkungen: adstringierend
Dosierung: Tagesdosis 20-60 g Droge, zur lokalen Anwendung als 10-prozentiges Dekokt. Sollten die Durchfälle länger als 3-4 Tage anhalten, ist ein Arzt aufzusuchen.
Kontraindikationen: keine bekannt
Nebenwirkungen: keine bekannt
Wechselwirkungen: keine bekannt

Heidelbeerblätter

(Myrtilli folium)

Anwendung:

Bei Durchfallerkrankungen, bei Hautkrankheiten, Ekzemen, bei Entzündungen im Mund- und Rachenraum. Als Adjuvans bei Diabetes.

Therapeutischer Zubereitungs- und Dosierungsvorschlag:
1-2 gehäufte Teelöffel mit 1/4 l kochendem Wasser übergießen, 8-10 min. ziehen lassen. 2-3 Tassen täglich, für Spülungen, Waschungen und Umschläge.
Vorsichtiger Gebrauch! Siehe Monographie.

Inhaltsstoffe:
Gerbstoffe, Flavonoide, Arbutin, Glykoside

Monographie (Kommission E):
Werden bei Diabetes mellitus sowie zur Vorbeugung und Behandlung von Erkrankungen und Beschwerden im Bereich des Magen-Darm-Traktes, der Niere und ableitenden Harnwege sowie der Atemwege, bei Rheuma, Gicht, Hauterkrankungen, Hämorrhoidalerkrankungen, Durchblutungsstörungen, funktionellen Herzbeschwerden sowie zur »Anregung des Stoffwechsels und zur Blutreinigung« angewendet. Die Wirksamkeit bei den beanspruchten Anwendungsgebieten ist nicht belegt.
Risiken: Bei höherer Dosierung oder längerem Gebrauch können chronische Vergiftungen auftreten, die sich im Tierversuch zunächst in Kachexie, Anämie, Ikterus, akuten Erregungszuständen und Tonus-Störungen äußern und schließlich nach chronischen Gaben von 1,5 g/kg/Tag zum Tode führen können.
Beurteilung: Da die Wirksamkeit nicht belegt ist, kann eine therapeutische Anwendung von Heidelbeerblätterzubereitungen aufgrund der Risiken nicht vertreten werden.

Herzgespannkraut

(Leonuri cardiacae herba)

Anwendung:

Bei klimakterischen Beschwerden, nervösen Herzbeschwerden, nervöser Unruhe, Herzklopfen und Angstgefühlen, Magen-Darmstörungen und Blähungen.

Therapeutischer Zubereitungs- und Dosierungsvorschlag:
1 gehäuften Teelöffel mit 1/4 l kochendem Wasser übergießen, 10 min. ziehen lassen, oder als Kaltauszug. 2 Tassen täglich.

Inhaltsstoffe:
Alkaloide, Bitterstoffglykoside, Gerbstoffe, Flavonoide, ätherisches Öl, geringe Mengen Alkaloide

Monographie (Kommission E):
Nervöse Herzbeschwerden, auch im Rahmen einer Schilddrüsenüberfunktion (als Adjuvans)
Dosierung: Mittlere Tagesdosis 4,5 g Droge
Kontraindikationen: keine bekannt
Nebenwirkungen: keine bekannt
Wechselwirkungen: keine bekannt

Hibiscusblüten

(Hibisci flos)

Anwendung:

Als mildes Abführmittel, Aromaticum, siehe Monographie.

Therapeutischer Zubereitungs- und Dosierungsvorschlag:
1 gehäuften Teelöffel mit 1/4 l kochendem Wasser übergießen, 5 min. ziehen lassen. 2-3 Tassen täglich.

Inhaltsstoffe: Fruchtsäuren

Monographie (Kommission E):
Angewandt zur Appetitanregung, bei Erkältungen, Katarrhen der oberen Luftwege und des Magens, zur Schleimlösung, als mildes Abführmittel, als Diureticum, bei Kreislaufbeschwerden.
Die Wirksamkeit bei den beanspruchten Indikationsgebieten ist nicht belegt.
Risiken: keine bekannt
Beurteilung: Da die Wirksamkeit bei den beanspruchten Anwendungsgebieten nicht belegt ist, kann eine therapeutische Anwendung nicht befürwortet werden. Gegen die Anwendung als Schönungsdroge, sowie als Geschmackskorrigens bestehen keine Bedenken.

Himbeerblätter

(Rubi idaei folium)

Anwendung:

Bei Entzündungen der Mund- und Rachenschleimhaut, Durchfallerkrankungen, zur Blutreinigung, bei chronischen Hauterkrankungen.

Therapeutischer Zubereitungs- und Dosierungsvorschlag:
2 gehäufte Teelöffel mit 1/4 l kochendem Wasser übergießen, 5-8 min. ziehen lassen. 3 Tassen täglich.

Inhaltsstoffe:
Gerbstoffe, Flavone, Fruchtsäuren

Monographie (Kommission E):
Werden bei Erkrankungen und Beschwerden im Bereich des Magen-Darm-Traktes, der Atemwege, des Herz-Kreislauf-Systems sowie im Mund- und Rachenbereich, ferner bei Hautausschlägen und -entzündungen, Grippe, Fieber, Menstruationsstörungen und -beschwerden, Zuckerkrankheit, Vitaminmangel, als schweiß-, harn- und galletreibendes Mittel, sowie zur »Blut- und Hautreinigung« angewendet.
Die beanspruchten Anwendungsgebiete sind nicht belegt.
Risiken: keine bekannt
Beurteilung: Da die Wirksamkeit bei den beanspruchten Anwendungsgebieten nicht belegt ist, kann eine therapeutische Anwendung nicht befürwortet werden.

Hirtentäschelkraut

(Bursae pastoris herba)

Anwendung:
Als Haemostyptikum, bei Menorrhagien und Metrorrhagien, als Herz-Kreislaufmittel.

Therapeutischer Zubereitungs- und Dosierungsvorschlag:
2 gehäufte Teelöffel mit 1/4 l kochendem Wasser übergießen, 10 min. ziehen lassen, oder als Kaltauszug. 3 Tassen täglich.

Inhaltsstoffe:
Flavonoide, Saponine, Gerbstoffe, wenig ätherisches Öl, Cholin, Acetylcholin

Monographie (Kommission E):
Innere Anwendung: symptomatische Behandlung leichterer Menorrhagien und Metrorrhagien; zur lokalen Anwendung bei Nasenbluten
Äußere Anwendung: oberflächliche, blutende Hautverletzungen
Wirkungen: Nur bei parenteraler Anwendung: muskarinartige Wirkungen mit dosisabhängiger Blutdrucksenkung und Blutdrucksteigerung. Positiv inotrope und chronotrope Herzwirkung sowie Steigerung der Uteruskontraktion.
Dosierung: Mittlere Tagesdosis 10,0-15,0 g Droge
Kontraindikationen: keine bekannt
Nebenwirkungen: keine bekannt
Wechselwirkungen: keine bekannt

Hohlzahnkraut

(Galeopsidis herba)

Anwendung:

Als schleimlösendes und auswurfförderndes Mittel bei chronischen Atemwegserkrankungen, bei Keuchhusten, Asthma bronchiale, Appetitlosigkeit.

Therapeutischer Zubereitungs- und Dosierungsvorschlag:
2 gehäufte Teelöffel mit 1/4 l kochendem Wasser übergießen, 10 min. ziehen lassen, oder mit kaltem Wasser ansetzen, kurz aufkochen, 5 min. ziehen lassen. 2-3 Tassen täglich.

Inhaltsstoffe:
Gerbstoffe, Saponine, Bitterstoffe, wenig ätherisches Öl, Kieselsäure

Monographie (Kommission E):
Leichte Katarrhe der Luftwege
Dosierung: Mittlere Tagesdosis 6,0 g Droge
Kontraindikationen: keine bekannt
Nebenwirkungen: keine bekannt
Wechselwirkungen: keine bekannt

Holunderblüten

(Sambuci flos)

Anwendung:

Als schweißtreibendes Mittel bei Erkältungen, harntreibendes Mittel, bei rheumatischen Beschwerden.

Therapeutischer Zubereitungs- und Dosierungsvorschlag:
2 gehäufte Teelöffel mit 1/4 l kochendem Wasser übergießen, 10 min. ziehen lassen. 3 Tassen täglich. Als Schwitztee 1/2 l Tee möglichst warm trinken lassen.

Inhaltsstoffe:
Flavonoide, Hydroxphenylcarbonsäuren und Ester, Steroide und Triterpene, Gerbstoffe, ätherisches Öl, Saponine

Monographie (Kommission E):
Erkältungskrankheiten
Wirkungen: schweißtreibend, vermehrt die Bronchialsekretion
Dosierung: Mittlere Tagesdosis 10-15 g Droge
Kontraindikationen: keine bekannt
Nebenwirkungen: keine bekannt
Wechselwirkungen: keine bekannt

Hopfenzapfen

(Lupuli strobulus)

Anwendung:

Bei nervösen Unruhezuständen, Schlafstörungen, als Hypnotikum, appetitanregendes Mittel, bei nervösen Verdauungsstörungen.

Therapeutischer Zubereitungs- und Dosierungsvorschlag:
2 gehäufte Teelöffel mit 1/4 l kochendem Wasser übergießen, 10-15 min. ziehen lassen. 2-3 Tassen täglich.

Inhaltsstoffe:
Ätherisches Öl, α- und β-Bittersäuren, Gerbstoffe, Flavonoide

Monographie (Kommission E):
Befindensstörungen wie Unruhe und Angstzustände, Schlafstörungen
Wirkungen: beruhigend, schlaffördernd
Dosierung: Einzelgabe 0,5 g Droge
Kontraindikationen: keine bekannt
Nebenwirkungen: keine bekannt
Wechselwirkungen: keine bekannt

Huflattichblätter

(Farfarae folium)

Anwendung:

Als schleimlösendes, entzündungshemmendes und reizlinderndes Mittel bei Husten, bei Entzündungen der Mund- und Rachenschleimhaut.

Therapeutischer Zubereitungs- und Dosierungsvorschlag:
1-2 gehäufte Teelöffel mit 1/4 l kochendem Wasser übergießen, 8-10 min. ziehen lassen. 2-3 Tassen täglich

Inhaltsstoffe:
Pyrrolizidinalkaloide, Bitterstoffe, Gerbstoffe, ätherisches Öl, Schleimstoffe

Monographie (Kommission E):
Akute Katarrhe der Luftwege mit Husten und Heiserkeit; akute, leichte Entzündungen der Mund- und Rachenschleimhaut
Dosierung: Tagesdosis 4,5-6,0 g Droge. Die Tagesdosis darf nicht mehr als 10 mg Pyrrolizidinalkaloide enthalten.
Dauer der Anwendung: nicht länger als 4-6 Wochen pro Jahr
Kontraindikationen: Schwangerschaft, Stillzeit
Nebenwirkungen: nicht bekannt
Wechselwirkungen: keine bekannt

Hundszungenwurzel

(Cynoglossi radix)

Anwendung:

Bei Magen- und Darmerkrankungen. Äußerlich bei Verletzungen, schlecht heilenden Wunden, rheumatischen Beschwerden und Neuralgien, Venenentzündungen.

Therapeutischer Zubereitungs- und Dosierungsvorschlag:
1 gehäuften Teelöffel mit 1/4 l kochendem Wasser übergießen, 5 min. ziehen lassen, oder als Dekokt. Vor allem für Umschläge.

Inhaltsstoffe:
Gerbstoffe, Bitterstoffe, Glykoside, Alkaloide, Schleimstoffe

Immergrünkraut

(Vincae minoris herba)

Anwendung:

Als harntreibendes Mittel, bei Husten und chronischem Katarrh, zur Blutreinigung, bei Hautausschlägen, auch äußerlich.

Therapeutischer Zubereitungs- und Dosierungsvorschlag:
1 gehäuften Teelöffel mit 1/4 l kochendem Wasser übergießen, 5-10 min. ziehen lassen. 1-2 Tassen täglich. Nicht überdosieren, da sonst Vergiftungserscheinungen (Übelkeit, Erbrechen, Herzklopfen, Schwindel, Hautjucken) auftreten können. Nicht in der Schwangerschaft!

Inhaltsstoffe:
Bitterstoffe, Gerbstoffe, Alkaloide, Flavonglykoside

Ingwerwurzelstock

(Zingiberis rhizoma)

Anwendung:

Zur Appetit- und Verdauungsanregung, bei dyspeptischen Beschwerden, als Tonikum, bei Reisekrankheit.

Therapeutischer Zubereitungs- und Dosierungsvorschlag:
1 gehäuften Teelöffel mit 1/4 l heißem Wasser übergießen, 8-10 min. ziehen lassen. 1-2 Tassen täglich. Meist werden Tinkturen oder Pulver bevorzugt.

Inhaltsstoffe:
Ätherisches Öl, Scharfstoffe, Harze

Monographie (Kommission E):
Dyspeptische Beschwerden; Verhütung der Symptome der Reisekrankheit

Wirkungen: antiemetisch, positiv inotrop, Förderung der Speichel- und Magensaftsekretion, cholagog; beim Tier spasmolytisch; beim Menschen Steigerung von Tonus und Peristaltik des Darms
Dosierung: Tagesdosis 2,0-4,0 g Droge
Kontraindikationen: Bei Gallensteinleiden nur nach Rücksprache mit einem Arzt anzuwenden.
Hinweis: Keine Anwendung bei Schwangerschaftserbrechen!
Nebenwirkungen: keine bekannt
Wechselwirkungen: keine bekannt

Isländisches Moos

(Lichen islandicus)

Anwendung:

Als reizmilderndes Mittel, bei Schleimhautentzündungen im Mund- und Rachenraum sowie im Magen-Darm-Trakt, Husten, zur Appetitanregung, Erschöpfungszustände nach Infektionen

Therapeutischer Zubereitungs- und Dosierungsvorschlag:
2 gehäufte Teelöffel mit 1/4 l kaltem Wasser übergießen, langsam zum Sieden bringen, abseihen, oder als Aufguss. 2-3 Tassen täglich.

Inhaltsstoffe:
Schleimstoffe, Bitterstoffe, Flechtensäuren

Monographie (Kommission E):
Schleimhautreizungen im Mund- und Rachenraum und damit verbundener trockener Reizhusten. Appetitlosigkeit
Wirkungen: reizlindernd, schwach antimikrobiell
Dosierung: Tagesdosis 4,0-6,0 g Droge
Kontraindikationen: keine bekannt
Nebenwirkungen: keine bekannt
Wechselwirkungen: keine bekannt

Johannisbeerblätter, schwarze

(Ribis nigri folium)

Anwendung:

Als harn- und schweißtreibendes Mittel, bei rheumatischen Beschwerden und Gicht, Durchfallerkrankungen, Keuchhusten

Therapeutischer Zubereitungs- und Dosierungsvorschlag:
1-2 gehäufte Teelöffel mit 1/4 l kaltem Wasser übergießen, langsam zum Sieden bringen, abseihen, oder als Aufguss. 2-3 Tassen täglich.

Inhaltsstoffe:
Gerbstoffe, wenig ätherisches Öl, Vitamin C, Rutin

Johanniskraut

(Hyperici herba)

Anwendung:

Bei depressiven Zuständen, als nervenstärkendes Mittel, gegen Bettnässen, zur Anregung der Verdauungsdrüsen und Galleproduktion.

Therapeutischer Zubereitungs- und Dosierungsvorschlag:
2 gehäufte Teelöffel mit 1/4 l kaltem Wasser übergießen, zum Sieden bringen, 5 min. ziehen lassen, oder als Aufguss 10 min. ziehen lassen. 2-3 Tassen täglich.

Inhaltsstoffe:
Ätherisches Öl, Gerbstoffe, Flavonoide, Hypericin

Monographie (Kommission E):
Innerlich: psychovegetative Störungen, depressive Verstimmungszustände, Angst und/oder nervöse Unruhe
Wirkungen: Es liegen zahlreiche ärztliche Erfahrungsberichte vor, die für eine milde antidepressive Wirkung sprechen.
Dosierung: Mittlere Tagesdosis 2,0-4,0 g Droge
Kontraindikationen: keine bekannt
Nebenwirkungen: Photosensibilisierung ist möglich, insbesondere bei hellhäutigen Personen.
Wechselwirkungen: keine bekannt

Kalmuswurzel

(Calami rhizoma)

Anwendung:

Bei Appetitlosigkeit, Verdauungsstörungen, Verdauungsschwäche, zur Tonisierung des Verdauungstraktes, bei Koliken und nervösen Magen-Darmstörungen, nervösen Erschöpfungszuständen. Äußerlich bei Hautausschlägen.

Therapeutischer Zubereitungs- und Dosierungsvorschlag:
1-2 gehäufte Teelöffel mit 1/4 l kochendem Wasser übergießen, 15 min. ziehen lassen, oder kalt ansetzen, kurz aufkochen, 3-5 min. ziehen lassen. 2-3 Tassen täglich.

Inhaltsstoffe:
Ätherisches Öl, Bitterstoffe, Gerbstoffe

Kamillenblüten

(Matricariae flos)

Anwendung:

Bei Entzündungen aller Art (Ausnahme Augenentzündungen), als krampflösendes Mittel, bei Menstruationsbeschwerden, bakteriellen Infektionen. Äußerlich bei Hauterkrankungen und Entzündungen.

Therapeutischer Zubereitungs- und Dosierungsvorschlag:

1-2 gehäufte Teelöffel mit 1/4 l kochendem Wasser übergießen, 10 min. ziehen lassen. 2-3 Tassen täglich.

Zur Rollkur bei Gastritis: 1 Tasse Tee trinken, dann 5 min. auf dem Rücken liegen, danach 5 min. rechte Seitenlage, 5 min. Bauchlage, abschließend 5 min. linke Seitenlage.

Inhaltsstoffe:

Ätherisches Öl, Matricin, Flavonderivate, Schleimstoffe

Monographie (Kommission E):

Äußerlich: Haut- und Schleimhautentzündungen, sowie bakterielle Hauterkrankungen einschließlich der Mundhöhle und des Zahnfleisches. Entzündliche Erkrankungen und Reizzustände der Luftwege (Inhalationen), Erkrankungen im Anal- und Genitalbereich (Bäder und Spülungen)

Innerlich: Gastro-intestinale Spasmen und entzündliche Erkrankungen des Gastro-Intestinal-Traktes

Wirkungen: antiphlogistisch, muskulotrop, spasmolytisch, wundheilungsfördernd, desodorierend, antibakteriell und bakterientoxinhemmend, Anregung des Hautstoffwechsels

Dosierung: Ein gehäufter Esslöffel Kamillenblüten (ca. 3 g) wird mit heißem Wasser (ca. 150 ml) übergossen, zugedeckt und nach 5-10 min. durch ein Teesieb filtriert. Droge. Soweit nicht anders verordnet, wird bei Erkrankungen im Magen-Darm-Bereich 3- bis 4-mal täglich eine Tasse frisch zubereiteter Tee zwischen den Mahlzeiten getrunken. Bei Entzündungen der Schleimhaut im Mund- und Rachenbereich wird mit dem frisch bereiteten Tee mehrmals täglich gespült oder gegurgelt. Als Badezusatz 50 g Droge auf 10 l Wasser.

Kontraindikationen: keine bekannt

Nebenwirkungen: keine bekannt

Wechselwirkungen: keine bekannt

Kardamomen

(Cardamomi fructus)

Anwendung:

Bei Verdauungsstörungen, zur Appetitanregung, bei Blähungen.

Therapeutischer Zubereitungs- und Dosierungsvorschlag:
1 gehäuften Teelöffel mit 1/4 l kochendem Wasser übergießen, 10 min. ziehen lassen. 2-3 Tassen täglich.

Inhaltsstoffe: Ätherisches Öl

Monographie (Kommission E):
Dyspeptische Beschwerden
Wirkungen: choleretisch, virostatisch
Dosierung: Mittlere Tagesdosis 1,5 g Droge
Kontraindikationen: Bei Gallensteinleiden nur nach Rücksprache mit einem Arzt anwenden
Nebenwirkungen: keine bekannt
Wechselwirkungen: keine bekannt

Katzenpfötchenblüten

(Antennariae dioicae flos)

Anwendung:

Bei Galle- und Leberstörungen, als harntreibendes Mittel, bei Entzündungen der Atemwege, bei Durchfallerkrankungen.

Therapeutischer Zubereitungs- und Dosierungsvorschlag:
1-2 gehäufte Teelöffel mit 1/4 l kochendem Wasser übergießen, 8-10 min. ziehen lassen, oder als Kaltauszug. 2-3 Tassen täglich.

Inhaltsstoffe:
Gerbstoffe, wenig ätherisches Öl, Bitterstoffe

Monographie (Kommission E):
Pharmakologische Eigenschaften, Pharmakokinetik, Toxikologie: Keine bekannt
Klinische Angaben:
Anwendungsgebiete:
Zubereitungen werden bei Darmerkrankungen angewendet. Die Wirksamkeit bei dem beanspruchten Anwendungsgebiet ist nicht belegt.
Risiken: keine bekannt
Beurteilung: Da die Wirksamkeit bei dem beanspruchten Anwendungsgebiet nicht belegt ist, kann eine therapeutische Anwendung

nicht befürwortet werden.
Gegen eine Verwendung als Schmuckdroge bestehen keine Bedenken.

Kiefernsprossen

(Pini turiones)

Anwendung:

Vorwiegend zur Inhalation bei Entzündungen der oberen Atemwege, als Badezusatz bei rheumatischen Beschwerden und Muskelschmerzen, bei Erschöpfungszuständen, zur Anregung der Durchblutung und der Harnausscheidung.

Therapeutischer Zubereitungs- und Dosierungsvorschlag:
1 gehäuften Teelöffel mit 1/4 l kaltem Wasser übergießen, zum Sieden bringen, 5 min. aufkochen. Als Badezusatz 50-100 g Droge in 1 l Wasser, 10 min. aufkochen, ins Badewasser abseihen

Inhaltsstoffe:
Ätherisches Öl, Harze, Gerbstoffe, Bitterstoffe

Monographie (Kommission E):
Innere Anwendung: Katarrhalische Erkrankungen der oberen und unteren Luftwege
Äußere Anwendung: leichte Muskel- und Nervenschmerzen
Wirkungen: sekretolytisch, durchblutungsfördernd, schwach antiseptisch
Dosierung: Mittlere Tagesdosis: Mehrmals täglich 2,0-3,0 g Droge
Kontraindikationen: keine bekannt
Nebenwirkungen: keine bekannt
Wechselwirkungen: keine bekannt

Klatschmohnblüten

(Rhoeados flos)

Anwendung:

Bei Schlafstörungen, gegen Husten und Heiserkeit, bei Unruhezuständen.

Therapeutischer Zubereitungs- und Dosierungsvorschlag:
1 gehäuften Teelöffel mit 1/4 l kochendem Wasser übergießen, 5-10 min. ziehen lassen. 2-3 Tassen täglich.

Inhaltsstoffe:
Gerbstoffe, Bitterstoffe, organische Säuren, ein roter Farbstoff

Monographie (Kommission E):
Werden bei Erkrankungen und Beschwerden im Bereich der Atemwege, bei Schlafstörungen sowie als beruhigendes und schmerzstillendes Mittel angewendet. Die Wirksamkeit bei den

beanspruchten Anwendungsgebieten ist nicht belegt.
Risiken: keine bekannt
Bewertung: Da die Wirksamkeit von Klatschmohnblüten bei den beanspruchten Anwendungsgebieten nicht belegt ist, kann eine therapeutische Anwendung nicht befürwortet werden. Gegen die Verwendung als Hilfsstoff in Teemischungen bestehen keine Einwände.

Klettenwurzel

(Bardanae radix)

Anwendung:

Als harntreibendes Mittel, zur Blutreinigung, bei Hautleiden, Leber- und Gallestörungen.

Therapeutischer Zubereitungs- und Dosierungsvorschlag:
1-2 gehäufte Teelöffel mit 1/4 l kaltem Wasser übergießen, 5 Std. ziehen lassen, zum Sieden bringen, 2-3 min. kochen, abseihen. 2-3 Tassen täglich.
Äußerlich auch zu Umschlägen und Waschungen.

Inhaltsstoffe:
Ätherisches Öl, Gerbstoffe, antibiotische Stoffe

Koriander

(Coriandri fructus)

Anwendung:

Bei Verdauungsstörungen und Appetitlosigkeit, als Spasmolytikum und Karminativum, zur Blutreinigung.

Therapeutischer Zubereitungs- und Dosierungsvorschlag:
1 gehäuften Teelöffel zerstoßene Früchte mit 1/4 l kochendem Wasser übergießen, 8-10 min. ziehen lassen. 2 Tassen täglich.

Inhaltsstoffe:
Ätherisches Öl, Gerbstoffe, Cumarinderivate

Monographie (Kommission E):
Dyspeptische Beschwerden, Appetitlosigkeit
Dosierung: Mittlere Tagesdosis 3,0 g Droge
Kontraindikationen: keine bekannt
Nebenwirkungen: keine bekannt
Wechselwirkungen: keine bekannt

Kornblume

(Cyani flos)

Anwendung:

Bei Appetitlosigkeit und Verdauungsstörungen, als harntreibendes Mittel, Schmuckdroge.

Therapeutischer Zubereitungs- und Dosierungsvorschlag:
1 gehäuften Teelöffel mit 1/4 l kochendem Wasser übergießen, 10 min. ziehen lassen. 2-3 Tassen täglich.

Inhaltsstoffe:
Gerbstoffe, Bitterstoffe, der blaue Farbstoff Cyanin

Monographie (Kommission E):
Anwendungsgebiete: Bei Fieber, Menstruationsstörungen, Weißfluss, als Abführmittel, Tonikum Amarum, sowie als harntreibendes und schleimlösendes Mittel, zur Anregung der Funktion von Leber und Galle angewendet. Die Wirksamkeit bei den beanspruchten Anwendungsgebieten ist nicht belegt.
Risiken: keine bekannt
Beurteilung: Da die Wirksamkeit bei den beanspruchten Anwendungsgebieten nicht belegt ist, kann eine therapeutische Anwendung nicht befürwortet werden. Gegen eine Verwendung als Schmuckdroge bestehen keine Bedenken.

Kreuzblumenkraut

(Polygalae amarae herba)

Anwendung:

Als harntreibendes Mittel, bei Husten, als verdauungsförderndes Mittel, zur Blutreinigung, als Laktagogum.

Therapeutischer Zubereitungs- und Dosierungsvorschlag:
1-2 gehäufte Teelöffel mit 1/4 l kaltem Wasser übergießen, zum Sieden bringen, 1 min. ziehen lassen, abseihen. 2-3 Tassen täglich. Bei Überdosierung sind Magen-, Darm- und Nierenreizungen möglich!

Inhaltsstoffe:
Saponine, Bitterstoffe, ätherisches Öl, Gerbstoffe

Kreuzzdornbeeren

(Rhamni cathartici fructus)

Anwendung:

Als Abführmittel, harntreibendes Mittel, bei rheumatischen Beschwerden.

Therapeutischer Zubereitungs- und Dosierungsvorschlag:
1-2 gehäufte Teelöffel mit 1/4 l kaltem Wasser übergießen, zum Sieden bringen, 2-3 min. ziehen lassen, abseihen, oder als Kaltauszug. 1 Tasse Tee abends trinken, siehe Monographie.

Inhaltsstoffe:
Hydroxyanthracenderivate, Flavonglykoside

Monographie (Kommission E):
Verstopfung, Erkrankungen, bei denen eine Darmentleerung mit weichem Stuhl erwünscht ist, wie z.B. bei Analfissuren, Hämorrhoiden, nach rekto-analen operativen Eingriffen
Wirkungen: laxierend
Dosierung: Tagesdosis 2,0-5,0 g Droge.
Dürfen nicht über einen längeren Zeitraum eingenommen werden.
Kontraindikationen: Darmverschluss. Während der Schwangerschaft und Stillzeit nur nach Rücksprache mit dem Arzt anzuwenden.
Nebenwirkungen: Bei höherer Dosierung können krampfartige Magen-Darm-Beschwerden auftreten. Die Dosis ist in diesen Fällen zu verringern.
Bei chronischem Gebrauch/Missbrauch können Elektrolytverluste, insbesondere Kaliumverluste auftreten. In die Darmmukosa werden Pigmente eingelagert (Melanosis coli).
Wechselwirkungen: nicht bekannt
Hinweis: Bei chronischem Gebrauch/Missbrauch ist durch Kaliummangel eine Verstärkung der Wirkung von Herzglykosiden möglich.

Kümmel

(Carvi fructus)

Anwendung:

Bei Appetitlosigkeit, als hervorragendes Karminativum, bei Magen-Darmstörungen, als Spasmolytikum, als Laktagogum, bei Galle- und Leberbeschwerden, bei schmerzhafter Mensis junger Frauen.

Therapeutischer Zubereitungs- und Dosierungsvorschlag:
1-2 gehäufte Teelöffel mit 1/4 l kochendem Wasser übergießen, 10 min. ziehen lassen. 2-3 Tassen täglich, bzw. bei Bedarf.

Inhaltsstoff: Ätherisches Öl

Monographie (Kommission E):
Dyspeptische Beschwerden wie leichte, krampfartige Beschwerden im Magen-Darm-Bereich, Blähungen und Völlegefühl

Wirkungen: spasmolytisch, antimikrobiell
Dosierung: Tagesdosis 1,5-6,0 g Droge
Kontraindikationen: nicht bekannt
Nebenwirkungen: nicht bekannt
Wechselwirkungen: nicht bekannt

Labkraut

(Galii veri herba)

Anwendung:
Als harntreibendes Mittel, bei Nierenleiden, zur Blutreinigung, bei Magen-Darmkatarrh. Äußerlich bei Hautleiden.

Therapeutischer Zubereitungs- und Dosierungsvorschlag:
2 gehäufte Teelöffel mit 1/4 l kaltem Wasser übergießen, zum Sieden bringen, 2 min. kochen, 10 min. ziehen lassen, oder als Aufguss. 2-3 Tassen täglich.

Inhaltsstoffe:
Gerbstoffe, Glykoside, Flavonoide, Aucubin, wenig ätherisches Öl

Lavendelblüten

(Lavandulae flos)

Anwendung:
Als zentralberuhigendes Mittel, bei vegetativen Dysfunktionen, nervösen Herzbeschwerden, als Cholagogum, bei Erschöpfungszuständen, als verdauungsförderndes Mittel.

Therapeutischer Zubereitungs- und Dosierungsvorschlag:
1-2 gehäufte Teelöffel mit 1/4 l kochendem Wasser übergießen, 5-10 min. ziehen lassen. 2-3 Tassen täglich.

Inhaltsstoffe:
Ätherisches Öl, Gerbstoffe

Monographie (Kommission E):
Innerlich angewendet: Befindlichkeitsstörungen wie Unruhezustände, Einschlafstörungen, funktionelle Oberbauchbeschwerden (nervöser Reizmagen, Roemheld-Syndrom, Meteorismus, nervöse Darmbeschwerden).
In der Balneotherapie: zur Behandlung von funktionellen Kreislaufstörungen
Wirkungen: beruhigend, entblähend
Dosierung: 1-2 Teelöffel Droge pro Tasse
Äußere Anwendung als Badezusatz: 20-100 g auf 20 l Wasser

Kontraindikationen: keine bekannt
Nebenwirkungen: keine bekannt
Wechselwirkungen: keine bekannt

Leberblümchenkraut

(Hepatici nobilis herba)

Anwendung:

Bei Leber- und Gallebeschwerden, als harntreibendes Mittel, bei Entzündungen im Mund- und Rachenraum und der oberen Atemwege.

Therapeutischer Zubereitungs- und Dosierungsvorschlag:
1-2 gehäufte Teelöffel mit 1/4 l kaltem Wasser übergießen, 8-10 Std. kalt ausziehen, oder als Aufguss. 2-3 Tassen täglich.

Inhaltsstoffe:
Gerbstoffe, Flavonoide, Protanemonin, Glykoside

Monographie (Kommission E):
Zubereitungen werden bei Leberleiden, Lebererkrankungen aller Art, Gelbsucht, Gallensteinen und Gallengrieß angewendet. Die Wirksamkeit bei den beanspruchten Anwendungsgebieten ist nicht belegt.
Risiken: Die Pflanze enthält Protanemonin. Für Protanemonin und protanemoninhaltige Pflanzen ist bekannt, dass bei Anwendung von Zubereitungen aus frischen Pflanzen sowie von Protanemonin heftige Reizerscheinungen an Haut und Schleimhäuten mit Jucken, Rötungen und Blasenbildung auftreten. Bei innerer Anwendung treten bei höherer Dosierung Reizungen der Niere und der ableitenden Harnwege auf. Bei Schwangeren ist die Anwendung absolut kontraindiziert. Die Substanz Protanemonin wird beim Trocknen zerstört.
Beurteilung: Aufgrund der nicht belegten Wirksamkeit bei den beanspruchten Anwendungsgebieten und angesichts der Risiken kann eine therapeutische Anwendung protoanemoninhaltiger Zubereitungen nicht vertreten werden.

Leinkraut

(Linariae herba)

Anwendung:

Bei Venenentzündungen und Hämorrhoiden, als harntreibendes Mittel, als Abführmittel, bei Hautunreinheiten, als Lebermittel.

Therapeutischer Zubereitungs- und Dosierungsvorschlag:
1 gehäuften Teelöffel mit 1/4 l kochendem Wasser übergießen, 10 min. ziehen lassen. 2 Tassen täglich.

Inhaltsstoffe:
Flavonglykoside, Cholin

Liebstöckelwurzel

(Levistici radix)

Anwendung:
Bei Entzündungen der ableitenden Harnwege, als harntreibendes Mittel, bei Steinleiden, zur Anregung der Verdauungssäfte, bei Menstruationsstörungen, rheumatischen Beschwerden und Gicht.

Therapeutischer Zubereitungs- und Dosierungsvorschlag:
1-2 gehäufte Teelöffel mit 1/4 l kaltem Wasser übergießen, zum Sieden bringen, abseihen, oder als Aufguss. 2 Tassen täglich.

Inhaltsstoffe:
Ätherisches Öl, Cumarinderivate

Monographie (Kommission E):
Zur Durchspülung bei entzündlichen Erkrankungen der ableitenden Harnwege. Durchspülungstherapie zur Vorbeugung von Nierengrieß
Wirkungen: spasmolytisch
Dosierung: Tagesdosis 4,0-8,0 g Droge
Kontraindikationen: Sollten bei akuten entzündlichen Erkrankungen des Nierenparenchyms sowie bei eingeschränkter Nierenfunktion nicht angewendet werden. Keine Durchspülungstherapie bei Ödemen infolge eingeschränkter Herz- oder Nierenfunktion.
Nebenwirkungen: nicht bekannt
Wechselwirkungen: nicht bekannt

Lindenblüten

(Tiliae flos)

Anwendung:
Als schweißtreibendes Mittel möglichst zu Beginn einer Erkältungskrankheit, bei Bronchitis, als krampflösendes Mittel, bei Blasen- und Nierenleiden.

Therapeutischer Zubereitungs- und Dosierungsvorschlag:
1-2 gehäufte Teelöffel mit 1/4 l kochendem Wasser übergießen, 10 min. ziehen lassen, oder kalt ansetzen, zum Sieden bringen, 5-10 min. ziehen lassen. 2-3 Tassen täglich.

Inhaltsstoffe:
Flavonoide, Gerbstoffe, Schleimstoffe, ätherisches Öl

Monographie (Kommission E):
Erkältungskrankheiten und damit verbundener Husten
Wirkungen: diaphoretisch
Dosierung: Tagesdosis 2,0-4,0 g Droge
Kontraindikationen: nicht bekannt
Nebenwirkungen: nicht bekannt
Wechselwirkungen: nicht bekannt

Löwenzahnwurzel mit -kraut

(Taraxaci radix cum herba)

Anwendung:

Bei Leber- und Galleleiden, zur Förderung der Gallensekretion, bei Appetitlosigkeit, Verdauungsstörungen und dyspeptischen Beschwerden, als harntreibendes Mittel, bei rheumatischen Beschwerden und Gicht, als Stoffwechselmittel, Wasserstoß bei Blasen- und Nierengrieß und kleinen Steinen.

Therapeutischer Zubereitungs- und Dosierungsvorschlag:
1-2 gehäufte Teelöffel mit 1/4 l kaltem Wasser übergießen, zum Sieden bringen, 1 min. lang kochen, abseihen, oder als Aufguss. 2-3 Tassen täglich.

Inhaltsstoffe:
Bitterstoffe, Triterpenoide, Phytosterine, wenig ätherisches Öl, Gerbstoffe, Flavonoide, Inulin, Cholin

Monographie (Kommission E):
Störungen des Gallenflusses. Zur Anregung der Diurese. Appetitlosigkeit und dyspeptische Beschwerden
Wirkungen: choleretische und diuretische, appetitanregende Eigenschaften
Dosierung: Als Aufguss: 1 Esslöffel der geschnittenen Droge auf 1 Tasse Wasser. Als Abkochung: 3,0-4,0 g der geschnittenen oder gepulverten Droge auf 1 Tasse Wasser.
Kontraindikationen: Verschluss der Gallenwege, Gallenblasenempyem; Ileus. Bei Gallensteinleiden nur nach Rücksprache mit einem Arzt anzuwenden.
Nebenwirkungen: Wie bei allen bitterstoffhaltigen Drogen können superazide Magenbeschwerden auftreten.
Wechselwirkungen: keine bekannt

Lungenkraut

(Pulmonariae herba)

Anwendung:

Als schleimlösendes, auswurfförderndes und reizlinderndes Mittel bei Entzündungen der oberen Atemwege, chronischer Bronchitis, Schleimhautentzündungen im Magen-Darm-Trakt.

Therapeutischer Zubereitungs- und Dosierungsvorschlag:
1-2 gehäufte Teelöffel mit 1/4 l kochendem Wasser übergießen, 10 min. ziehen lassen, oder kalt ansetzen, kurz aufkochen, 5-8 min. ziehen lassen. 2-3 Tassen täglich.

Inhaltsstoffe:
Saponine, Schleimstoffe, Gerbstoffe, Flavonoide, Kieselsäure

Monographie (Kommission E):
Werden bei Erkrankungen und Beschwerden der Atemwege, des Magen-Darm-Traktes sowie der Niere und der ableitenden Harnwege, ferner als Adstringens und zur Wundbehandlung angewendet.
Die Wirksamkeit bei den beanspruchten Anwendungsgebieten ist nicht ausreichend belegt.
Risiken: keine bekannt
Beurteilung: Da die Wirksamkeit bei den beanspruchten Anwendungsgebieten nicht ausreichend belegt ist, kann eine therapeutische Anwendung nicht befürwortet werden.

Mädesüßkraut, -blüten

(Spiraeae herba, Sp. flos)

Anwendung:

Als harn- und schweißtreibendes Mittel, bei rheumatischen Beschwerden und Gicht, Erkältungskrankheiten, zur Blutreinigung.

Therapeutischer Zubereitungs- und Dosierungsvorschlag:
1-2 gehäufte Teelöffel mit 1/4 l kochendem Wasser übergießen, 10 min. ziehen lassen, oder als Kaltauszug. 2 Tassen täglich. Nicht überdosieren, da sonst Magenbeschwerden und Übelkeit auftreten können!

Inhaltsstoffe:
Ätherisches Öl, Flavonoide, Phenolglykoside, Gerbstoffe, Salicylsäureverbindungen

Monographie (Kommission E):
Zur unterstützenden Behandlung von Erkältungskrankheiten.
Dosierung: Tagesdosis 2,5-3,5 g Mädesüßblüten bzw. 4,0-5,0 g Mädesüßkraut

Kontraindikationen: keine bekannt
Hinweis: Mädesüßblüten enthalten Salicylate. Sie sollten daher bei Salicylat-Überempfindlichkeit nicht angewendet werden.
Nebenwirkungen: keine bekannt
Wechselwirkungen: keine bekannt

Mäusedornwurzelstock

(Rusci aculeati rhizoma)

Anwendung:

Bei Venenleiden, Hämorrhoiden, als harntreibendes Mittel, bei Frauenleiden.

Therapeutischer Zubereitungs- und Dosierungsvorschlag:
1-2 gehäufte Teelöffel mit 1/4 l kaltem Wasser übergießen, zum Sieden bringen, 3 min. ziehen lassen, oder als Aufguss. 2-3 Tassen täglich.

Inhaltsstoffe:
Saponine, ätherisches Öl

Monographie (Kommission E):
Zur unterstützenden Therapie von Beschwerden bei chronisch venöser Insuffizienz wie Schmerzen und Schweregefühl in den Beinen, nächtliche Wadenkrämpfe, Juckreiz und Schwellungen. Unterstützende Therapie von Beschwerden bei Hämorrhoiden wie Juckreiz, Brennen.
Wirkungen: Tierexperimentell: Erhöhung des Venentonus, kapillarabdichtend, antiphlogistisch, diuretisch
Dosierung: Soweit nicht anders verordnet: Tagesdosis: Nativer Gesamtextrakt, entsprechend 7-11 mg Gesamtruscogeninen
Kontraindikationen: nicht bekannt
Nebenwirkungen: In seltenen Fällen können Magenbeschwerden und Übelkeit auftreten.
Wechselwirkungen: nicht bekannt

Mäusekleekraut

(Trifolii (arvensis) herba)

Anwendung:

Bei Entzündungen im Mund- und Rachenraum, Durchfallerkrankungen, rheumatischen Beschwerden und Gicht.

Therapeutischer Zubereitungs- und Dosierungsvorschlag:
1-2 gehäufte Teelöffel mit 1/4 l kaltem Wasser übergießen, zum Sieden bringen, 2 min. ziehen lassen. 2 Tassen täglich.

Inhaltsstoffe:
Gerbstoffe, ätherisches Öl, Schleimstoffe, Harz

Maisgriffel

(Maydis stigma)

Anwendung:

Als harntreibendes Mittel, bei Entzündungen der ableitenden Harnwege, rheumatischen Beschwerden und Gicht.

Therapeutischer Zubereitungs- und Dosierungsvorschlag:
1 gehäuften Teelöffel mit 1/4 l kaltem Wasser übergießen, zum Sieden bringen, kurz aufkochen, 2 min. ziehen lassen. 2 Tassen täglich. Nicht überdosieren!

Inhaltsstoffe:
Wenig ätherisches Öl, Bitterstoffe, Saponine, Alkaloide

Majorankraut

(Majoranae herba)

Anwendung:

Bei Appetitlosigkeit und Verdauungsschwäche, Blähungen und Durchfällen, als krampf- und schleimlösendes Mittel bei Husten, Keuchhusten und Asthma, Krämpfen im Magen-Darmbereich.

Therapeutischer Zubereitungs- und Dosierungsvorschlag:
1-2 gehäufte Teelöffel mit 1/4 l kochendem Wasser übergießen, 5 min. ziehen lassen. 1-2 Tassen täglich.

Inhaltsstoffe:
Ätherisches Öl, Gerbstoffe, Bitterstoffe

Monographie (Kommission E):
Schnupfen und Erkältungskrankheiten bei Säuglingen; Schnupfen bei Kleinkindern
In Kombinationen zur Appetitanregung, Förderung der Verdauung, Stärkung des Magens, bei akuter und chronischer Gastritis, Ulcus ventriculi, als Spasmolytikum, gegen Blähungen, bei kolikartigen nervösen Magen- und Darmstörungen, zur »Durchwärmung« bei Durchblutungsstörungen im Abdominalbereich, zur Unterstützung bei akut entzündlichen Leberleiden, zur Funktionsregulierung bei Gallensteinleiden, bei trockenem Reizhusten; Nasen-, Rachen-Schleimhautschwellungen, Ohrenentzündung, Kopfschmerzen, zur Senkung des Blutzuckers bei Diabetes, zur Förderung der Milchsekretion, als Tonikum zur Stärkung von Nerven, Herz und Kreislauf, zur Förderung des gesunden Schlafs, bei Wetterfühligkeit, als Kräftigungsmittel besonders in der Rekonvaleszenz, als blutbildendes Kräftigungs-

mittel, bei Anorexie, Verstauchungen, Prellungen, Hexenschuss, als Adstringens, bei Dysmenorrhoe, bei klimakterischen Beschwerden, zur Stärkung der weiblichen Unterleibsorgane, als Adjuvans bei Fluor, bei beginnender Adnexitis, Regelstörungen, Urogenitalblutungen sowie als Diuretikum angewendet.
Die Wirksamkeit bei den beanspruchten Anwendungsgebieten ist nicht ausreichend belegt. Ein positiver Beitrag in Kombinationen zu »dyspeptischen Beschwerden«, »Leber-Gallemitteln«, bei »Erkältungskrankheiten«, bei Erkrankungen des Urogenitaltraktes, bei Diabetes, in Tonika, »Milchbildungstees« sowie bei Prellungen u.a. ist nicht beurteilbar.
Risiken: Majorankraut enthält Arbutin und Hydrochinon in niedrigen Konzentrationen. Die Droge ist daher nicht für einen längerfristigen Gebrauch geeignet. Hydrochinon ist im Tierversuch kanzerogen. Die topische Applikation von Hydrochinon führt zur Depigmentation der Haut.
Beurteilung: Da die Wirksamkeit bei den beanspruchten Anwendungsgebieten nicht ausreichend belegt ist, kann eine therapeutische Anwendung nicht befürwortet werden.
Wirkungen: in vitro antimikrobiell

Malvenblätter, Malvenblüten

(Malvae folium, Malvae flos)

Anwendung:

Bei Entzündungen im Mund- und Rachenraum, als reizmilderndes Mittel bei Entzündungen der oberen Atemwege, bei Husten, Schleimhautentzündungen im Magen-Darmtrakt, Durchfallerkrankungen. Äußerlich bei nässenden Ekzemen.

Therapeutischer Zubereitungs- und Dosierungsvorschlag:
2 gehäufte Teelöffel mit 1/4 l lauwarmem Wasser übergießen, 5-8 Std. ziehen lassen, mehrmals umrühren, oder als Aufguss. 2-3 Tassen täglich.

Inhaltsstoffe:
Schleimstoffe, ätherisches Öl, Gerbstoffe

Monographie (Kommission E):
Schleimhautreizungen im Mund- und Rachenraum und damit verbundener trockener Reizhusten.
Wirkungen: reizlindernd
Dosierung: Tagesdosis 5,0 g Droge
Kontraindikationen: keine bekannt
Nebenwirkungen: keine bekannt
Wechselwirkungen: keine bekannt

Mannstreukraut, Mannstreuwurzel

(Eryngii herba, Eryngii radix)

Anwendung:

Als schleimlösendes Mittel bei Husten, als krampflösendes Mittel bei Keuchhusten, bei Entzündungen der ableitenden Harnwege, als harntreibendes Mittel, zur Blutreinigung.

Therapeutischer Zubereitungs- und Dosierungsvorschlag:
1 gehäuften Teelöffel mit 1/4 l kochendem Wasser übergießen, 10 min. ziehen lassen. 2-3 Tassen täglich.

Inhaltsstoffe:
Saponine, Gerbstoffe, wenig ätherisches Öl

Mariendistelfrüchte

(Cardui mariae fructus)

Anwendung:

Bei Leber- und Galleleiden, z.B. chronischer Cholezystopathie oder toxischen Leberschäden, bei dyspeptischen Zuständen, Venenleiden. Äußerlich bei Ulcus cruris.

Therapeutischer Zubereitungs- und Dosierungsvorschlag:
1 gehäuften Teelöffel mit 1/4 l kochendem Wasser übergießen, 10-15 min. ziehen lassen, oder als Dekokt (nur kurz aufkochen).
2 Tassen täglich.

Inhaltsstoffe:
Flavanolderivate wie Silibinin, Silydianin und Silychristin, Bitterstoffe, ätherisches Öl

Monographie (Kommission E):
Droge: Dyspeptische Beschwerden
Zubereitungen: Toxische Leberschäden; zur unterstützenden Behandlung bei chronisch-entzündlichen Lebererkrankungen und Leberzirrhose
Wirkungen: Silymarin wirkt antagonistisch gegenüber zahlreichen Leberschädigungsmodellen: Gifte des grünen Knollenblätterpilzes, Phalloidin und α-Amanitin, Lanthaniden, Tetrachlorkohlenstoff, Galactosamin, Thioacetamid, sowie dem hepatotoxischen Kaltblütlervirus FV 3.
Die therapeutische Wirksamkeit von Silymarin beruht auf zwei Angriffspunkten bzw. Wirkmechanismen: Zum einen verändert Silymarin die Struktur der äußeren Zellmembran der Hepatocyten derart, dass Lebergifte nicht in das Zellinnere eindrin-

gen können. Zum anderen stimuliert Silymarin die Aktivität der nucleolären Polymerase A mit der Konsequenz einer gesteigerten ribosomalen Proteinsynthese. Damit wird die Regenerationsfähigkeit der Leber angeregt und die Neubildung von Hepatocyten stimuliert.
Dosierung: Mittlere Tagesdosis 12-15 g Droge
Kontraindikationen: keine bekannt
Nebenwirkungen: keine bekannt
Wechselwirkungen: keine bekannt

Mateblätter

(Mate folium)

Anwendung:

Als harntreibendes Mittel, anregendes Mittel bei Leistungsabfall.

Therapeutischer Zubereitungs- und Dosierungsvorschlag:
1 gehäuften Teelöffel mit 1/4 l kochendem Wasser übergießen, 5 min. ziehen lassen. 2 Tassen täglich.

Inhaltsstoffe:
Coffein, Gerbstoffe, ätherisches Öl

Monographie (Kommission E):
Geistige und körperliche Ermüdung
Wirkungen: analeptisch, diuretisch, positiv inotrop, positiv chronotrop, glykogenolytisch, lipolytisch
Dosierung: Mittlere Tagesdosis 3,0 g Droge
Kontraindikationen: keine bekannt
Nebenwirkungen: keine bekannt
Wechselwirkungen: keine bekannt

Meisterwurz

(Imperatoriae radix)

Anwendung:

Bei Appetitlosigkeit, zur Anregung der Verdauungsdrüsen, bei chronischen Magen-Darmstörungen, als Tonikum. Zum Inhalieren bei Bronchitis und Asthma.

Therapeutischer Zubereitungs- und Dosierungsvorschlag:
1 gehäuften Teelöffel mit 1/4 l kaltem Wasser übergießen, zum Sieden bringen, 3 min. aufkochen, abseihen. 2 Tassen täglich.

Inhaltsstoffe:
Ätherisches Öl, Cumarine, Gerbstoffe, Harze

Meldekraut

(Atriplicis herba)

Anwendung:

Als schleimlösendes Mittel, zur Blutreinigung, bei Stoffwechselstörungen.

Therapeutischer Zubereitungs- und Dosierungsvorschlag:
1 gehäuften Teelöffel mit 1/4 l kochendem Wasser übergießen, 10 min. ziehen lassen. 1-2 Tassen täglich. Bei Unverträglichkeit können Hautausschläge auftreten!

Inhaltsstoffe:
Saponine, Mineralstoffe, Alkaloid

Melissenblätter

(Melissae folium)

Anwendung:

Bei nervösen Störungen (Herz, Magen, Darm), als Mittel gegen Störungen, die auf eine Reizüberflutung zurückzuführen sind, bei Schlafstörungen, als Karminativum und Spasmolytikum.

Therapeutischer Zubereitungs- und Dosierungsvorschlag:
2 gehäufte Teelöffel mit 1/4 l kochendem Wasser übergießen, 10 min. ziehen lassen. 2-3 Tassen täglich.

Inhaltsstoffe:
Ätherisches Öl (Citronellal, Citral b, Mono- und Sesquiterpene), Gerbstoffe, Triterpensäuren, Bitterstoffe, Flavonoide

Monographie (Kommission E):
Nervös bedingte Einschlafstörungen. Funktionelle Magen-Darm-Beschwerden
Wirkungen: beruhigend, karminativ
Dosierung: 1,5-4,5 g Droge auf eine Tasse als Aufguss mehrmals täglich nach Bedarf
Kontraindikationen: keine bekannt
Nebenwirkungen: keine bekannt
Wechselwirkungen: keine bekannt

Mistelkraut

(Visci albi herba)

Anwendung:

Als gefäßerweiterndes, leicht blutdrucksenkendes Mittel, bei nervösen Herzstörungen, vorbeugend gegen Arteriosklerose.

Therapeutischer Zubereitungs- und Dosierungsvorschlag:
1-2 gehäufte Teelöffel mit 1/4 l kaltem Wasser übergießen, 10-12 Std. ziehen lassen. 2 Tassen täglich.

Inhaltsstoffe:
Viscotoxin, Cholin, Acetylcholin, Saponine, Flavonoide, Schleimstoffe, Harze

Monographie (Kommission E):
Die Monographie ist auf Injektionspräparate ausgerichtet und auf den Tee nicht übertragbar.

Nelkenwurz, Nelkenwurzkraut

(Gei urbani radix, G. u. herba)

Anwendung:

Bei Verdauungsstörungen, Durchfallerkrankungen, Hämorrhoiden, als Tonikum, bei Entzündungen im Mund- und Rachenraum

Therapeutischer Zubereitungs- und Dosierungsvorschlag:
1-2 gehäufte Teelöffel mit 1/4 l kochendem Wasser übergießen, 10-15 min. ziehen lassen, oder als Dekokt. 2-3 Tassen täglich.

Inhaltsstoffe:
Ätherisches Öl (Eugenol), Bitterstoffe, Gerbstoffe

Odermennigkraut

(Agrimoniae herba)

Anwendung:

Als Leber- und Gallemittel, z.B. als Cholagogum und bei chronischen Cholecystopathien, als Magen-Darmmittel, bei dyspeptischen Beschwerden, Durchfallerkrankungen, Schleimhautentzündungen im Mund- und Rachenraum. Äußerlich bei Hauterkrankungen, Juckreiz.

Therapeutischer Zubereitungs- und Dosierungsvorschlag:
1-2 gehäufte Teelöffel mit 1/4 l kochendem Wasser übergießen, 10 min. ziehen lassen, oder kalt ansetzen, kurz aufkochen und danach abseihen. 2-3 Tassen täglich.

Inhaltsstoffe:
Flavonoide, Gerbstoffe, Bitterstoffe, ätherisches Öl

Monographie (Kommission E):
Innere Anwendung: Leichte unspezifische, akute Durchfallerkrankungen; Entzündungen der Mund- und Rachenschleimhaut
Äußere Anwendung: Leichte, oberflächliche Entzündungen der Haut
Wirkungen: adstringierend
Dosierung: Innere Anwendung: Mittlere Tagesdosis 3,0 g Droge

Kontraindikationen: keine bekannt
Nebenwirkungen: keine bekannt
Wechselwirkungen: keine bekannt

Olivenblätter

(Oleae folium)

Anwendung:

Als blutdrucksenkendes Mittel, harntreibendes Mittel.

Therapeutischer Zubereitungs- und Dosierungsvorschlag:
1-2 gehäufte Teelöffel mit 1/4 l kochendem Wasser übergießen, 8-10 min. ziehen lassen. 2 Tassen täglich.

Inhaltsstoffe:
Ölsäuren, Flavonoide, das Glykosid Oleosid

Monographie (Kommission E):
Werden als blutdrucksenkendes und harntreibendes Mittel bei Hypertonie angewendet.
Die Wirksamkeit bei den beanspruchten Anwendungsgebieten ist nicht ausreichend belegt.
Risiken: keine bekannt
Beurteilung: Da die Wirksamkeit der Droge und ihrer Zubereitungen bei den beanspruchten Anwendungsgebieten nicht belegt ist, kann eine therapeutische Anwendung bei Hypertonie nicht vertreten werden.
Wirkungen: Im Tierversuch: spasmolytisch, bronchodilatatorisch, koronardilatatorisch, hypotensiv, antiarrhythmisch und arrhythmogen, antipyretisch, hypoglykämisch, diuretisch.

Orangenschalen

(Citri sinensis pericarpium)

Anwendung:

Bei Appetitlosigkeit, als verdauungsförderndes Stomachikum.

Therapeutischer Zubereitungs- und Dosierungsvorschlag:
1-2 gehäufte Teelöffel mit 1/4 l kochendem Wasser übergießen, 10 min. ziehen lassen. 2-3 Tassen täglich.

Inhaltsstoffe:
Ätherisches Öl, Bitterstoffe

Monographie (Kommission E):
Appetitlosigkeit
Dosierung: Tagesdosis 10-15 g Droge
Kontraindikationen: nicht bekannt
Nebenwirkungen: nicht bekannt
Wechselwirkungen: nicht bekannt

Orthosiphonblätter

(Orthosiphonis folium)

Anwendung:

Bei Entzündungen der ableitenden Harnwege, als harntreibendes Mittel, bei Nierengrieß, als leicht krampflösendes Mittel.

Therapeutischer Zubereitungs- und Dosierungsvorschlag:
2 gehäufte Teelöffel mit 1/4 l kaltem Wasser übergießen, 8-10 Std. ziehen lassen, oder als Aufguss.
3-4 Tassen täglich.

Inhaltsstoffe:
Ätherisches Öl, Kaliumsalze, Flavone, Gerbstoffe

Monographie (Kommission E):
Zur Durchspülung bei bakteriellen und entzündlichen Erkrankungen der ableitenden Harnwege und bei Nierengrieß.
Wirkungen: diuretisch, schwach spasmolytisch
Dosierung: Tagesdosis 6,0-12,0 g Droge
Kontraindikationen: keine bekannt
Hinweis: Keine Durchspülungstherapie bei Ödemen infolge eingeschränkter Herz- und Nierentätigkeit.
Nebenwirkungen: keine bekannt
Wechselwirkungen: keine bekannt

Pappelknospen

(Populi gemma)

Anwendung:

Bei Blasenleiden und Miktionsbeschwerden, als harntreibendes Mittel, bei Prostatabeschwerden, rheumatischen Beschwerden und Gicht.

Therapeutischer Zubereitungs- und Dosierungsvorschlag:
1 gehäuften Teelöffel mit 1/4 l heißem Wasser übergießen, 8-10 min. ziehen lassen. 2 Tassen täglich. Mögliche Empfindlichkeit gegen Salicylate beachten!

Inhaltsstoffe:
Ätherisches Öl, Gerbstoffe, Salicylate

Passionsblumenkraut

(Passiflorae herba)

Anwendung:

Bei nervösen Störungen und Unruhezuständen, Schlafstörungen, nervösen Kreislaufstörungen mit leicht erhöhtem Blutdruck.

Therapeutischer Zubereitungs- und Dosierungsvorschlag:
1 gehäuften Teelöffel mit 1/4 l kal-

tem Wasser übergießen, 6-8 Std. ziehen lassen, oder als Aufguss. 2-3 Tassen täglich.

Inhaltsstoffe:
Flavonoide, Cumarinderivate, ätherisches Öl, Harmala-Alkaloide

Monographie (Kommission E):
Nervöse Unruhezustände
Wirkungen: In tierexperimentellen Untersuchungen wurde mehrfach eine motilitätshemmende Wirkung beschrieben.
Dosierung: Tagesdosis 4,0-8,0 g Droge
Kontraindikationen: keine bekannt
Nebenwirkungen: keine bekannt
Wechselwirkungen: keine bekannt

Pastinakfrüchte, Pastinakwurzel

(Pastinacae fructus, P. radix)

Anwendung:
Als verdauungsförderndes Mittel, harntreibendes Mittel, bei rheumatischen Beschwerden.

Therapeutischer Zubereitungs- und Dosierungsvorschlag:
1 gehäuften Teelöffel Pastinakfrüchte mit 1/4 l kochendem Wasser übergießen, 10 min. ziehen lassen, oder 1 Teelöffel Wurzeln als Dekokt. 2 Tassen täglich. Bei empfindlichen Personen kann es zu Unverträglichkeiten kommen!

Inhaltsstoffe:
Ätherisches Öl, das Alkaloid Pastinacin, Furocumarine

Pestwurzblätter

(Petasitidis folium)

Anwendung:
Als krampflösendes Mittel, bei Verdauungsbeschwerden, bei Atemwegsbeschwerden, als harntreibendes Mittel.

Therapeutischer Zubereitungs- und Dosierungsvorschlag:
1-2 gehäufte Teelöffel mit 1/4 l heißem Wasser übergießen, 10-15 min. ziehen lassen. 2-3 Tassen täglich, siehe Monographie.

Inhaltsstoffe:
Schleimstoffe, ätherisches Öl

Monographie (Kommission E):
Werden bei nervösen Krampfzuständen, Krampfzuständen mit Schmerzen, Krämpfen im Magen-Darm-Bereich, Kopfschmerzen sowie als appetitanregendes

Mittel angewendet. Die Wirksamkeit bei den beanspruchten Anwendungsgebieten ist nicht belegt. Risiken: Enthält stark wechselnde Mengen toxischer Pyrrolizidinalkaloide, von denen organotoxische, insbesondere hepatotoxische Wirkungen bekannt sind. Tierexperimentell wurden für P.-Alkaloide kanzerogene Wirkungen mit einem genotoxischen Wirkungsmechanismus nachgewiesen.
Beurteilung: Da die Wirksamkeit bei den beanspruchten Anwendungsgebieten nicht belegt ist, kann angesichts der Risiken die therapeutische Anwendung nicht vertreten werden.

Pestwurzwurzelstock

(Petasitidis rhizoma)

Anwendung:

Bei krampfartigen Beschwerden und Schmerzzuständen bei Gallensteinen, im Magen-Darmbereich und den ableitenden Harnwegen, als harntreibendes Mittel.

Therapeutischer Zubereitungs- und Dosierungsvorschlag:
1 gehäuften Teelöffel mit 1/4 l kochendem Wasser übergießen, 10 min. ziehen lassen. 2-3 Tassen täglich.

Inhaltsstoffe:
Sesquiterpene (Petasin), Pyrrolizidinalkaloide

Monographie (Kommission E):
Unterstützende Behandlung akuter krampfartiger Schmerzen im Bereich der ableitenden Harnwege, besonders bei Steinleiden
Wirkungen: spasmolytisch
Dosierung: Tagesdosis: Zubereitungen entsprechend 4,5-7,0 g Droge. Nicht länger als 4-6 Wochen pro Jahr anwenden.
Kontraindikationen: Schwangerschaft, Stillzeit
Nebenwirkungen: keine bekannt
Wechselwirkungen: keine bekannt

Petersilienkraut, Petersilienwurzel

(Petroselini herba, P. radix)

Anwendung:

Als harntreibendes Mittel, bei Entzündungen der ableitenden Harnwege, als verdauungsförderndes Mittel.

Therapeutischer Zubereitungs- und Dosierungsvorschlag:
1 gehäuften Teelöffel Wurzeln mit 1/4 l kaltem Wasser übergießen, zum Sieden bringen, kurz aufkochen, abseihen, oder als Aufguss. 2-3 Tassen täglich.

Inhaltsstoffe:
Ätherisches Öl, das Flavonglykosid Apiin, Furocumarine

Monographie (Kommission E):
Zur Durchspülung bei Erkrankungen der ableitenden Harnwege. Durchspülungstherapie zur Vorbeugung und Behandlung von Nierengrieß
Dosierung: Tagesdosis 6,0 g Droge
Kontraindikationen: Schwangerschaft, entzündliche Nierenerkrankungen
Hinweis: Keine Durchspülungstherapie bei Ödemen infolge eingeschränkter Herz- oder Nierentätigkeit.
Nebenwirkungen: In seltenen Fällen sind allergische Haut- oder Schleimhautreaktionen möglich. Insbesondere bei hellhäutigen Personen sind phototoxische Reaktionen möglich.
Wechselwirkungen: keine bekannt

Pfefferminzblätter

(Menthae piperitae folium)

Anwendung:
Als erstes Mittel bei Übelkeit, Brechreiz und Erbrechen, bei krampfartigen Beschwerden im Verdauungstrakt und Leber-Gallenbereich, bei Cholezystopathien, als Choleretikum und Cholagogum, als Karminativum.

Therapeutischer Zubereitungs- und Dosierungsvorschlag:
2 gehäufte Teelöffel mit 1/4 l kochendem Wasser übergießen, 10 min. ziehen lassen. 3 Tassen täglich. Bei Übelkeit und Erbrechen zunächst löffelweise.

Inhaltsstoffe:
Ätherisches Öl, Lamiaceengerbstoffe, Bitterstoffe, Flavonoide

Monographie (Kommission E):
Krampfartige Beschwerden im Magen-Darm-Bereich sowie der Gallenblase und -wege
Wirkungen: direkte spasmolytische Wirkungen an der glatten Muskulatur des Verdauungstraktes; choleretisch und carminativ
Dosierung: Einnahme 3,0-6,0 g Droge
Kontraindikationen: Bei Gallensteinleiden nur nach Ricksspra-

che mit einem Arzt anzuwenden.
Nebenwirkungen: keine bekannt
Wechselwirkungen: keine bekannt

Pfennigkraut

(Lysimachiae herba)

Anwendung:

Bei Entzündungen der oberen Atemwege, Durchfallerkrankungen, rheumatischen Beschwerden und Gicht. Äußerlich zur Förderung der Wundheilung und bei rheumatischen Beschwerden.

Therapeutischer Zubereitungs- und Dosierungsvorschlag:
1-2 gehäufte Teelöffel mit 1/4 l kochendem Wasser übergießen, 5 min. ziehen lassen. 2-3 Tassen täglich.

Inhaltsstoffe:
Gerbstoffe, Saponine

Pfingstrosenblüten

(Paeoniae flos)

Anwendung:

Bei Verdauungsstörungen, Hauterkrankungen, siehe auch Monographie.

Therapeutischer Zubereitungs- und Dosierungsvorschlag:
1 gehäuften Teelöffel mit 1/4 l kochendem Wasser übergießen, 5-8 min. ziehen lassen. 2 Tassen täglich.

Inhaltsstoffe: Gerbstoffe

Monographie (Kommission E):
Werden bei Haut- und Schleimhauterkrankungen, Fissuren, Rhagaden, bei Hämorrhoiden, Gicht, Rheuma sowie bei Erkrankungen und Beschwerden im Bereich der Atemwege, ferner in fixen Arzneikombinationen u.a. bei nervösen Beschwerden, Herzbeschwerden und Gastritis angewendet. Die Wirksamkeit bei den beanspruchten Anwendungsgebieten ist nicht belegt.
Risiken: keine bekannt
Bewertung: Da die Wirksamkeit nicht belegt ist, wird eine therapeutische Anwendung nicht befürwortet. Gegen die Anwendung als Schönungsdroge in Teemischungen bestehen keine Bedenken.

Pomeranzenschalen

(Aurantii pericarpium)

Anwendung:

Bei Appetitlosigkeit, als verdauungsförderndes und leicht krampflösendes Mittel.

Therapeutischer Zubereitungs- und Dosierungsvorschlag:

2 gehäufte Teelöffel mit 1/4 l kochendem Wasser übergießen, 10 min. ziehen lassen. 2-3 Tassen täglich.

Inhaltsstoffe:

Ätherisches Öl, Bitterstoffe, Flavonoide

Monographie (Kommission E):

Appetitlosigkeit, dyspeptische Beschwerden

Dosierung: Tagesdosis 4,0-6,0 g Droge

Kontraindikationen: keine bekannt

Nebenwirkungen: Eine Photosensibilisierung ist möglich, insbesondere bei hellhäutigen Personen.

Wechselwirkungen: keine bekannt

Potenzholz

(Ptychopetali lignum)

Anwendung:

Als Tonikum und Aphrodisiakum, siehe auch Monographie.

Therapeutischer Zubereitungs- und Dosierungsvorschlag:

1 gehäuften Teelöffel mit 1/4 l kaltem Wasser übergießen, zum Sieden bringen, kurz aufkochen. 2 Tassen täglich.

Monographie (Kommission E):

Wird zur Vorbeugung und Behandlung von Sexualstörungen und als Aphrodisiakum angewendet.

Die Wirksamkeit bei den beanspruchten Anwendungsgebieten ist nicht belegt.

Risiken: keine bekannt

Beurteilung: Da die Wirksamkeit nicht belegt ist, kann eine Anwendung nicht befürwortet werden.

Preiselbeerblätter

(Vitis idaeae folium)

Anwendung:

Bei Entzündungen der ableitenden Harnwege, rheumatischen Beschwerden, Durchfallerkrankungen

Therapeutischer Zubereitungs- und Dosierungsvorschlag:
2-3 gehäufte Teelöffel mit 1/4 l kaltem Wasser übergießen, 8-10 Std. ziehen lassen. 3-4 Tassen täglich.

Inhaltsstoffe:
Arbutin, Gerbstoffe, Flavonoide

Primelwurzel

(Primulae radix)

Anwendung:

Bei Entzündungen der oberen Atemwege, als auswurfförderndes Hustenmittel, bei Keuchhusten, als harntreibendes Mittel.

Therapeutischer Zubereitungs- und Dosierungsvorschlag:
1 gehäuften Teelöffel mit 1/4 l kaltem Wasser übergießen, zum Sieden bringen, 5 min. ziehen lassen. 2-3 Tassen täglich.

Inhaltsstoffe:
Saponine, Flavonoide, ätherisches Öl, Gerbstoffe

Monographie (Kommission E):
Katarrhe der Luftwege
Wirkungen: sekretolytisch, expektorierend
Dosierung: Tagesdosis 0,5-1,5 g Droge
Kontraindikationen: keine bekannt
Nebenwirkungen: Magenbeschwerden und Übelkeit können vereinzelt auftreten
Wechselwirkungen: keine bekannt

Quebrachorinde

(Quebracho cortex)

Anwendung:

Bei spastischer Bronchitis, Asthma, Staublunge.

Therapeutischer Zubereitungs- und Dosierungsvorschlag:
1 gehäuften Teelöffel mit 1/4 l kochendem Wasser übergießen, 10 min. ziehen lassen. 2 Tassen täglich. Überdosierung vermeiden!

Inhaltsstoffe:
Gerbstoffe, Alkaloide

Queckenwurzelstock

(Graminis rhizoma)

Anwendung:

Als harntreibendes Mittel, bei Entzündungen der ableitenden Harnwege, Nierengrieß, rheumatischen Beschwerden und Gicht, als reizmilderndes Mittel bei Katarrhen der oberen Atemwege, bei Hautausschlägen, als mildes Abführmittel, zur Blutreinigung.

Therapeutischer Zubereitungs- und Dosierungsvorschlag:
2 gehäufte Teelöffel mit 1/4 l kaltem Wasser übergießen, zum Sieden bringen, abseihen, oder als Aufguss. 2-3 Tassen täglich.

Inhaltsstoffe:
Ätherisches Öl, Saponine, Schleimstoffe

Monographie (Kommission E):
Zur Durchspülung bei entzündlichen Erkrankungen der ableitenden Harnwege und als Vorbeugung bei Nierengrieß
Wirkungen: Das ätherische Öl ist antimikrobiell.
Dosierung: Tagesdosis 6,0-9,0 g Droge
Kontraindikationen: nicht bekannt
Hinweis: Keine Durchspülungstherapie bei Ödemen infolge eingeschränkter Herz- und Nierenfunktion.
Nebenwirkungen: nicht bekannt
Wechselwirkungen: nicht bekannt

Quendelkraut

(Serpylli herba)

Anwendung:
Als krampflösendes, auswurfförderndes Mittel bei Entzündungen der oberen Atemwege, bei Reiz- und Keuchhusten, Magen-Darmstörungen, als verdauungsförderndes Mittel.

Therapeutischer Zubereitungs- und Dosierungsvorschlag:
1-2 gehäufte Teelöffel mit 1/4 l kochendem Wasser übergießen, 10 min. ziehen lassen. 3 Tassen täglich.

Inhaltsstoffe:
Ätherisches Öl (Carvacrol, Thymol), Gerbstoffe, Bitterstoffe, Flavone

Monographie (Kommission E):
Katarrhe der oberen Luftwege.
Wirkungen: antimikrobiell, spasmolytisch
Dosierung: Tagesdosis 4,0 bis 6,0 g Droge
Kontraindikationen: keine bekannt
Nebenwirkungen: keine bekannt
Wechselwirkungen: keine bekannt

Rainfarnkraut

(Chrysanthemi vulgaris herba)

Anwendung:

Siehe Monographie.

Therapeutischer Zubereitungs- und Dosierungsvorschlag:
Vorsichtiger Gebrauch bei Anwendung als Tee!

Inhaltsstoffe:
Ätherisches Öl mit Thujon, Bitterstoffe, Gerbstoffe

Monographie (Kommission E):
Anwendungsgebiete: Als Anthelminthicum, bei Migräne, Neuralgie, Rheuma, Meteorismus und Appetitmangel angewendet. Die Wirksamkeit bei den beanspruchten Anwendungsgebieten ist nicht belegt.
Risiken: Enthält ätherisches Öl, das in der Regel thujonhaltig ist. Thujone besitzen neurotoxische Eigenschaften.
Bei missbräuchlicher Verwendung großer Mengen der Droge oder des ätherischen Öls als Abortivum wurden die folgenden Vergiftungssymptome beobachtet: Erbrechen, Leibschmerzen, Gastroenteritis, starke Rötung des Gesichts, dann bei völliger Bewusstlosigkeit starke klonisch-tonische Krämpfe, starke Beschleunigung der Atmung und unregelmäßige Herztätigkeit. Mydriasis und Pupillenstarre, Uterusblutungen, u.U. Abort, Nierenschädigung, Leberschädigung. Die letale Dosis des ätherischen Öles beträgt beim Menschen 15 bis 30 g. Bei unkontrollierter Anwendung von Rainfarn können in Abhängigkeit von der verwendeten Droge Thujonmengen aufgenommen werden, die auch bei normaler Dosierung toxisch sind. Untersuchungen zur Toxizität der thujonfreien Chemotypen liegen nicht vor.
Bewertung: Da die Wirksamkeit von Rainfarnzubereitungen bei den beanspruchten Anwendungsgebieten nicht belegt ist, kann angesichts der Risiken eine therapeutische Verwendung nicht vertreten werden.

Ratanhiawurzel

(Ratanhiae radix)

Anwendung:

Bei Entzündungen im Mund- und Rachenraum, Durchfallerkrankungen.

Therapeutischer Zubereitungs- und Dosierungsvorschlag:
1 gehäuften Teelöffel mit 1/4 l kochendem Wasser übergießen,

10 min. ziehen lassen. Bei Bedarf. Vorsichtiger Gebrauch, nicht länger anwenden, Allergie ist möglich!

Inhaltsstoffe: Gerbstoffe

Rautenkraut

(Rutae herba)

Anwendung:

Als krampflösendes Mittel, als Diuretikum, als beruhigendes und schlafförderndes Mittel.

Therapeutischer Zubereitungs- und Dosierungsvorschlag:
1 gehäuften Teelöffel mit 1/4 l kochendem Wasser übergießen, 5 min. ziehen lassen. 1-2 Tassen täglich.
Gebrauch siehe Monographie. Nicht bei Schwangerschaft!

Inhaltsstoffe:
Ätherisches Öl, Cumarinderivate, Gerbstoffe, Alkaloide, das Flavonglykosid Rutin

Monographie (Kommission E):
Werden bei Menstruationsstörungen und -beschwerden, als »uteruswirksames Mittel« und Abortivum, ferner bei Appetitlosigkeit und dyspeptischen Beschwerden, Kreislaufbeschwerden, Arteriosklerose, Durchblutungsstörungen, »Herzklopfen«, ferner bei Nervosität, Hysterie, Fieber, Seitenstechen, Kopfschmerz, neuralgischen Affektionen, Zahnschmerzen, Augenschwäche und Atembeschwerden, innerlich und äußerlich bei Erkrankungen und Beschwerden des rheumatischen Formenkreises, Verrenkungen, Verstauchungen, Knochenverletzungen und bei Hauterkrankungen sowie als krampflösendes, harntreibendes und entzündungshemmendes Mittel angewendet.
Die Wirksamkeit bei den beanspruchten Anwendungsgebieten ist nicht belegt.
Risiken: Rautenöl kann beim Menschen zu Kontaktdermatitis führen. Weiterhin sind phototoxische Reaktionen im Sinne der Entstehung von Lichtdermatosen beschrieben. Schwere Leber- und Nierenschäden durch Rautenöl sind ebenfalls dokumentiert.
Die in der Droge enthaltenen Furanocumarine wirken phototoxisch und mutagen. Bei der Anwendung als Abortivum wird über Todesfälle bei Schwangeren berichtet.
Bei therapeutischer Dosierung kann es zum Auftreten folgender unerwünschter Wirkungen kommen: melancholische Stimmung, Schlafstörungen, Müdigkeit,

Schwindelgefühl und Krampfzustände.
Beurteilung: Eine therapeutische Anwendung von Rauten-Zubereitungen ist sowohl wegen der für die beanspruchten Anwendungsgebiete nicht belegten Wirksamkeit, als auch wegen des ungünstigen Nutzen/Risiko-Verhältnisses abzulehnen.

Rhabarberwurzel

(Rhei radix)

Anwendung:

Als Abführmittel, in kleinen Dosen auch bei Magen-Darmkatarrh.

Therapeutischer Zubereitungs- und Dosierungsvorschlag:
1 gehäuften Teelöffel mit 1/4 l kochendem Wasser übergießen, 10 min. ziehen lassen. Zum Abführen 1 Tasse abends.

Inhaltsstoffe:
Hydroxyanthracen-Derivate, Hydroxyanthracen-Glykoside, Dianthrone, Heterodianthrone, Gerbstoffe, Flavone, Harze, Stärke, Salze

Monographie (Kommission E):
Obstipation. Bei allen Erkrankungen, bei denen eine leichte Defäkation mit weichem Stuhl erwünscht ist, z.B. Analfissuren, Hämorrhoiden, nach rektal-analen operativen Eingriffen. Als Gerbstoffdroge bei Magen- und Darmkatarrhen in geringerer Dosierung indiziert.
Wirkungen: Die Anthrachinonglykoside werden im Dickdarm mikrobiell zu den Aglykon-Emodinen gespalten. Diese Substanzen werden z.T. resorbiert. Sie werden durch Bakterien zu den eigentlich wirksamen Anthranolen bzw. Anthronen reduziert. Die laxative Wirkung beruht auf einer Hemmung der Resorption des Wassers und der Elektrolyte im Dickdarm und auf einer Beeinflussung der Darmmotilität.
Dosierung: Mittlere Tagesdosis als Laxans: 30-120 mg Hydroxyanthracen-Derivate, entsprechend 1,2-4,8 g Droge.
Mittlere Tagesdosis als Stomachicum: 3-9 mg Hydroxyanthracen-Derivate, entsprechend 0,12-0,36 g Droge.
Anthrachinonhaltige Abführmittel dürfen nicht über einen längeren Zeitraum eingenommen werden.
Kontraindikationen: Ileus jeder Genese, während der Schwangerschaft und Stillzeit, nur nach Rücksprache mit einem Arzt anzuwenden.
Nebenwirkungen: Bei chroni-

schem Gebrauch/Missbrauch: Elektrolytverluste, insbesondere Kaliumverluste, Pigmenteinlagerungen in die Darmmucosa (Melanosis coli).
Wechselwirkungen: keine bekannt. Bei chronischem Gebrauch/Missbrauch ist durch Kaliummangel eine Verstärkung der Herzglykosidwirkung möglich.

Ringelblumenblüten

(Calendulae flos)

Anwendung:

Bei Entzündungen der Mund- und Rachenschleimhaut, als krampflösendes und entzündungswidriges Mittel bei Galle- und Lebererkrankungen, als Lymphagogum, bei Dysmenorrhoe. Äußerlich bei Hautleiden und zur Förderung der Wundheilung.

Therapeutischer Zubereitungs- und Dosierungsvorschlag:
1-2 gehäufte Teelöffel mit 1/4 l kochendem Wasser übergießen, 10 min. ziehen lassen. 2-3 Tassen täglich.

Inhaltsstoffe:
Ätherisches Öl, Carotinoide, Triterpenglykoside, Flavonoide, Bitterstoffe

Monographie (Kommission E):
Innere lokale Anwendung: entzündliche Veränderungen der Mund- und Rachenschleimhaut.
Äußere Anwendung: Wunden, auch mit schlechter Heilungstendenz. Ulcus cruris.
Wirkungen: Förderung der Wundheilung, entzündungshemmende und granulationsfördernde Effekte bei lokaler Anwendung werden beschrieben.
Dosierung: 1,0-2,0 g Droge auf 1 Tasse (150 ml Wasser)
Kontraindikationen: keine bekannt
Nebenwirkungen: keine bekannt
Wechselwirkungen: keine bekannt

Rosenblüten

(Rosae flos)

Anwendung:

Bei Entzündungen im Mund- und Rachenraum, als Adstringens.

Therapeutischer Zubereitungs- und Dosierungsvorschlag:
1 gehäuften Teelöffel mit 1/4 l kochendem Wasser übergießen, 5-8 min. ziehen lassen.
Vorwiegend für Spülungen und Waschungen

Inhaltsstoffe:
Gerbstoffe, ätherisches Öl

Monographie (Kommission E):
Leichte Entzündungen im Bereich der Mund- und Rachenschleimhaut.
Wirkung: adstringierend
Dosierung: 1,0 bis 2,0 g Droge auf 1 Tasse (200 ml) Teeaufguss
Kontraindikationen: nicht bekannt
Nebenwirkungen: nicht bekannt
Wechselwirkungen: nicht bekannt

Rosskastanienblätter

(Hippocastani folium)

Anwendung:
Als Hustenmittel, bei rheumatischen Beschwerden, Venenleiden.

Therapeutischer Zubereitungs- und Dosierungsvorschlag:
1 gehäuften Teelöffel mit 1/4 l heißem Wasser übergießen, kurz aufkochen, 5 min. ziehen lassen. 2-3 Tassen täglich.

Inhaltsstoffe:
Cumaringlykoside (Rutin), Flavonolglykoside, Gerbstoffe, wenig Aescin

Monographie (Kommission E):
Zubereitungen aus Rosskastanienblättern werden bei Hautflechten, Beschwerden bei oberflächlichen und tiefliegenden Krampfadern, z.B. Schmerzen und Schweregefühl in den Beinen, statisch bedingten Beinschwellungen, zur Unterstützung der ärztlichen Grundbehandlung beim venösen Unterschenkelgeschwür, bei Venenentzündung und Beinthrombose, Hämorrhoiden, krampfartigen schmerzhaften Beschwerden vor und während der Regelblutung, Weichteilschwellungen nach Knochenbrüchen und Verrenkungen sowie Beschwerden nach Gehirnerschütterungen angewendet.
Die Wirksamkeit bei den beanspruchten Anwendungsgebieten ist nicht belegt.
Risiken: In der Literatur ist ein Fallbericht von einer durch i.m.-Gabe eines Extraktes aus Rosskastanienblätter induzierten Leberschädigung durch Cholestase dokumentiert. Auf Grund mangelnder Angaben ist dieser Fallbericht nicht eindeutig der Droge zuzuordnen.
Beurteilung: Da die Wirksamkeit bei den beanspruchten Anwendungsgebieten nicht belegt ist, kann eine therapeutische Anwendung nicht befürwortet werden.

Rosmarinblätter

(Rosmarini folium)

Anwendung:

Als Gefäß- und Nerventonikum, bei Hypotonie, Erschöpfungszuständen, dyspeptischen Beschwerden und Verdauungsstörungen mit Blähungen und Völlegefühl, peripheren Durchblutungsstörungen. Äußerlich zu Waschungen oder Bädern.

Therapeutischer Zubereitungs- und Dosierungsvorschlag:
1 gehäuften Teelöffel mit 1/4 l kaltem Wasser übergießen, zum Sieden bringen, oder als Aufguss. 2 Tassen täglich.

Inhaltsstoffe:
Ätherisches Öl, Gerbstoffe, Bitterstoffe, Campher, Rosmarinsäure.

Monographie (Kommission E):
Innere Anwendung: dyspeptische Beschwerden
Äußere Anwendung: zur unterstützenden Therapie rheumatischer Erkrankungen, Kreislaufbeschwerden
Wirkungen: Experimentell: spasmolytisch an den Gallenwegen und am Dünndarm, positiv inotrop, steigert den Koronardurchfluss.
Beim Menschen: hautreizend, durchblutungsfördernd (bei äußerer Anwendung)
Dosierung: Tagesdosis 4,0 bis 6,0 g Droge
Äußere Anwendung: 50 g Droge auf ein Vollbad
Kontraindikationen: keine bekannt
Nebenwirkungen: keine bekannt
Wechselwirkungen: keine bekannt

Ruhrkrautblüten

(Helichrysi flos)

Anwendung:

Bei dyspeptischen Beschwerden, als Cholagogum.

Therapeutischer Zubereitungs- und Dosierungsvorschlag:
1 gehäuften Teelöffel mit 1/4 l heißem Wasser übergießen, 5-8 min. ziehen lassen. 2 Tassen täglich.

Inhaltsstoffe:
Flavonoide, Gerbstoffe, Bitterstoffe

Monographie (Kommission E):
Dyspeptische Beschwerden
Wirkungen: schwach choleretisch
Dosierung: Mittlere Tagesdosis 3,0 g Droge

Kontraindikationen: Verschluss der Gallenwege.
Bei Gallensteinleiden nur nach Rücksprache mit einem Arzt anzuwenden.
Nebenwirkungen: keine bekannt
Wechselwirkungen: keine bekannt

Ruprechtskraut

(Geranii robertiani herba)

Anwendung:

Bei Durchfallerkrankungen, Magen-Darmerkrankungen, Entzündungen im Mund- und Rachenraum.

Therapeutischer Zubereitungs- und Dosierungsvorschlag:
1-2 gehäufte Teelöffel mit 1/4 l kochendem Wasser übergießen, 5 min. ziehen lassen. 2 Tassen täglich. Nicht überdosieren!

Inhaltsstoffe:
Bitterstoffe, Gerbstoffe, ätherisches Öl

Sägepalmenfrüchte

(Sabal fructus)

Anwendung:

Bei Blasen- und Prostataerkrankungen, Miktionsbeschwerden.

Therapeutischer Zubereitungs- und Dosierungsvorschlag:
1 gehäuften Teelöffel mit 1/4 l kochendem Wasser übergießen, 10 min. ziehen lassen. 2 Tassen täglich.

Inhaltsstoffe:
Fettsäuren, ätherisches Öl, Flavone, Gerbstoffe

Monographie (Kommission E):
Miktionsbeschwerden bei benigner Prostatahyperplasie, Stadium I und II
Wirkungen: antiandrogen (Hexan-Extrakt); antiexsudativ (wässriger Extrakt)
Dosierung: Tagesdosis 1,0-2,0 g Droge oder 320 mg mit lipophilen Lösungsmitteln (z.B. Hean oder Ethanol 90 Prozent) extrahierbare Bestandteile; andere Zubereitungen entsprechend.
Art der Anwendung: zerkleinerte Droge für Aufgüsse sowie andere galenische Zubereitungen zum Einnehmen
Kontraindikationen: keine bekannt
Nebenwirkungen: selten Magenbeschwerden
Wechselwirkungen: keine bekannt
Hinweis: Dieses Medikament bessert nur die Beschwerden bei einer vergrößerten Prostata, ohne die Vergrößerung zu beheben. Bitte suchen Sie daher in regelmäßigen Abständen Ihren Arzt auf.

Salbeiblätter

(Salviae folium)

Anwendung:

Bei Entzündungen im Mund- und Rachenraum und der oberen Atemwege, dyspeptischen Beschwerden, Durchfallerkrankungen, Erschöpfungszuständen, als schweißhemmendes Mittel.

Therapeutischer Zubereitungs- und Dosierungsvorschlag:
2 gehäufte Teelöffel mit 1/4 l kochendem Wasser übergießen, 10-15 min. ziehen lassen, oder als Kaltauszug. 3 Tassen täglich.

Inhaltsstoffe:
Ätherisches Öl (Thujon, Cineol, Campher), Gerbstoffe, Diterpen-Bitterstoffe, Steroide, Flavone und Flavonglykoside

Monographie (Kommission E):
Äußere Anwendung: Entzündungen der Mund- und Rachenschleimhaut
Innere Anwendung: dyspeptische Beschwerden, vermehrte Schweißsekretion.
Wirkungen: antibakteriell, fungistatisch, virostatisch, adstringierend, sekretionsfördernd und schweißhemmend
Dosierung: Einnahme Tagesdosis: 4,0-6,0 g Droge
Zum Gurgeln und Spülen: 2,5 g Droge auf 100 ml Wasser
Kontraindikationen: Während der Schwangerschaft sollen das reine ätherische Öl und alkoholische Extrakte nicht eingenommen werden.
Nebenwirkungen: Bei länger dauernder Einnahme von alkoholischen Extrakten und des reinen ätherischen Öls können epileptiforme Krämpfe auftreten.
Wechselwirkungen: keine bekannt

Sandelholz, weißes

(Santali albi lignum)

Anwendung:

Bei Entzündungen der ableitenden Harnwege.

Therapeutischer Zubereitungs- und Dosierungsvorschlag:
1 gehäuften Teelöffel mit 1/4 l kochendem Wasser übergießen, 10 min. ziehen lassen, oder als Dekokt. 2-3 Tassen täglich.

Inhaltsstoffe: Ätherisches Öl

Monographie (Kommission E):
Zur unterstützenden Therapie bei Infekten der ableitenden Harnwege
Wirkungen: antibakteriell, spasmolytisch

Dosierung: Tagesdosis 1,0-1,5 g Droge.
Ohne Rücksprache mit dem Arzt nicht länger als 6 Wochen.
Kontraindikationen: Erkrankungen des Nierenparenchyms
Nebenwirkungen: Übelkeit, gelegentlich Hautjucken
Wechselwirkungen: keine bekannt

Sandseggenwurzel

(Caricis arenariae radix)

Anwendung:

Bei rheumatischen Beschwerden und Gicht, als harn- und schweißtreibendes Mittel, zur Blutreinigung bei Ekzemen.

Therapeutischer Zubereitungs- und Dosierungsvorschlag:
1-2 gehäufte Teelöffel mit 1/4 l kaltem Wasser übergießen, zum Sieden bringen, 10 min. ziehen lassen. 2-3 Tassen täglich.
Nicht bei akuter Nierenentzündung einnehmen!

Inhaltsstoffe:
Saponine, Gerbstoffe, wenig ätherisches Öl, Schleimstoffe, Glykoside

Sanikelkraut

(Saniculae herba)

Anwendung:

Als schleimlösendes und auswurfförderndes Mittel bei Entzündungen der oberen Atemwege, bei Entzündungen im Mund- und Rachenraum, Magen- und Darmbeschwerden, Blähungen, zur Blutreinigung. Äußerlich als Wundheilmittel.

Therapeutischer Zubereitungs- und Dosierungsvorschlag:
2 gehäufte Teelöffel mit 1/4 l kochendem Wasser übergießen, 10 min. ziehen lassen. 2 Tassen täglich.
Äußerlich für Waschungen und Umschläge.

Inhaltsstoffe: Saponine

Monographie (Kommission E):
Leichte Katarrhe der Luftwege
Dosierung: Tagesdosis 4,0-6,0 g Droge
Kontraindikationen: keine bekannt
Nebenwirkungen: keine bekannt
Wechselwirkungen: keine bekannt

Sarsaparillewurzel

(Sarsaparillae radix)

Anwendung:

Als Umstimmungs- und Blutreinigungsmittel, bei Schuppenflechte, rheumatischen Beschwerden und Gicht.

Therapeutischer Zubereitungs- und Dosierungsvorschlag:
1-2 gehäufte Teelöffel mit 1/4 l kaltem Wasser übergießen, 10-12 Std. ziehen lassen. 3 Tassen täglich. Nicht überdosieren!

Inhaltsstoffe:
Saponine, Glykoside, Phytosterin

Monographie (Kommission E):
Werden bei Hauterkrankungen, Psoriasis und deren Folgeerscheinungen, rheumatischen Erkrankungen, Nierenerkrankungen sowie als Diuretikum und Diaphoretikum verwendet. Die Wirksamkeit bei den beanspruchten Anwendungsgebieten ist nicht belegt.
Risiken: Zubereitungen führen nach Einnahme zu Magenreizungen und temporären Nierenschäden. Die Resorption von gleichzeitig verabreichten Stoffen, zum Beispiel von Digitalisglykosiden oder von Wismut, wird erhöht. Die Elimination anderer Stoffe (z.B. Hypnotika) wird beschleunigt. Hierdurch kann es unkontrolliert zu Wirkungsverstärkung oder Wirkungsabschwächung gleichzeitig eingenommener Arzneistoffe kommen.
Beurteilung: Da die Wirksamkeit bei Psoriasis nicht belegt ist, kann eine therapeutische Anwendung angesichts der Risiken nicht vertreten werden.

Sassafrasholz

(Sassafras lignum)

Anwendung:

Als harntreibendes Mittel, zur Blutreinigung.

Therapeutischer Zubereitungs- und Dosierungsvorschlag:
1-2 gehäufte Teelöffel mit 1/4 l kaltem Wasser übergießen, 8-10 Std. ziehen lassen. 2-3 Tassen täglich.
Nicht überdosieren, da sonst Nierenreizungen auftreten können!

Inhaltsstoffe:
Ätherisches Öl, Gerbstoffe, Schleimstoffe, Harz

Sauerampferkraut

(Rumicis acetosae herba)

Anwendung:

Bei Hautleiden, zur Blutreinigung. Äußerlich zu Waschungen.

Therapeutischer Zubereitungs- und Dosierungsvorschlag:
1-2 gehäufte Teelöffel mit 1/4 l kochendem Wasser übergießen, 10 min. ziehen lassen. 2 Tassen täglich.
Nicht überdosieren! Nicht bei Neigung zu Oxalatsteinbildung!

Inhaltsstoffe:
Ein primäres Kalimoxalat, freie Oxalsäure, Flavonglykoside

Schachtelhalmkraut

(Equiseti herba)

Anwendung:

Bei Entzündungen der ableitenden Harnwege, Nierengrieß, als harntreibendes Mittel, bei rheumatischen Beschwerden und Gicht, bei Ödemen, chronischem Husten, zur Blutreinigung. Äußerlich bei Hautleiden und schlecht heilenden Wunden.

Therapeutischer Zubereitungs- und Dosierungsvorschlag:
1-2 gehäufte Teelöffel mit 1/4 l kochendem Wasser übergießen, 30 min. ziehen lassen, oder als Kaltauszug 10-12 Std. ziehen lassen. 3 Tassen täglich.

Inhaltsstoffe:
Kieselsäure, Flavonoide, Saponine

Monographie (Kommission E):
Bei Einnahme: Posttraumatisches und statisches Ödem, zur Durchspülung bei bakteriellen und entzündlichen Erkrankungen der ableitenden Harnwege und Nierengrieß
Äußere Anwendung: unterstützende Behandlung schlecht heilender Wunden
Wirkungen: schwach diuretisch
Dosierung:
Innere Anwendung: Mittlere Tagesdosis 6,0 g Droge
Äußere Anwendung: Für Umschläge 10,0 g Droge auf 1 l Wasser
Kontraindikationen: keine bekannt
Hinweis: Keine Durchspülungstherapie bei Ödemen infolge eingeschränkter Herz- oder Nierentätigkeit!
Nebenwirkungen: keine bekannt
Wechselwirkungen: keine bekannt

Schafgarbenkraut, Schafgarbenblüten

(Millefolii herba, M. flos)

Anwendung:

Bei Magen-Darmstörungen, Appetitlosigkeit, dyspeptischen Beschwerden, Blähungen und Völlegefühl, Gallebeschwerden, als entzündungswidriges und krampflösendes Mittel, bei Dysmenorrhoe, als Haemostyptikum, Stoffwechselmittel. Äußerlich bei Hautleiden und zur Förderung der Wundheilung.

Therapeutischer Zubereitungs- und Dosierungsvorschlag:
2 gehäufte Teelöffel mit 1/4 l kochendem Wasser übergießen, 15 min. ziehen lassen. 2-3 Tassen täglich.

Inhaltsstoffe:
Ätherisches Öl, Gerbstoffe, Flavonoide, Bitterstoffe, Harz

Monographie (Kommission E):
Bei Einnahme: Appetitlosigkeit, dyspeptische Beschwerden wie leichte, krampfartige Beschwerden im Magen-Darm-Bereich
In Sitzbädern: Bei Pelvipathia vegetativa (schmerzhafte Krampfzustände psychovegetativen Ursprungs im kleinen Becken der Frau)
Wirkungen: choleretisch, antibakteriell, adstringierend, spasmolytisch
Dosierung: Tagesdosis: Bei Einnahme 4,5 g Schafgarbenkraut, 3,0 g Schafgarbenblüten
Für Sitzbäder: 100 g Schafgarbenkraut auf 20 l Wasser
Kontraindikationen: Überempfindlichkeit gegen Schafgarbe und andere Korbblütler
Nebenwirkungen: keine bekannt
Wechselwirkungen: keine bekannt

Scharbockskraut

(Ranunculi ficariae herba)

Anwendung:

Bei Hautleiden, zur Blutreinigung, bei Hautunreinheiten. Äußerlich bei chronischen Hauterkrankungen.

Therapeutischer Zubereitungs- und Dosierungsvorschlag:
2 gehäufte Teelöffel mit 1/4 l kaltem Wasser übergießen, zum Sieden bringen, abseihen, oder als Kaltauszug. 10 min. ziehen lassen. 2-3 Tassen täglich.

Inhaltsstoffe: Saponine

Schlangenknöterichwurzel

(Bistortae rhizoma)

Anwendung:

Bei Mund- und Rachenentzündungen, Durchfallerkrankungen. Äußerlich bei Hautleiden und zur Förderung der Wundheilung, als reizlinderndes Mittel.

Therapeutischer Zubereitungs- und Dosierungsvorschlag:
1-2 gehäufte Teelöffel mit 1/4 l lauwarmem Wasser übergießen, etwa 5 Std. ziehen lassen, öfter umrühren. Bei Bedarf.

Inhaltsstoffe: Gerbstoffe

Schlehdornblüten

(Pruni spinosae flos)

Anwendung:

Als harntreibendes Mittel, mildes Abführmittel, auswurfförderndes Hustenmittel, zur Blutreinigung, siehe Monographie.

Therapeutischer Zubereitungs- und Dosierungsvorschlag:
1-gehäufte Teelöffel mit 1/4 l kaltem Wasser übergießen, zum Sieden bringen, abseihen, oder als Aufguss. 2 Tassen täglich.

Inhaltsstoffe:
Flavonglykoside, Cumarinderivate

Monographie (Kommission E):
Werden bei Erkältungskrankheiten, Erkrankungen und Beschwerden im Bereich der Atemwege, als Abführmittel, bei Durchfall, zur Vorbeugung und Behandlung von Magenkrämpfen, Blähungen, Darmerkrankungen und bei Magenschwäche, ferner bei Wassersucht, Nieren- und Blasenleiden, Blasenkatarrh, Blasenkrämpfen, sowie als harntreibendes Mittel, als schweißtreibendes Mittel, bei allgemeiner Erschöpfung, in der Rekonvaleszenz, äußerlich bei Hautausschlägen und Hautunreinheiten sowie zur »Blutreinigung« angewendet.
Die Wirksamkeit bei den beanspruchten Anwendungsgebieten ist nicht ausreichend belegt.
Risiken: nicht bekannt
Beurteilung: Da die Wirksamkeit nicht ausreichend belegt ist, kann eine therapeutische Anwendung nicht empfohlen werden.
Gegen die Verwendung als Schmuckdroge in Teemischungen bestehen keine Bedenken.

Schlehdornfrüchte

(Pruni spinosae fructus)

Anwendung:

Bei Entzündungen der Mund- und Rachenschleimhaut, rheumatischen Beschwerden, zur Blutreinigung, bei Verdauungsschwäche, Appetitlosigkeit.

Therapeutischer Zubereitungs- und Dosierungsvorschlag:
2 gehäufte Teelöffel mit 1/4 l kaltem Wasser übergießen, zum Sieden bringen, abseihen. Bei Bedarf (2 Tassen täglich).

Inhaltsstoffe:
Gerbstoffe, organische Säuren

Monographie (Kommission E):
Leichte Entzündungen der Mund- und Rachenschleimhaut
Wirkungen: adstringierend
Dosierung: Tagesdosis 2,0-4,0 g Droge
Kontraindikationen: nicht bekannt
Nebenwirkungen: nicht bekannt
Wechselwirkungen: nicht bekannt

Schlüsselblumenblüten

(Primulae flos)

Anwendung:

Als harntreibendes Mittel, schweißtreibendes Mittel, bei rheumatischen Beschwerden, als Nervenmittel.

Therapeutischer Zubereitungs- und Dosierungsvorschlag:
1 gehäuften Teelöffel mit 1/4 l kochendem Wasser übergießen, 5-8 min. ziehen lassen. 2-3 Tassen täglich.

Inhaltsstoffe:
Saponine, Flavonoide, ätherisches Öl

Monographie (Kommission E):
Katarrhe der Luftwege
Wirkungen: sekretolytisch, expektorierend
Dosierung: Tagesdosis 2,0-4,0 g Droge
Kontraindikationen: bekannte Allergie gegen Primeln
Nebenwirkungen: Es können vereinzelt Magenbeschwerden und Übelkeit auftreten.
Wechselwirkungen: keine bekannt

Schneeballbaumrinde

(Viburni prunifolii cortex)

Anwendung:

Bei Menstruationsstörungen, als krampflösendes Mittel, bei klimakterischen Beschwerden.

Therapeutischer Zubereitungs- und Dosierungsvorschlag:
1 gehäuften Teelöffel mit 1/4 l heißem Wasser übergießen, 10 min. ziehen lassen. 2-3 Tassen täglich.

Inhaltsstoffe:
Cumarine, Gerbstoffe

Schöllkraut

(Chelidonii herba)

Anwendung:

Als krampflösendes Mittel bei Magen-Darmstörungen, Gallebeschwerden und Bronchitis, als Choleretikum und Cholagogum.

Therapeutischer Zubereitungs- und Dosierungsvorschlag:
1/2-1 gehäuften Teelöffel mit 1/4 l kochendem Wasser übergießen, 10 min. ziehen lassen. 2-3 Tassen täglich. Nicht überdosieren!

Inhaltsstoffe:
Alkaloide, ätherisches Öl, Saponine

Monographie (Kommission E):
Krampfartige Beschwerden im Bereich der Gallenwege und des Magen-Darmtrakts
Wirkungen: Ausreichend gesichert ist die papaverinartige, leicht spasmolytische Wirkung am oberen Verdauungstrakt.
Dosierung: Mittlere Tagesdosis 2,0-5,0 g Droge
Kontraindikationen: keine bekannt
Nebenwirkungen: keine bekannt
Wechselwirkungen: keine bekannt

Schwarzerlenrinde

(Alni cortex)

Anwendung:

Bei rheumatischen Beschwerden und Gicht, Mund- und Rachenentzündungen.

Therapeutischer Zubereitungs- und Dosierungsvorschlag:
1-2 gehäufte Teelöffel mit 1/4 l kaltem Wasser übergießen, zum Sieden bringen, abseihen. Zum Gurgeln bei Mund- und Rachenentzündungen.

Inhaltsstoffe:
Gerbstoffe, Harze, roter Farbstoff

Schwarzkümmel

(Nigellae sativae semen)

Anwendung:
Als harntreibendes Mittel, bei Gallebeschwerden, Verdauungsstörungen und Blähungen, als Laktagogum.

Therapeutischer Zubereitungs- und Dosierungsvorschlag:
1 gehäuften Teelöffel mit 1/4 l kochendem Wasser übergießen, 15 min. ziehen lassen. 2 Tassen täglich. Überdosierungen vermeiden!

Inhaltsstoffe:
Ätherisches Öl, fette Öle, ein Saponin, Gerbstoffe, Bitterstoffe

Seifenkraut

(Saponariae herba)

Anwendung:
Siehe Monographie.

Auf Wurzel zurückgreifen!

Monographie (Kommission E):
Werden bei Husten und anderen Erkrankungen im Bereich der Atemwege als schleimlösendes und auswurfförderndes Mittel, ferner als Brechmittel, Abführmittel, bei Magen-, Darm-, Leber- und Nierenleiden, als harntreibendes und als schweißtreibendes Mittel sowie zur Stoffwechselbeeinflussung eingenommen.
Äußerlich: In Umschlägen, Bädern und zu Waschungen bei Flechten, Hautausschlägen und sonstigen Hautleiden angewendet.
Die Wirksamkeit bei den beanspruchten Anwendungsgebieten ist nicht ausreichend belegt.
Risiken: Triterpensaponine aus Saponaria officinalis rufen in höherer Dosierung Schleimhautreizungen hervor. Bei der Anwendung bei Hauterkrankungen ist bei höherer Dosierung ebenfalls mit Reizerscheinungen zu rechnen.
Beurteilung: Da die Wirksamkeit bei den beanspruchten Anwendungsgebieten nicht ausreichend belegt ist, insbesondere Angaben zur Dosierung fehlen, kann eine therapeutische Anwendung bei Erkrankungen der Atemwege und der Haut nicht befürwortet werden. Die Anwendung bei den übrigen Anwendungsgebieten ist nicht vertretbar.

Seifenwurzel, rote

(Saponariae rubrae radix)

Anwendung:

Bei Entzündungen der oberen Atemwege, als harntreibendes Mittel, bei Magen-Darm-Beschwerden. Äußerlich bei Hautleiden.

Therapeutischer Zubereitungs- und Dosierungsvorschlag:
1 gehäuften Teelöffel mit 1/4 l kaltem Wasser übergießen, 4-6 Std. ziehen lassen, zum Sieden bringen, abseihen.
2 Tassen täglich.

Inhaltsstoffe:
Saponine, Triterpenglykoside

Monographie (Kommission E):
Katarrhe der oberen Luftwege
Wirkungen: expektorierend durch eine Reizung der Magenschleimhaut; in hoher Dosierung zelltoxisch
Dosierung: Tagesdosis 1,5 g Droge
Kontraindikationen: nicht bekannt
Nebenwirkungen: in seltenen Fällen Magenreizungen
Wechselwirkungen: nicht bekannt

Selleriekraut

(Apii herba)

Anwendung:

Als harntreibendes Mittel, bei rheumatischen Beschwerden und Gicht, Steinleiden und Nierengrieß.

Therapeutischer Zubereitungs- und Dosierungsvorschlag:
1-2 gehäufte Teelöffel mit 1/4 l kaltem Wasser übergießen, zum Sieden bringen, abseihen, oder als Aufguss. 2 Tassen täglich. Nicht bei Schwangerschaft! Es werden auch die Selleriewurzeln verwendet.

Inhaltsstoffe:
Ätherisches Öl, das Flavonglykosid Apiin

Senegawurzel

(Polygalae radix)

Anwendung:

Bei Entzündungen der oberen Atemwege, chronischer Bronchitis, Asthma.

Therapeutischer Zubereitungs- und Dosierungsvorschlag:
1 gehäuften Teelöffel mit 1/4 l kaltem Wasser übergießen, zum Sieden bringen, abseihen.
2 Tassen täglich.

Inhaltsstoffe:
Saponine, Bitterstoffe

Monographie (Kommission E):
Katarrhe der oberen Luftwege.
Wirkungen: sekretolytisch, expektorierend
Dosierung: Tagesdosis 1,5-3,0 g Droge
Kontraindikationen: keine bekannt
Nebenwirkungen: Magen-Darm-Reizungen bei längerer Anwendung
Wechselwirkungen: keine bekannt

Sennesblätter

(Sennae folium)

Anwendung:
Als Abführmittel.

Therapeutischer Zubereitungs- und Dosierungsvorschlag:
1-2 gehäufte Teelöffel mit 1/4 l kaltem Wasser übergießen, 20-24 Std. ziehen lassen. Abends 1 Tasse trinken.

Inhaltsstoffe:
Anthranoide, überwiegend vom Bianthron-Typ

Monographie (Kommission E):
Obstipation.
Dosierung: Geschnittene Droge, Drogenpulver oder Trockenextrakte für Aufgüsse, Abkochungen oder Kaltmazerate. 20-30 mg Hydroxyanthracen-Derivate/Tag, berechnet als Sennosid B. Die individuell richtige Dosierung ist die geringste, die erforderlich ist, um einen weichgeformten Stuhl zu erhalten. Anthrachinonhaltige Abführmittel dürfen nicht über einen längeren Zeitraum eingenommen werden.
Kontraindikationen: Darmverschluss, akut entzündliche Erkrankungen des Darmes, z.B. Morbus Crohn, Colitis ulcerosa, Appendizitis; abdominale Schmerzen unbekannter Ursache. Kinder unter 12 Jahren.
Nebenwirkungen: In Einzelfällen krampfartige Magen-Darm-Beschwerden. In diesen Fällen ist eine Dosisreduktion erforderlich. Bei chronischem Gebrauch/Missbrauch: Elektrolytverluste, insbesondere Kaliumverluste, Albuminurie und Hämaturie. Pigmenteinlagerungen in die Darmmucosa (Pseudomelanosis coli), die jedoch harmlos ist und sich nach Absetzen der Droge in der Regel zurückbildet. Der Kaliumverlust kann zu Störungen der Herzfunktion und zu Muskelschwäche führen, insbesondere bei gleichzeitiger Einnahme von Herzglykosiden, Diuretika und Nebennierenrindensteroiden.

Stimulierende Abführmittel dürfen ohne ärztlichen Rat nicht über längere Zeiträume (mehr als 1-2 Wochen) eingenommen werden.
Aufgrund unzureichender toxikologischer Untersuchungen nicht anzuwenden in Schwangerschaft und Stillzeit.
Wechselwirkungen: Bei chronischem Gebrauch/Missbrauch ist durch Kaliummangel eine Verstärkung der Herzglykosidwirkung sowie eine Beeinflussung der Wirkung von Antiarrhythmika möglich. Kaliumverluste können durch Kombination mit Thiaziddiuretika, Nebennierenrindensteroiden und Süßholzwurzel verstärkt werden.
Besondere Warnung: Eine über die kurz dauernde Anwendung hinausgehende Einnahme stimulierender Abführmittel kann zu einer Verstärkung der Darmträgheit führen.
Das Präparat sollte nur dann eingesetzt werden, wenn durch eine Ernährungsumstellung oder Quellstoffpräparate kein therapeutischer Effekt zu erzielen ist.

Sonnenblumenblütenblätter

(Helianthi (annui) flos)

Anwendung:

Bei Fieber, Erkältungskrankheiten.

Therapeutischer Zubereitungs- und Dosierungsvorschlag:
1 gehäuften Teelöffel mit 1/4 l kochendem Wasser übergießen, 10 min. ziehen lassen. 2-3 Tassen täglich.

Inhaltsstoffe:
Flavonglykoside, Anthocyanglykoside, Cholin

Sonnentaukraut

(Droserae herba)

Anwendung:

Bei Reiz- und Kitzelhusten, Keuchhusten, als krampflösendes Mittel der oberen Atemwege.

Therapeutischer Zubereitungs- und Dosierungsvorschlag:
1 gehäuften Teelöffel mit 1/4 l heißem Wasser übergießen, 10 min. ziehen lassen. 2 Tassen täglich. Nicht überdosieren!

Inhaltsstoffe:
Naphthochinonderivate, berech-

net als Juglon, ätherisches Öl, Flavonoide, Schleimstoffe

Monographie (Kommission E):
Bei Krampf- und Reizhusten
Wirkungen: bronchospasmolytisch, antitussiv
Dosierung: Mittlere Tagesdosis 3,0 g Droge
Kontraindikationen: keine bekannt
Nebenwirkungen: keine bekannt
Wechselwirkungen: keine bekannt

Spargelwurzelstock

(Asparagi rhizoma)

Anwendung:

Als harntreibendes Mittel, bei Entzündungen der ableitenden Harnwege, bei Nierengrieß, rheumatischen Beschwerden und Gicht. Äußerlich bei Hautausschlägen.

Therapeutischer Zubereitungs- und Dosierungsvorschlag:
2 gehäufte Teelöffel mit 1/4 l kaltem Wasser übergießen, zum Sieden bringen, abseihen. 2-3 Tassen täglich.

Inhaltsstoffe:
Saponine, Flavonoide, ätherisches Öl

Monographie (Kommission E):
Zur Durchspülung bei entzündlichen Erkrankungen der ableitenden Harnwege und als Vorbeugung bei Nierengrieß
Wirkungen: Tierexperimentell Hinweise auf eine diuretische Wirkung.
Dosierung: Tagesdosis 45-60 g Droge
Kontraindikationen: entzündliche Nierenerkrankungen
Hinweis: Keine Durchspülungstherapie bei Ödemen infolge eingeschränkter Herz- oder Nierenfunktion
Nebenwirkungen: In sehr seltenen Fällen kann es zu allergischen Hautreaktionen kommen.
Wechselwirkungen: keine bekannt

Spitzwegerichkraut

(Plantaginis lanceolatae herba)

Anwendung:

Bei Entzündungen der oberen Atemwege, als schleimlösendes und reizlinderndes Mittel bei Husten, bei Schleimhautentzündungen des Magens und Darmes.

Therapeutischer Zubereitungs- und Dosierungsvorschlag:
2 gehäufte Teelöffel mit 1/4 l heißem Wasser übergießen, 10-15

min. ziehen lassen. 2-3 Tassen täglich.

Inhaltsstoffe:
Schleimstoffe, Iridoidglykoside (Aucubin, Catalpol), Gerbstoffe, Kieselsäure, Bitterstoffe, Flavonoide

Monographie (Kommission E):
Innere Anwendung: Katarrhe der Luftwege; entzündliche Veränderungen der Mund- und Rachenschleimhaut
Äußere Anwendung: entzündliche Veränderungen der Haut
Wirkungen: reizmildernd, adstringierend, antibakteriell
Dosierung: Mittlere Tagesdosis 3,0-6,0 g Droge
Kontraindikationen: keine bekannt
Nebenwirkungen: keine bekannt
Wechselwirkungen: keine bekannt

Steinkleekraut

(Meliloti herba)

Anwendung:

Als Venenmittel, bei Schweregefühl und ziehenden Schmerzen in den Beinen, als Lymphagogum, siehe Monographie.

Therapeutischer Zubereitungs- und Dosierungsvorschlag:
1-2 gehäufte Teelöffel mit 1/4 l kochendem Wasser übergießen, 10 min. ziehen lassen, oder als Kaltauszug. 2-3 Tassen täglich.

Inhaltsstoffe:
Cumarin, Flavonoide, Melilotosid (Glykosid)

Monographie (Kommission E):
Innere Anwendung: Beschwerden bei chronisch venöser Insuffizienz wie Schmerzen und Schweregefühl in den Beinen, nächtliche Wadenkrämpfe, Juckreiz und Schwellungen. Zur unterstützenden Behandlung der Thrombophlebitis, des postthrombotischen Syndroms, von Hämorrhoiden und Lymphstauungen.
Äußere Anwendung: Prellungen, Verstauchungen und oberflächliche Blutergüsse
Wirkungen: antiödematös bei entzündlichem und Stauungsödem durch Zunahme des venösen Rückflusses und Verbesserung der Lymphikinetik. Tierexperimentelle Untersuchungen zeigen eine Beschleunigung der Wundheilung.
Dosierung: Mittlere Tagesdosis: Droge oder die jeweilige Menge einer Zubereitung zum Einnehmen entsprechend 3-30 mg Cumarin

Kontraindikationen: keine bekannt
Nebenwirkungen: in seltenen Fällen Kopfschmerzen
Wechselwirkungen: keine bekannt

Stern-Anis

(Anisi stellati fructus)

Anwendung:

Bei dyspeptischen Beschwerden, bei Entzündungen der oberen Atemwege.

Therapeutischer Zubereitungs- und Dosierungsvorschlag:
1 gehäuften Teelöffel mit 1/4 l kochendem Wasser übergießen, 10-12 min. ziehen lassen. 2-3 Tassen täglich.

Inhaltsstoffe:
Ätherisches Öl, Gerbstoffe

Monographie (Kommission E):
Katarrhe der Luftwege; dyspeptische Beschwerden
Wirkungen: bronchosekretolytisch, spasmolytisch im Magen-Darm-Trakt
Dosierung: Mittlere Tagesdosis 3,0 g Droge
Kontraindikationen: keine bekannt
Nebenwirkungen: keine bekannt
Wechselwirkungen: keine bekannt

Stiefmütterchenkraut

(Violae tricoloris herba)

Anwendung:

Bei Hautkrankheiten wie Ekzemen und Milchschorf, zur Blutreinigung bei Hautunreinheiten, bei Katarrh der oberen Atemwege. Äußerlich bei Hauterkrankungen.

Therapeutischer Zubereitungs- und Dosierungsvorschlag:
1-2 gehäufte Teelöffel mit 1/4 l kochendem Wasser übergießen, 10-15 min. ziehen lassen, oder als Kaltauszug. 2-3 Tassen täglich.

Inhaltsstoffe:
Flavonoide, Saponine, Gerbstoffe, Bitterstoffe

Monographie (Kommission E):
Äußere Anwendung: leichte, seborrhoische Hauterkrankungen; Milchschorf der Kinder
Dosierung: 1,5 g Droge auf 1 Tasse Wasser als Tee-Aufguss, 3-mal täglich anzuwenden.
Kontraindikationen: keine bekannt
Nebenwirkungen: keine bekannt
Wechselwirkungen: keine bekannt

Süßholzwurzel

(Liquiritiae radix)

Anwendung:

Bei Entzündungen der oberen Atemwege, als schleimlösendes und auswurfförderndes Hustenmittel, bei Schleimhautentzündungen von Magen- und Zwölffingerdarm.

Therapeutischer Zubereitungs- und Dosierungsvorschlag:
1-2 gehäufte Teelöffel mit 1/4 l kaltem Wasser übergießen, zum Sieden bringen, abseihen. 2-3 Tassen täglich.

Inhaltsstoffe:
Flavonoide, Glycyrrhizinsäure, Phytosterole, Cumarine

Monographie (Kommission E):
Katarrhe der oberen Luftwege und Ulcus ventriculi/duodeni
Wirkungen: Glycyrrhinsäure und das Aglukon der Glycyrrhizinsäure beschleunigen nach kontrollierten klinischen Studien die Abheilung von Magenulcera. Sekretolytische und expektorierende Wirkungen sind im Tierversuch nachgewiesen. Spasmolytische Wirkung.
Dosierung: Mittlere Tagesdosis 5,0-15,0 g Droge.
Ohne ärztlichen Rat nicht länger als 4-6 Wochen anwenden.
Kontraindikationen: cholestatische Lebererkrankungen, Leberzirrhose, Hypertonie, Hypokaliämie, schwere Niereninsuffizienz, Schwangerschaft
Nebenwirkungen: keine bekannt
Wechselwirkungen: keine bekannt

Syzygiumrinde

(Syzygii cumini cortex)

Anwendung:

Bei Durchfallerkrankungen, Entzündungen der Mund- und Rachenschleimhaut. Äußerlich bei Hauterkrankungen, als entzündungswidriges, juckreizstillendes Mittel.

Therapeutischer Zubereitungs- und Dosierungsvorschlag:
1 gehäuften Teelöffel mit 1/4 l kochendem Wasser übergießen, 10 min. ziehen lassen. 2-3 Tassen täglich.

Inhaltsstoffe:
Gerbstoffe, Harz

Monographie (Kommission E):
Unspezifische, akute Durchfallerkrankungen; lokale Therapie leichter Entzündungen der Mund- und Rachenschleimhaut
Äußere Anwendung: leichte, oberflächliche Entzündungen der Haut

Wirkungen: adstringierend
Dosierung: Mittlere Tagesdosis 3,0-6,0 g Droge.
Sollten die Durchfälle länger als 3-4 Tage anhalten, ist ein Arzt aufzusuchen.
Kontraindikationen: keine bekannt
Nebenwirkungen: keine bekannt
Wechselwirkungen: keine bekannt

Taubnesselblüten

(Lamii albi flos)

Anwendung:

Bei Entzündungen der Mund- und Rachenschleimhaut, der oberen Atemwege und der ableitenden Harnwege, bei Magen-Darmstörungen, Appetitlosigkeit, Hautunreinheiten, Menstruationsbeschwerden, Fluor albus. Äußerlich bei Hautentzündungen.

Therapeutischer Zubereitungs- und Dosierungsvorschlag:
1-2 gehäufte Teelöffel mit 1/4 l kochendem Wasser übergießen, 5 min. ziehen lassen. 2-3 Tassen täglich.

Inhaltsstoffe:
Gerbstoffe, Schleimstoffe, Saponine, ätherisches Öl, Flavonoide

Monographie (Kommission E):
Bei Einnahme: Katarrhe der oberen Luftwege, lokale Behandlung leichter Entzündungen der Mund- und Rachenschleimhaut, sowie von unspezifischem Fluor albus.
Äußere Anwendung: leichte, oberflächliche Entzündungen der Haut
Dosierung: Mittlere Tagesdosis 3,0 g Droge. 5,0 g Droge für ein Sitzbad
Kontraindikationen: keine bekannt
Nebenwirkungen: keine bekannt
Wechselwirkungen: keine bekannt

Tausendgüldenkraut

(Centaurii herba)

Anwendung:

Bei Appetitlosigkeit, Verdauungsschwäche, Blähungen, Völlegefühl, als krampflösendes Mittel, bei Leber-Gallebeschwerden, als Tonikum.

Therapeutischer Zubereitungs- und Dosierungsvorschlag:
1 gehäuften Teelöffel mit 1/4 l kaltem Wasser übergießen, 6-10 Std. ziehen lassen, mehrmals umrühren, oder als Aufguss. 2-3 Tassen täglich.

Inhaltsstoffe: Bitterstoffe

Monographie (Kommission E):
Appetitlosigkeit; dyspeptische Beschwerden
Wirkungen: Steigerung der Magensaftsekretion
Dosierung: Mittlere Tagesdosis 6,0 g Droge
Kontraindikationen: keine bekannt
Nebenwirkungen: keine bekannt
Wechselwirkungen: keine bekannt

Teufelsabbisskraut, Teufelsabbisswurzel

(Succisae herba, S. radix)

Anwendung:

Als schleimlösendes und auswurfförderndes Mittel bei Atemwegserkrankungen.

Therapeutischer Zubereitungs- und Dosierungsvorschlag:
1-2 gehäufte Teelöffel mit 1/4 l kaltem Wasser übergießen, zum Sieden bringen, 2 min. ziehen lassen, abseihen. 2 Tassen täglich. Nicht überdosieren!

Inhaltsstoffe:
Bitterstoffe, Saponine, Gerbstoffe

Teufelskrallenwurzel

(Harpagophyti radix)

Anwendung:

Bei Leber-Gallebeschwerden, rheumatischen Beschwerden und chronischen Gelenkerkrankungen, Blasen-Nierenleiden, Appetitlosigkeit, dyspeptischen Beschwerden.

Therapeutischer Zubereitungs- und Dosierungsvorschlag:
1-2 gehäufte Teelöffel mit 1/4 l kaltem Wasser übergießen, zum Sieden bringen, oder mit heißem Wasser übergießen, anschließend 8 Std. bei Raumtemperatur ausziehen.
2-3 Tassen täglich.

Inhaltsstoffe:
Bitterstoffe, Flavonoide

Monographie (Kommission E):
Appetitlosigkeit, dyspeptische Beschwerden; unterstützende Therapie degenerativer Erkrankungen des Bewegungsapparates
Wirkungen: appetitanregend, choleretisch, antiphlogistisch, schwach analgetisch
Dosierung: Tagesdosis bei Appetitlosigkeit 1,5 g; ansonsten 4,5 g Droge
Kontraindikationen: Magen- und Zwölffingerdarmgeschwüre.
Bei Gallensteinleiden nur nach

Rücksprache mit einem Arzt anzuwenden.
Nebenwirkungen: keine bekannt
Wechselwirkungen: keine bekannt

Thymiankraut

(Thymi herba)

Anwendung:

Als krampflösendes, schleimlösendes und auswurfförderndes Hustenmittel, bei Keuchhusten, Entzündungen der oberen Atemwege, Verdauungsstörungen mit dyspeptischen Beschwerden.

Therapeutischer Zubereitungs- und Dosierungsvorschlag:
1 gehäuften Teelöffel mit 1/4 l kaltem Wasser übergießen, zum Sieden bringen, abseihen, oder als Aufguss. 3 Tassen täglich.

Inhaltsstoffe:
Ätherisches Öl (Thymol), Gerbstoffe, Bitterstoffe, Flavonoide

Monographie (Kommission E):
Symptome der Bronchitis und des Keuchhustens, Katarrhe der oberen Luftwege
Wirkungen: bronchospasmolytisch, expektorierend, antibakteriell
Dosierung: 1,0-2,0 g Droge auf 1 Tasse als Aufguss mehrmals täglich nach Bedarf
Kontraindikationen: keine bekannt
Nebenwirkungen: keine bekannt
Wechselwirkungen: keine bekannt

Tormentillwurzelstock

(Tormentillae rhizoma)

Anwendung:

Bei Entzündungen im Mund- und Rachenraum, Durchfallerkrankungen, Blähungen und Gärungszuständen. Äußerlich bei Erfrierungen, zur Förderung der Wundheilung, bei Hämorrhoiden.

Therapeutischer Zubereitungs- und Dosierungsvorschlag:
2 gehäufte Teelöffel mit 1/4 l kaltem Wasser übergießen, zum Sieden bringen, 5 min. kochen, abseihen, oder als Kaltauszug.
3 Tassen täglich.

Inhaltsstoffe:
Hoher Gerbstoffgehalt, wenig ätherisches Öl

Monographie (Kommission E):
Unspezifische, akute Durchfallerkrankungen; leichte Schleimhautentzündungen im Mund- und Rachenraum
Wirkungen: adstringierend

Dosierung: Tagesdosis 4,0-6,0 g Droge. Sollten die Durchfälle länger als 3-4 Tage anhalten, ist ein Arzt aufzusuchen.
Kontraindikationen: keine bekannt
Nebenwirkungen: Bei empfindlichen Patienten Magenbeschwerden.
Wechselwirkungen: keine bekannt

Ulmenrinde

(Ulmi (campestris) cortex)

Anwendung:

Bei Schleimhautentzündungen im Mund-, Rachen-, Magen- und Darmbereich, Durchfallerkrankungen, rheumatischen Beschwerden, chronischen Ekzemen. Äußerlich bei Hautleiden.

Therapeutischer Zubereitungs- und Dosierungsvorschlag:
1-2 gehäufte Teelöffel mit 1/4 l kaltem Wasser übergießen, zum Sieden bringen, abseihen.
2 Tassen täglich.

Inhaltsstoffe:
Gerbstoffe, Schleimstoffe, Bitterstoffe, Flavonoide

Uzarawurzel

(Uzarae radix)

Anwendung:

Als krampflösendes Mittel bei Durchfallerkrankungen und Menstruationsbeschwerden.

Therapeutischer Zubereitungs- und Dosierungsvorschlag:
1 gehäuften Teelöffel mit 1/4 l kaltem Wasser übergießen, zum Sieden bringen, abseihen. Bei Bedarf 1 Tasse.

Inhaltsstoffe:
Glykoside, Gerbstoffe

Monographie (Kommission E):
Unspezifische Durchfallerkrankungen
Wirkungen: motilitätshemmend, in hoher Dosierung digitalisartige Wirkung am Herzen
Dosierung:
Erwachsene: Initiale Einzeldosis, Zubereitungen entsprechend 1,0 g Droge bzw. 75 mg Gesamtglykoside.
Dauern die Durchfälle länger als 3-4 Tage, ist ein Arzt aufzusuchen.
Kontraindikationen: Therapie mit herzwirksamen Glykosiden
Nebenwirkungen: keine bekannt
Wechselwirkungen: keine bekannt

Veilchenkraut

(Violae odoratae herba)

Anwendung:
Bei Entzündungen der oberen Atemwege, als schleimlösendes Mittel, bei Hautkrankheiten, zur Blutreinigung. Äußerlich bei Hautleiden.

Therapeutischer Zubereitungs- und Dosierungsvorschlag:
2 gehäufte Teelöffel mit 1/4 l kaltem Wasser übergießen, zum Sieden bringen, 5 min. ziehen lassen. 2-3 Tassen täglich.
Äußerlich zu Waschungen.

Inhaltsstoffe:
Saponine, Bitterstoffe, Glykosid

Vogelknöterichkraut

(Polygoni avicularis herba)

Anwendung:
Bei Erkrankungen der oberen Atemwege, Entzündungen der Mund- und Rachenschleimhaut, als harntreibendes Mittel, zur Blutreinigung.

Therapeutischer Zubereitungs- und Dosierungsvorschlag:
2 gehäufte Teelöffel mit 1/4 l kaltem Wasser übergießen, zum Sieden bringen, abseihen, oder als Aufguss. 2-3 Tassen täglich.

Inhaltsstoffe:
Gerbstoffe, Kieselsäure, wenig Saponine, Schleimstoffe

Monographie (Kommission E):
Leichte Katarrhe der Luftwege; entzündliche Veränderungen der Mund- und Rachenschleimhaut
Wirkungen: adstringierend, ACE-Hemmung in vitro
Dosierung: Tagesdosis 4,0-6,0 g Droge
Kontraindikationen: keine bekannt
Nebenwirkungen: keine bekannt
Wechselwirkungen: keine bekannt

Vogelmierenkraut

(Stellariae mediae herba)

Anwendung:
Bei Entzündungen der Atemwege, als schleimlösendes Mittel.

Therapeutischer Zubereitungs- und Dosierungsvorschlag:
2 gehäufte Teelöffel mit 1/4 l kochendem Wasser übergießen, 5-10 min. ziehen lassen. 2 Tassen täglich.

Inhaltsstoffe:
Saponine, Mineralstoffe (Kalium)

Wacholderbeeren

(Juniperi fructus)

Anwendung:

Als harntreibendes Mittel, bei Infekten der oberen Atemwege und der ableitenden Harnwege, dyspeptischen Verdauungsbeschwerden, rheumatischen Beschwerden, chronischen Hautleiden, zur Blutreinigung.

Therapeutischer Zubereitungs- und Dosierungsvorschlag:

Höchstens 1 gehäuften Teelöffel mit 1/4 l Wasser als Aufguss oder Kaltauszug. Wegen ihrer nierenreizenden Wirkung werden Wacholderbeeren vorwiegend nicht als Einzeltee, sondern in Teemischungen verwendet.
Siehe Therapieteil.

Inhaltsstoffe:

Ätherisches Öl, Sesquiterpenkohlenwasserstoffe, Flavonglykoside, Gerbstoffe

Monographie (Kommission E):

Dyspeptische Beschwerden
Wirkungen: Tierexperimentell ist eine vermehrte Harnausscheidung nachgewiesen sowie eine direkte Wirkung auf die Kontraktion der glatten Muskulatur.
Dosierung: Tagesdosis 2,0 g, maximal 10,0 g getrocknete Beeren
Kontraindikationen: Schwangerschaft und entzündliche Nierenerkrankungen
Nebenwirkungen: Bei langdauernder Anwendung oder bei Überdosierung können Nierenschäden auftreten.
Wechselwirkungen: keine bekannt

Waldmeisterkraut

(Galii odorati herba)

Anwendung:

Als krampflösendes Mittel, bei Darmstörungen mit Spasmen, als schlafförderndes Mittel, Beruhigungsmittel, bei Menstruationsstörungen.

Therapeutischer Zubereitungs- und Dosierungsvorschlag:

1 gehäuften Teelöffel mit 1/4 l kochendem Wasser übergießen, 5 min. ziehen lassen.
2-3 Tassen täglich. Nicht überdosieren!

Inhaltsstoffe:

Ein Cumaringlykosid, Bitterstoffe, Gerbstoffe

Monographie (Kommission E):

Wird zur Vorbeugung und zur Behandlung von Erkrankungen und Beschwerden im Bereich der

Atemwege, des Magen-Darm-Traktes, der Leber und Gallenblase sowie der Niere und der ableitenden Harnwege, ferner bei Durchblutungsstörungen, Venenerkrankungen, Venenschwäche, Hämorrhoiden, als entzündungswidriges und gefäßerweiterndes Mittel, darüber hinaus als Beruhigungsmittel bei Schlafstörungen, zur Förderung der Einschlafbereitschaft sowie bei Spasmen, Unterleibsbeschwerden, Hauterkrankungen, zur Wundbehandlung, als schweißtreibendes, nerven- und herzstärkendes Mittel und schließlich zur »Blutreinigung« angewendet.
Die Wirksamkeit bei den beanspruchten Anwendungsgebieten ist nicht belegt.
Risiken: keine bekannt
Bewertung: Da die Wirksamkeit nicht belegt ist, kann eine therapeutische Anwendung nicht empfohlen werden.

Walnussblätter

(Juglandis folium)

Anwendung:

Bei Entzündungen im Mund- und Rachenraum, Magen- und Darmkatarrhen, Hautleiden, zur Blutreinigung. Äußerlich bei Hauterkrankungen, nässenden Ekzemen, Akne, Frostschäden, Hämorrhoiden, Lidrandentzündungen.

Therapeutischer Zubereitungs- und Dosierungsvorschlag:
2 gehäufte Teelöffel mit 1/4 l kaltem Wasser übergießen, zum Sieden bringen, etwa 3 min. aufkochen, abseihen. 2-3 Tassen täglich.

Inhaltsstoffe:
Gerbstoffe, Flavonoide, Juglon, wenig ätherisches Öl

Monographie (Kommission E):
Äußere Anwendung: leichte, oberflächliche Entzündungen der Haut, übermäßige Schweißabsonderung, z.B. der Hände und Füße
Wirkung: adstringierend
Dosierung: Für Umschläge und Teilbäder: 2,0- 3,0 g Droge auf 100 ml Wasser
Kontraindikationen: nicht bekannt
Nebenwirkungen: nicht bekannt
Wechselwirkungen: nicht bekannt

Wassernabelkraut

(Hydrocotylidis herba)

Anwendung:

Äußerlich bei Hautleiden, zur Förderung der Wundheilung, bei Venenleiden, leichten Verbrennungen.

Therapeutischer Zubereitungs- und Dosierungsvorschlag:
2-3 gehäufte Teelöffel mit 1/4 l kochendem Wasser übergießen, 10 min. ziehen lassen.
Für Umschläge und Waschungen.

Inhaltsstoffe: Saponine

Wasserpfeffer

(Polygoni hydropiper herba)

Anwendung:

Als Haemostiptikum, bei schmerzhafter Mensis, als harntreibendes Mittel

Therapeutischer Zubereitungs- und Dosierungsvorschlag:
1 gehäuften Teelöffel mit 1/4 l heißem Wasser übergießen, 10 min. ziehen lassen.
1-2 Tassen täglich.

Inhaltsstoffe:
Flavonoide, Gerbstoffe, ätherisches Öl mit Scharfstoffen

Wegwartenkraut, Wegwartenwurzel

(Cichorii herba, C.radix)

Anwendung:

Als verdauungsförderndes Mittel bei Appetitlosigkeit, Blähungen und Völlegefühl, als galletreibendes Mittel, Milzmittel, harntreibendes Mittel, bei Stoffwechselstörungen.

Therapeutischer Zubereitungs- und Dosierungsvorschlag:
1 gehäuften Teelöffel mit 1/4 l kaltem Wasser übergießen, zum Sieden bringen, 2-3 min. kochen, abseihen. 2-3 Tassen täglich.

Inhaltsstoffe:
Bitterstoffe, Inulin, Pentosane, Gerbstoffe

Monographie (Kommission E):
Appetitlosigkeit, dyspeptische Beschwerden
Wirkungen: schwach choleretisch
Dosierung: Mittlere Tagesdosis 3,0 g Droge
Kontraindikationen: Allergie gegenüber Wegwarte und anderen Korbblütlern. Bei Gallensteinleiden nur nach Rücksprache mit einem Arzt anzuwenden.
Nebenwirkungen: In seltenen Fällen können allergische Hautreaktionen auftreten.
Wechselwirkungen: keine bekannt

Weidenrinde

(Salicis cortex)

Anwendung:

Bei rheumatischen Beschwerden, als schmerzlinderndes und entzündungswidriges Mittel, harntreibendes Mittel, bei Fieber.

Therapeutischer Zubereitungs- und Dosierungsvorschlag:

1 gehäuften Teelöffel mit 1/4 l kaltem Wasser übergießen, langsam zum Sieden bringen, 5 min. ziehen lassen, oder als Kaltauszug. 2 Tassen täglich.

Inhaltsstoffe:

Salicin, Glykoside, Gerbstoffe

Monographie (Kommission E):

Fieberhafte Erkrankungen, rheumatische Beschwerden, Kopfschmerzen

Wirkungen: antipyretisch, antiphlogistisch, analgetisch

Dosierung: Mittlere Tagesdosis entsprechend 60-120 mg Gesamtsalicin

Kontraindikationen: siehe Wechselwirkungen

Nebenwirkungen: siehe Wechselwirkungen

Wechselwirkungen: Können auf Grund der wirksamkeitsbestimmenden Bestandteile wie bei Salicylaten auftreten. Bei der Aufbereitung des bisherigen wissenschaftlichen Erkenntnismaterials liegen jedoch keine gesicherten Hinweise dafür vor.

Weidenröschenkraut

(Epilobii (parviflori) herba)

Anwendung:

Bei Harnverhalten, Miktionsbeschwerden infolge von Prostatahyperplasie, Bettnässen, Blasen- und Nierenleiden.

Therapeutischer Zubereitungs- und Dosierungsvorschlag:

1 gehäuften Teelöffel mit 1/4 l kochendem Wasser übergießen, 5-10 min. ziehen lassen. 2-3 Tassen täglich.

Inhaltsstoffe:

Gerbstoffe, Flavonoide

Weißdornblätter mit Blüten

(Crataegi folium cum flore)

Anwendung:

Als Herz-Kreislaufmittel, zur Verbesserung der Koronardurchblutung, bei beginnender Herzschwäche, Herzrhythmusstörungen, zerebralen Durchblutungsstörungen, leichter Hypertonie, in der Rekonvaleszenz.

Therapeutischer Zubereitungs- und Dosierungsvorschlag:
2 gehäufte Teelöffel mit 1/4 l kochendem Wasser übergießen, 15-20 min. ziehen lassen. 2-3 Tassen täglich.

Inhaltsstoffe:
Flavonoide, Rutin, Flavonglykosylverbindungen, oligomere Procyanidine

Monographie (Kommission E):
Nachlassende Leistungsfähigkeit des Herzens entsprechend Stadien I-II nach NYHA. Druck und Beklemmungsgefühl in der Herzgegend. Noch nicht digitalisbedürftiges Altersherz. Leichte Formen von bradykarden Herzrhythmusstörungen.
Wirkungen: positiv inotrop, positiv chronotrop, dromotrop, negativ bathmotrop, Zunahme der Koronar- und Myokarddurchblutung
Dosierung: Mindesttagesdosis 5 mg Flavone, berechnet als Hyperosid nach DAB 8 oder 10 mg Gesamtflavonoide
Kontraindikationen: bisher nicht bekannt
Nebenwirkungen: bisher nicht bekannt
Wechselwirkungen: bisher nicht bekannt

Wermutkraut

(Absinthii herba)

Anwendung:

Bei dyspeptischen Beschwerden und Appetitlosigkeit, Blähungen und Völlegefühl, zur Anregung der Verdauungssaftproduktion, bei Leber- und Gallenleiden, als Choleretikum und Cholagogum, bei Gallereizungen.

Therapeutischer Zubereitungs- und Dosierungsvorschlag:
1 gehäuften Teelöffel mit 1/4 l kochendem Wasser übergießen, 10 min. ziehen lassen, oder als Kaltauszug. 3 Tassen täglich.

Inhaltsstoffe:
Ätherisches Öl, Bitterstoffe (Absinthin, Anabsinthin, Artabsin, Anabsin), Flavone, Gerbstoffe

Monographie (Kommission E):
Appetitlosigkeit, dyspeptische Beschwerden, Dyskinesien der Gallenwege.
Wirkungen: Die Wirkung im Sinne eines Amarum aromaticum wird auf den Gehalt an Bitterstoffen und ätherischen Ölen zurückgeführt. Verwertbare experimentelle pharmakologische Daten liegen aus neuerer Zeit nicht vor.
Dosierung: Mittlere Tagesdosis 2,0-3,0 g Droge als wässriger Auszug
Kontraindikationen: keine bekannt
Nebenwirkungen: keine bekannt
Wechselwirkungen: keine bekannt

Wiesenkleeblüten

(Rotklee) (Trifolii rubri flos)

Anwendung:

Bei Bronchitis, Leberbeschwerden, zur Blutreinigung.

Therapeutischer Zubereitungs- und Dosierungsvorschlag:
1-2 gehäufte Teelöffel (5-6 getrocknete Blütenstände) mit 1/4 l kochendem Wasser übergießen, 10-15 min. ziehen lassen. 2-3 Tassen täglich.

Inhaltsstoffe:
Gerbstoffe, Glykoside, Isoflavone

Wiesenknopfkraut

(Sanguisorbae herba)

Anwendung:

Bei Durchfallerkrankungen, Entzündungen im Mund- und Rachenraum, als blutstillendes Mittel.

Therapeutischer Zubereitungs- und Dosierungsvorschlag:
1-2 gehäufte Teelöffel mit 1/4 l kaltem Wasser übergießen, zum Sieden bringen, 10 min. ziehen lassen oder als Kaltauszug.
2 Tassen täglich.

Inhaltsstoffe:
Saponine, Gerbstoffe, Flavonoide

Wiesenschaumkraut

(Cardamine pratensis herba)

Anwendung:

Bei rheumatischen Beschwerden, als krampflösendes Mittel, bei Verdauungsbeschwerden, zur Blutreinigung.

Therapeutischer Zubereitungs- und Dosierungsvorschlag:
1-2 gehäufte Teelöffel mit 1/4 l kochendem Wasser übergießen, 5-10 min. ziehen lassen. 2-3 Tassen täglich. Nicht überdosieren!

Inhaltsstoffe:
Bitterstoffe, Senfölglykoside

Wintergrünkraut

(Pirolae (umbellatae) herba)

Anwendung:

Als harntreibendes Mittel, bei Entzündungen der ableitenden Harnwege, bei rheumatischen Beschwerden und Gicht, Prostatabeschwerden, als Tonikum.

Therapeutischer Zubereitungs- und Dosierungsvorschlag:
1-2 gehäufte Teelöffel mit 1/4 l kaltem Wasser übergießen, 12-18 Std. ziehen lassen, gelegentlich umrühren (Gerbstoffe), oder als Aufguss. 3 Tassen täglich.

Inhaltsstoffe:
Gerbstoffe, Bitterstoffe, Arbutin

Wolfstrappkraut

(Lycopi herba)

Anwendung:

Bei Schilddrüsenüberfunktion und den damit verbundenen nervösen Beschwerden, Mastodynie, prämenstruellen und klimakterischen Beschwerden.

Therapeutischer Zubereitungs- und Dosierungsvorschlag:
1 gehäuften Teelöffel mit 1/4 l kochendem Wasser übergießen, 10 min. ziehen lassen.
Circa 2 Tassen täglich, individuell dosieren.

Inhaltsstoffe:
Hydroxyzimt- und Kaffeesäurederivate, Lithospermsäure, Flavonoide

Monographie (Kommission E):
Leichte Schilddrüsenüberfunktion mit vegetativ-nervösen Störungen. Spannungsgefühl und Schmerzen in der Brustdrüse (Mastodynie)
Wirkungen: antigonadotrop, antihyreotrop, Hemmung der peripheren Dejodierung von T4, Senkung des Prolaktinspiegels
Dosierung: Tagesdosis 1,0-2,0 g Droge
Kontraindikationen: Unterfunktion der Schilddrüse, Schilddrüsenvergrößerung ohne Funktionsstörung
Nebenwirkungen: Bei Langzeittherapie und sehr hoch dosierter Lycopus-Medikation sind in seltenen Fällen Vergrößerungen der Schilddrüse möglich. Plötzliches Absetzen kann zu einer Verstärkung des Beschwerdekomplexes führen.
Wechselwirkungen: nicht bekannt. Keine gleichzeitige Gabe von Schilddrüsenhormon-Präparaten.

Wollblumen

(Königskerzen) (Verbasci flos)

Anwendung:
Als auswurfförderndes, reizlinderndes und entzündungswidriges Mittel bei Katarrhen der oberen Atemwege, bei Bronchialasthma. Äußerlich zur Förderung der Wundheilung.

Therapeutischer Zubereitungs- und Dosierungsvorschlag:
1-2 gehäufte Teelöffel mit 1/4 l heißem Wasser übergießen, 10 min. ziehen lassen, oder als Kaltauszug. 2-3 Tassen täglich.

Inhaltsstoffe:
Saponine, Schleimpolysaccharide, wenig ätherisches Öl

Monographie (Kommission E):
Katarrhe der Luftwege
Wirkungen: reizlindernd, expektorierend
Dosierung: Tagesdosis 3,0-4,0 g Droge
Kontraindikationen: nicht bekannt
Nebenwirkungen: nicht bekannt
Wechselwirkungen: nicht bekannt

Wundkleeblüten

(Anthyllidis vulnerariae flos)

Anwendung:
Bei Entzündungen im Mund- und Rachenraum, zur Blutreinigung, als mildes Abführmittel. Äußerlich zur Förderung der Wundheilung, bei Frostschäden und Hautleiden.

Therapeutischer Zubereitungs- und Dosierungsvorschlag:
1-2 gehäufte Teelöffel mit 1/4 l heißem Wasser übergießen, 10-15 min. ziehen lassen. 2-3 Tassen täglich.
Äußerlich zu Waschungen und für Umschläge.

Inhaltsstoffe:
Saponine, Gerbstoffe

Ysopkraut

(Hyssopi herba)

Anwendung:
Bei Magen-Darmstörungen, als appetitanregendes und verdauungsförderndes Mittel, harntreibendes Mittel, bei Entzündungen im Mund- und Rachenraum, als schleimlösendes Mittel bei Husten, Antihidrotikum.

Therapeutischer Zubereitungs- und Dosierungsvorschlag:
1-2 gehäufte Teelöffel mit 1/4 l kaltem Wasser übergießen, zum Sieden bringen, 5 min. ziehen lassen oder als Aufguss 2 Tassen täglich.

Inhaltsstoffe:
Ätherisches Öl, Gerbstoffe, Flavonoide

Monographie (Kommission E):
Zur Kreislaufanregung auf natürliche Weise, bei Darmkatarrhen, zur Behandlung von Erkrankungen der Atemwege, Erkältungskrankheiten, Brust- und Lungenleiden, zur Förderung der Durchblutung, zur Verhütung von Frostschäden, Verdauungsstörungen, Darmleiden, Menstruationsbeschwerden, Herzbeschwerden und Augenschmerzen angewendet.
Die Wirksamkeit bei den beanspruchten Anwendungsgebieten ist nicht belegt.
Risiken: keine bekannt
Beurteilung: Da die Wirksamkeit bei den beanspruchten Anwendungsgebieten nicht belegt ist, kann eine therapeutische Anwendung nicht vertreten werden. Gegen die Verwendung als Geschmackskorrigens in Teemischungen bis zu 5% bestehen keine Bedenken.

Zaunrübenwurzel

(Bryoniae radix)

Anwendung:
Bei rheumatischen Beschwerden und Gicht, als stark wirkendes Abführmittel.

Therapeutischer Zubereitungs- und Dosierungsvorschlag:
Sehr vorsichtiger Gebrauch! Von der Verwendung als Tee ist eher abzuraten!
1/2 gehäufter Teelöffel mit 1/4 l Wasser als Aufguss oder Kaltauszug. 1-2 Tassen täglich. Bei Überdosierung treten kolikartige Schmerzen und Durchfälle auf. Darmblutungen sind möglich.

Inhaltsstoffe:
Gerbstoffe, Harz, Glykoside

Zimtrinde

(Cinnamomi ceylanici (oder) cassiae cortex)

Anwendung:
Als appetitanregendes und verdauungsförderndes Mittel, bei Verdauungsstörungen auch mit krampfartigen Beschwerden, als leichtes Sedativum.

Therapeutischer Zubereitungs- und Dosierungsvorschlag:
1 gehäuften Teelöffel mit 1/4 l kaltem Wasser übergießen, zum Sieden bringen, 3 min. ziehen lassen. 2-3 Tassen täglich.

Inhaltsstoffe:
Ätherisches Öl, Gerbstoffe

Monographie (Kommission E):
Appetitlosigkeit; dyspeptische Beschwerden wie leichte, krampfartige Beschwerden im Magen-Darm-Bereich, Völlegefühl, Blähungen
Wirkungen: antibakteriell, fungistatisch, motilitätsfördernd
Dosierung: Tagesdosis 2,0-4,0 g Droge
Kontraindikationen: Überempfindlichkeit gegen Zimt oder Perubalsam, Schwangerschaft.
Nebenwirkungen: häufig allergische Haut- und Schleimhautreaktionen
Wechselwirkungen: keine bekannt

Zitronenschalen

(Citri fructus cortex)

Anwendung:
Als appetitanregendes und verdauungsförderndes Mittel.

Therapeutischer Zubereitungs- und Dosierungsvorschlag:
1 gehäuften Teelöffel mit 1/4 l heißem Wasser übergießen, 10 min. ziehen lassen, oder als Dekokt. Bei Bedarf.

Inhaltsstoffe:
Ätherisches Öl, Bitterstoffe, Gerbstoffe

Wirkstoffe und Wirkrichtungen

Wirkstoffe und -richtungen

Bei Auszügen aus Heilpflanzen, die für Kräutertees verwendet werden, handelt es sich überwiegend um Vielstoffgemische. Die Wirkung eines solchen Tees ist nur in den seltensten Fällen auf einen einzelnen Wirkstoff zurückzuführen. Der therapeutische Nutzen wird vorwiegend durch das Zusammenwirken mehrerer, oft vieler Inhaltsstoffe erreicht. Diese beeinflussen sich meist gegenseitig; die Wirkung kann dadurch verstärkt, in seltenen Fällen auch abgeschwächt werden.

Die moderne, »rationale« Pflanzentherapie strebt immer mehr die aus der Pflanze gewonnene »Reinsubstanz« an – wobei allerdings auch diese oft bereits aus einem Konglomerat einer Wirkstoffgruppe besteht. Zweifellos besitzen diese »Reinsubstanzen« eine präziser zu berechnende Wirkung, sofern diese auf eine spezielle, meist eingeschränkte Wirkung bezogen ist.

Das Wissen über einzelne Wirkstoffe wird stetig größer – wir sollten aber nicht das Gesamte, das Zusammenspiel von biologischen Komplexen auf einen biologischen Organismus als kybernetisches System mit unzähligen Wechselwirkungen aus den Augen verlieren. Reinsubstanzen wie auch Gesamtauszüge haben sicherlich ihre Berechtigung und ihr nützliches, meist unterschiedliches Anwendungsgebiet.

Der Anwender muss im Einzelfall entscheiden, welche Zubereitungsart am besten für die Heilung des Patienten oder zur Linderung seiner Beschwerden geeignet ist.

Viele Pflanzen besitzen als natürliches Vielstoffgemisch stark wirkende Bestandteile, deren Wirkung oft sofort einsetzt. Andere lassen lediglich eine schwache Sofortwirkung erwarten oder es tritt nur längerfristig das gewünschte Ergebnis ein. Dies sollten wir bei aller Fixierung auf den Einzelwirkstoff, die reproduzierbare Sofortwirkung und bei allen neuen Erkenntnissen nicht aus den Augen verlieren!

Eine Pflanze besteht als lebendiges Wesen aus vielen Stoffen, hat bestimmte Eigenschaften und charakteristische Reaktionsweisen auf Lebens- und Umweltbedingungen. Es sollte nicht als »Phytoromantik« bezeichnet werden, wenn von einem Vielstoffgemisch in einem lebendigen Organismus anderes erwartet wird – ja erwartet werden kann – als von einem einzelnen Wirkstoff. Die Auswirkungen können kaum objektiv gemessen werden, die vielfältigen Wirkungen auf den Organismus sind meist nur schwer nachprüfbar und in den seltensten Fällen exakt zu kontrollieren.

Deshalb dürfen wir oft jahrhundertelange Erfahrungen nicht vorschnell verwerfen. Wissen und Erfahrung befinden sich ständig im Fluss. Sie können sich ergänzen, gegenseitig bestätigen oder zur Relativierung des einen oder anderen führen. Bis zum eindeutigen Beweis des Gegenteils bestehen sie jedoch nebeneinander und sind beides Teile der naturheilkundlichen Wissenschaft, deren Grundlagen die Erfahrung, Beobachtung, das Erforschen und Erkennen sind.

Ätherische Öle

Ätherische Öle sind in Pflanzen weit verbreitet und können in allen Pflanzenteilen vorkommen. Die Konzentration in den einzelnen Pflanzenteilen ist von Pflanze zu Pflanze verschieden und hängt auch von der Vegetationsphase ab. In der Blütezeit z.B. ist der Gehalt in den Blüten sehr hoch. Sie befinden sich meist in Ölzellen, Ölräumen oder Drüsenhaaren. Sowohl der Gehalt als auch die Zusammensetzung sind genetisch fixiert. Oft ist ein bestimmtes ätherisches Öl bei einer Pflanze vorherrschend.
Manche Pflanzen besitzen aber auch ganze Gruppen von ätherischen Ölen, deren Verhältnis zueinander sich zudem während der Vegetationszeit verändern kann. Ihre Aufgaben sind sehr unterschiedlich: als Lockstoff für Insekten, als Abwehrstoff gegen Mikroorganismen oder Hemmstoff für die Keimlinge von Konkurrenzpflanzen.
Bei ätherischen Ölen handelt es sich um lipophile Stoffwechselprodukte. Sie sind in der Regel bei Zimmertemperatur flüssig und bestehen oft aus mehreren hundert Komponenten.
Selbst bei einer Konzentration von 1:106 können sie gerochen und bei einer Verdünnung bis zu 1:4.000.000 geschmeckt werden.
Ätherische Öldrogen haben einen Mindestgehalt von 0,1 Prozent, im Mittel 1-2,5 Prozent und können sogar eine Konzentration von 20 Prozent aufweisen. Sie müssen unbedingt kühl, dunkel und trocken gelagert werden. Häufige Bestandteile sind Mono-, Di- und Sesquiterpene.
In der Regel wirken ätherische Öle antimikrobiell, antibakteriell, antimykotisch, meist auch virostatisch oder gar virozid. Bereits das Einatmen von ätherischem Öl kann keimtötend wirken. Verschiedene ätherische Öle entfalten eine diuretische, spasmolytische, antiphlogistische, sedative, anästhesierende, karminative, expektorierende oder choleretische Wirkung.

Alkaloide

Meist handelt es sich um stark wirkende, im Pflanzenreich weit verbreitete Stoffe. Man kann sie auch als »Heilgifte« bezeichnen, einige zählen zu den stärksten Giften. So sind z.B. in 10 bis 20 Prozent der Gefäßpflanzen Alkaloide vorhanden. Bis jetzt sind davon über 7.000 bekannt. Sie können in allen Pflanzenteilen vorkommen.
Ein Hauptalkaloid wird oft von Nebenalkaloiden begleitet. Es wurden in einzelnen Pflanzen mehr als 20 Alkaloide festgestellt, die bekanntesten sind Nikotin und Coffein, aber auch Atropin, Chinin, Codein, Ephedrin, Morphin und Strychnin. Sie sind an der Endung »in« als Alkaloid zu erkennen.
Alkaloide sind stickstoffhaltige, meist heterozyklische Verbindungen und liegen oft als wasserlösliche Salze organischer Pflanzensäuren (z.B. Essig- oder Apfelsäure) vor. Einige sind auch an Gerbstoffe gebunden.
Alkaloide lösen unterschiedliche Wirkungen aus: Als Genuss-, Heil- und Suchtmittel begleiten sie schon lange den Menschen. Obwohl vieles heute bekannt ist, dürften die Alkaloide noch viele Geheimnisse in sich bergen.

Alliine

Sie sind als charakteristische Aromastoffe für die Allium-Familie bekannt, zu der Knoblauch, Schnittlauch, die Zwiebel und Bärlauch gehören. Neben den Alliaceae findet man sie in Brassicaceae, Compositae und Leguminosae.
Erstaunlicherweise sind sie geruchlos. Erst durch Cyelisierung entsteht – ebenfalls geruchloses – Cycloalliin, daraus Allysulfensäure, hieraus wiederum Allicin. Diese Substanz mit dem typischen Knoblauchgeruch ist in Wasser kaum löslich. Da Allicin der Hauptwirkstoff ist, gehört die Geruchsbegleitung dazu.

Alliine und Cycloalliine wirken fibrinolytisch und thrombozytenaggregationshemmend und damit vorbeugend gegen Thrombosen. Der Cholesterolgehalt im Blut wird gesenkt. Hervorzuheben ist auch die antibiotische Wirkung, durch die das Wachstum von grampositiven und gramnegativen Bakterien bis zu einer Verdünnung von 1:125.000 gehemmt wird.

Anorganische Bestandteile/ Mineralstoffe und Spurenelemente

Pflanzen enthalten eine Vielzahl anorganischer Substanzen, z.B. in Form von Salzen. Mineralstoffe und Spurenelemente liegen im breiten Spektrum vor. Viele sind in organischen Verbindungen enthalten, wobei Struktur und Menge meist noch unzureichend erforscht sind. Nur wenige Mineralstoffe und Spurenelemente sind bei Heilpflanzentees von direkter pharmakologischer Bedeutung, zumal die mit der pflanzlichen Nahrung aufgenommenen Mengen normalerweise ungleich höher sind. Eine Rolle spielt jedoch auch die Löslichkeit und Aufnahmefähigkeit von Mineralstoffen und Spurenelementen, die in organischen Verbindungen größer ist.

Antibiotische Stoffe

Sie sind in der Lage, vermehrungsfähige und krank machende Agentien zu hemmen oder gar zu eliminieren. Als eigentliche Antibiotika gelten die von Eubacteria und Mycophyta gebildeten Stoffe. Jedoch auch viele ätherische Öle, Flavonoide, Gerbstoffverbindungen, Saponine, Senf-Öle und verschiedene andere Stoffverbindungen höherer Pflanzen besitzen eine antibiotische Wirkung.

Bei den antibiotischen Stoffen handelt es sich um Stoffwechselprodukte, die gegen Mikroorganismen oder Viren wirksam sind. Sie wirken bakterizid, wenn ein Krankheitserreger abgetötet wird und der Zelltod von Bakterien durch irreversible Schädigungen eintritt. Entsprechendes gilt für Viren bei einer viroziden und für Pilze bei einer fungiziden Wirkung.

Ein bakterio-, viro- oder fungistatischer Wirkstoff hemmt lediglich das Wachstum oder die Vermehrung von Erregern.

Anthrazenderivate

Es sind etwa 200 Anthrachinone bekannt. Rund die Hälfte kommt in Blütenpflanzen vor, von denen die bekanntesten Aloe, Faulbaum, medizinischer Rhabarber und Senne sind.

Anthrazenderivate zählen zu den Polyketiden, wobei es sich um Derivate des trizyklischen Kohlenwasserstoffs Anthrazen in verschiedenen Oxidationsstufen handelt (Anthron, Anthranol, Anthrachinon), die meist in glykosidischer Bindung vorkommen.

Im Dickdarm werden Anthrazenderivate hydrolisiert (vorwie-

gend durch Escherichia coli) und zu laxativ wirksamen Derivaten metabolisiert. Die Permeabilität der Darmmukosa für Elektrolyte wird durch sie verändert, wodurch die Wasserresorption vermindert wird. Daraus folgt eine Erhöhung der Flüssigkeitsmenge im Dickdarm, wodurch der Darminhalt weich bleibt und leichter entleert werden kann. Dies nennt man »hydrogoge Laxanswirkung«. Die Passage-Geschwindigkeit wird zudem durch eine veränderte Darmmotorik beeinflusst und die Verweildauer im Darm verkürzt. Damit sind sie hilfreich bei allen Erkrankungen, bei denen eine leichte Defäkation mit weichem Stuhl gewünscht wird, sowie bei einer akuten Obstipation.
Da jedoch vermehrt Elektrolyte ausgeschieden werden, sollte ein längerer Gebrauch vermieden werden. Es gehen vor allem Kalium- und Natrium-, jedoch auch Magnesium- und Calcium-Ionen verloren. Durch die Kaliumverluste nehmen zudem Peristaltik und Tonus der glatten Muskulatur ab, was zur Darmträgheit führt. Kaliumverluste können so zu Störungen der Herz- und Nierenfunktion führen.
Eine gleichzeitige Einnahme von Digitalisglykosiden erhöht zudem deren Toxizität. Schädigungen der Darmschleimhaut mit pathologischen Veränderungen der Darm- und Nervenzellen sind bei längerem Gebrauch nicht auszuschließen.

Balsame

Es handelt sich um Gemische, die sich durch einen aromatischen Geruch auszeichnen. Sie kommen in einer mehr oder weniger homogen gelösten Form in ätherischen Ölen vor.
Balsame sind fäulniswidrig, haut- und schleimhautreizend und wirken antiseptisch, entzündungswidrig und granulationsfördernd.

Bitterstoffe

Sie sind in Pflanzen weit verbreitet, gehören aber keiner einheitlichen chemischen Stoffklasse an. Sie wurden lediglich deshalb zusammengefasst, weil sie die gemeinsame Eigenschaft haben, die Bitterrezeptoren in den Geschmacksknospen des Zungengrundes zu erregen.
Oft handelt es sich um sauerstoffhaltige, stickstofffreie pflanzliche Verbindungen, die chemisch sehr unterschiedlichen Stoffklassen angehören. Eine Unterteilung erfolgt in terpenoide und nicht terpenoide, wobei man die Terpene als Mono-, Sequi-, Di-, Tri-, Tetra-, Poly- und Sesterpene unterschei-

det. Flavonderivate, Phloroglucinderivate und Oligosacharide wie Gentianose zählen zu den nichtterpenen Bitterstoffen.
Als Hauptgruppen der Bitterstoffdrogen unterteilt man Amara tonica (simplex) mit vorwiegend reinen Bitterstoffen, Amara aromatica, die Bitterstoffe mit ätherischen Ölen besitzen, und Amara acria, die sich durch Bitterstoffe mit Scharfstoffen auszeichnen.
Möglich ist auch eine Einteilung in Amara pura, z.B. Enzian, Amara mucilaginosa, als Bitterstoffe mit Schleimstoffen, wie dem Isländischen Moos, Amara aromatica, wie Wermutkraut, und Amara adstringentia, wie Chinarinde.
Die Bitterwerte betragen z.B. bei Pomeranzenschalen (Aurantii pericarpium) > 600, bei Enzianwurzeln (Gentianae radix) > 10.000 und bei Bitterholz (Quassiae lignum) > 40.000.
Über den Nervus vagus regen Bitterstoffe reflektorisch die Speicheldrüsen und die Magensaftsekretion an. Im Magen bewirken sie durch freigesetztes Gastrin auf humoralem Wege eine Sekretionssteigerung bis zu 30 Prozent. Außerdem stimulieren sie die Motorik und regen die Pankreassaftproduktion an. Dadurch wird die Nahrung besser aufgeschlüsselt und die Resorption gesteigert. Zugleich erfolgt eine Anregung der Gallensekretion. Über das Verdauungssystem hinaus werden auch die Blutgefäße und die Muskulatur tonisiert.
Hopfenbitterstoffe – als Untergruppe – wirken sedativ, hypnotisch und besitzen bakteriostatische Eigenschaften.

Cholin

Cholin findet sich in zahlreichen Pflanzen. Cholin bzw. Acetylcholin erregt den Vagus, erhöht die Erregbarkeit der glatten Muskulatur im Darm und im Uterus und senkt die Pulsfrequenz und den Blutdruck.

Cumarine

Cumarin ist als Duftstoff des Waldmeisters allgemein bekannt. Er liegt bei frischen Pflanzen normalerweise in glykosidischer Bindung vor. Erst während des Trocknens wird er freigesetzt. Über 500 verschiedene Verbindungen sind bekannt. Unterschieden werden einfache Cumarine, Furano-, Hydroxy- und Pyranocumarine. Sie kommen als Glykoside (Hydroxycumarine) oder als lipophile Substanzen vor. Einfache Cumarine entfalten bakterizide, gefäßerweiternde,

spasmolytische und zentralsedierende Eigenschaften. Furanocumarine wirken photosensibilisierend.
In höheren Dosen führen Cumarine zu Kopfschmerzen, Benommenheit und Leberschädigungen.

Farbstoffe (pflanzliche)

Aus der Anthocyanreihe sind rote bis blaue Farbstoffe bekannt:

- Azulen sind blau gefärbte, bizyklische Sesquiterpene, die aus farblosen Vorstufen bei höherer Temperatur entstehen.
- Betacyane sind rot-violette; Betaxanthine gelbe, glykosidische Farbstoffe
- Carotine kennen wir als Provitamin A. Es handelt sich um sauerstofffreie gelbe bzw. rot-gelb gefärbte, lipophile Tetraterpenverbindungen.
- Chlorophylle kommen in allen grünen Pflanzen als grüne bis blaugrüne Pyrrolfarbstoffe vor.
- Gelb gefärbte Flavone siehe folgende Seite »Flavonoide«

Fette, Öle

Vor allem in Samen und Früchten finden sich die fetten Öle. Sie bestehen vorwiegend aus Glyceriden (Ester des Glycerins mit verschiedenen Fettsäuren). Wachse sind Ester von Fettsäuren mit weiteren höher molekularen Alkoholen. Es wird unterschieden zwischen Fetten mit einem hohen Gehalt an ungesättigten Fettsäuren, Ölen mit viel einfach ungesättigten, zweifach ungesättigten und mit einem hohen Gehalt an stark ungesättigten Fettsäuren.
Essentielle Fettsäuren können vom Organismus nicht selbst gebildet werden und müssen deshalb mit der Nahrung bzw. aus Pflanzen aufgenommen werden. Sie spielen im Fettstoffwechsel eine große Rolle und wirken in der Regel vorbeugend gegen Arteriosklerose.
Öle entfalten eine schützende und entzündungshemmende Wirkung auf der Haut und dienen als Grundlagen für Salben.

Fermente (Enzyme)

Sie sind zahlreich in Pflanzen vorhanden und zu einem großen Teil wasserlöslich. Es kommt ihnen eine große Bedeutung bei verschiedenen Stoffwechselvorgängen zu.

Flavonoide

Es handelt sich um verschiedene Stoffe mit gleicher chemischer Grundstruktur. Da Pflanzen mit Flavonen dem Gelbfärben (flavus lat. gelb) von Baumwolle und Wolle dienten, entstand die Bezeichnung Flavonoide.
Später wurden alle Inhaltsstoffe mit einer gemeinsamen Grundstruktur als Flavonoide bezeichnet, unabhängig von ihrer Farbe. Es sind etwa 2.000 natürlich vorkommende Flavonoide bekannt. Rutosid (Rutin), Silymarin und Troxerutin zählen zu den bekanntesten.
Meist sind die Flavonoide als Glykoside oder saure Glykoside im Zellsaft der Pflanzen gelöst. Sie besitzen sehr unterschiedliche chemische und physikalische Eigenschaften: Sie dienen den Pflanzen als Lockstoffe für Insekten, die zum Bestäuben benötigt werden, aber auch als Schutz gegen Schadinsekten, Pilz- oder Virusinfektionen. Daneben sind sie an der Kontrolle von Wachstumsvorgängen, am Zellstoffwechsel und anderen wichtigen biologischen Funktionen beteiligt. Flavonoide besitzen auf Grund ihrer unterschiedlichen Eigenschaften keine einheitliche Wirkrichtung. Einige Wirkungen sind hervorzuheben:

- lokal antiphlogistische
- antihämorrhagische und antisklerotische (Rutin und Citrusbioflavonoide)
- östrogenartige (Isoflavone)
- antiallergische (Citrusflavone, Quercetin)
- diaphoretische
- ödemprotektive
- diuretische und spasmolytische

Die Wirkungen auf die Gefäße bei koronaren und peripheren Durchblutungsstörungen und bei Kapillarbrüchigkeit, auf die Venen und auf das Leberparenchym (Silymarin) sind ebenfalls von Bedeutung.

Gerbstoffe

Sie sind im Pflanzenbereich weit verbreitet. Man findet sie konzentriert in der Rinde und den Wurzeln, aber auch die Blätter sind oft gerbstoffreich. Ihren zusammenziehenden Charakter nutzt man, um Tierhaut zu gerben und in Leder umzuwandeln. Pflanzliche Gerbstoffe sind leicht wasserlösliche, phenolische Verbindungen.

Zur innerlichen Anwendung sind nur Gerbstoff-Eiweißverbindungen geeignet, wie sie in der Ganzdroge vorliegen. Die eiweißfällende Wirkung von Gerbstoffen wird medizinisch genutzt. Auf der

Haut und der Schleimhaut führt eine niedrige Konzentration zu einer oberflächlichen Verdichtung des Gewebes, zugleich wird eine schützende Membran gebildet. Dieser adstringierende Charakter – mit der Bildung eines Koagulationsmembrans in den obersten Schichten der Schleimhäute und des Bindegewebes – wirkt reizmildernd, entzündungswidrig, sekretionshemmend und schwach lokal-anästhetisch. Auf Bakterien wirkt dies hemmend oder abtötend.
Gerbstoffe setzen die Resorptionsfähigkeit der Haut herab und verhindern dadurch, dass Krankheitserreger und giftige Zerfallsprodukte tiefer eindringen. Sie wirken auf Haut und Wunden trocknend. Festgestellt wurden auch bakterizide und resorptionsmindernde Eigenschaften.
Entzündete Schleimhäute, Hautentzündungen, nässende Ekzeme und schlecht heilende Wunden sind bevorzugte Anwendungsgebiete.
Bei manchen Drogen wird durch einen Kaltauszug der Gerbstoffgehalt gering gehalten, da hohe Dosen die Magenschleimhaut reizen.

Glykoside

Sie liegen in verschiedenen Verbindungen vor und sind im Pflanzenreich weit verbreitet. Zu den wesentlichen Untergruppen zählen die herzwirksamen Glykoside, die Anthrachinonglykoside, die cyanogen Glykoside (Blausäureglykoside), Farbstoffglykoside, Glucosinolate (Senfölglykoside), Phenolglykoside und Saponinglykoside.
Für die Glykoside ist es typisch, dass eine Zuckerkomponente – daher der Name – aus Monosacchariden mit einer Nichtzuckerkomponente (Aglykon) verbunden ist.

Glykoside entfalten unterschiedliche Wirkungen: Von großer medizinischer Bedeutung sind die herzwirksamen Glykoside. Sie steigern die Kontraktionskraft der Herzmuskulatur (positiv inotrope Wirkung), jedoch nur am insuffizienten Herzmuskel, zugleich wird die Schlagfrequenz verlangsamt (negative chronotrope Wirkung). Sie verzögern die Erregungsleitung und wirken nur auf das Herz.
Durch eine verbesserte Kreislaufsituation wird der venöse Rückstau beseitigt, was stimulierend auf die Wasserausscheidung wirkt. Die verschiedenen Herzglykoside

unterscheiden sich in ihrer Wirkung auf das Herz nur wenig. Unterschiede bestehen in der Resorptionsquote, der Latenzzeit bis zum Wirkungseintritt und der Wirkungsdauer. So tritt die Wirkung bei oral eingenommenen Convallariamitteln bereits nach etwa 30 Minuten ein, die Resorptionsquote ist jedoch gering und der Wirkungsverlust beträgt 50 Prozent pro Tag. Mehrmalige Gaben pro Tag sind somit angebracht. Die Kumulationsgefahr ist gering.

Digitalispräparate haben eine gute Resorptionsquote. Die Wirkung tritt langsamer ein, hält aber bis zu 21 Tagen an. Der Wirkungsverlust beträgt nur 7 bis 20 Prozent pro Tag – damit ist die Kumulationsgefahr relativ groß. Hinzu kommt, dass der für eine Wirkung erforderliche Wirkstoffspiegel und eine mögliche Überdosierung nahe beieinander liegen.

Harze

Es handelt sich um amorphe, nicht flüchtige, meist harte bis spröde Ausscheidungsprodukte von Pflanzen. Als Stoffwechselendprodukte liegen sie in den Exkreträumen in emulgierter, gelöster oder suspendierter Form vor. Bei einer Verletzung der Pflanze treten sie spontan aus und erhärten an der Luft.
Es gibt Benz-, Terpen- und Gummiharze, die sich entsprechend ihrer chemischen Zusammensetzung unterscheiden. Harze sind in Wasser meist unlöslich, dagegen gut löslich in Alkoholen, ätherischen und fetten Ölen.
Harze haben fäulniswidrige, haut- und schleimhautreizende Eigenschaften. Sie wirken antiseptisch, entzündungswidrig und granulationsfördernd.

Kawa-Pyrone

Kawa-Pyrone kommen in den Wurzelstöcken (Kava-Kava rhizoma) des Piper methysticum (Rauschpfeffer) vor. Die Wurzelstöcke können 2 bis 10 kg schwer sein. Durch das Ansetzen zerkauter kleiner Wurzelstücke wurde daraus ursprünglich ein Trunk hergestellt.
Es handelt es sich biogenetisch um Polyketide, die aus einer Zimtsäure und zwei Malonyl-Einheiten bestehen.
Kawa-Pyrone werden bei Nervosität und Überreizungszuständen verwendet. Sie wirken muskelrelaxierend, psychotonisierend, schlafinduzierend, vasodilatorisch und spasmolytisch. Die Erregbarkeit des limbischen Systems

wird herabgesetzt, wodurch eine Dämpfung der emotionalen Erregbarkeit erfolgt und sich die Stimmungslage verbessert.
Überdosierung kann zu reversibler Appetitlosigkeit, Ataxie, Diarrhoe und Hautläsionen führen!

Kieselsäure

In Gräsern, Raublattgewächsen und Schachtelhalmen sind nennenswerte Anteile von Kieselsäure abgelagert. Die Salze der Kieselsäure sind teilweise wasserlöslich und stehen damit im Tee zur Verfügung. Als unentbehrlicher Baustein für den menschlichen Organismus, insbesondere für das Bindegewebe und die Haut, können mit Kieselsäuredrogen vorhandene Defizite ausgeglichen werden.

Organische Säuren

Neben Fruchtsäuren (z.B. Wein-, Zitronen-, Apfelsäure) spielen die azyklischen Mono-, Di- und Tri-Carbonsäuren eine Rolle. Toxikologisch bedeutsam ist die weit verbreitete Oxalsäure.

Salicylsäurederivate

Sie kommen in den Pflanzen meist als Glykosidverbindungen vor. Die Weidenrinde dürfte die bekannteste Salicyldroge sein. Das Salicin und die Salicylate der Weidenrinde werden in der Leber zu Salicylsäure metabolisiert. Sie entfaltet entzündungshemmende, fiebersenkende und schmerzstillende Eigenschaften.

Saponine

Sie verdanken ihren Namen der Eigenschaft, mit Wasser wie Seife zu schäumen, haben chemisch gesehen jedoch mit Seife nichts zu tun. Als Begleitstoffe sind sie im Pflanzenreich weit verbreitet.
Die glykosidischen Pflanzenstoffe werden in zwei Gruppen unterteilt: Die Steroidsaponine, von denen man etwa 100 kennt, sind mit den herzwirksamen Glykosiden verwandt und kommen z.B. in Maiglöckchen vor. Von den Triterpensaponinen sind etwa 200 bekannt.

Saponine wirken resorptionsfördernd und expektorierend. So wird z.B. zäher Schleim in den Atemwegen verflüssigt und kann besser abgehustet werden.
Außerdem kann durch Saponine eine schnellere und intensivere

Aufnahme gelöster Substanzen erfolgen, wozu die große Oberflächenspannung beiträgt. Antibiotische, antimykotische und antivirale Eigenschaften sind ebenfalls bekannt.
Eine Reizung des Nierenepithels bewirkt eine Mehrdurchblutung, was zu einer vermehrten Harnausscheidung führt. Durch ihre kapillarabdichtende Wirkung entwickeln Saponine ödemprotektive Eigenschaften.
Bekannt sind auch Stoffwechselwirkungen: Niedrige Dosen fördern das Wachstum, höhere dagegen wirken hemmend. Durch die Bindung des Cholesterins an Saponine kann der Cholesterinspiegel gesenkt werden, wodurch der Cholesterinstoffwechsel beeinflusst wird.
Die Schleimproduktion im Magen und den Bronchien, der Speichelfluss und die Magensaftsekretion können stimuliert werden.

Schleimstoffe

Sie befinden sich in unterschiedlicher Konzentration in zahlreichen Pflanzen. Als Schleimstoffdrogen sind insbesondere Leinsamen, aber auch Eibisch und Isländisches Moos bekannt. Es handelt sich um kohlenhydrathaltige Stoffe, die im Wasser stark aufquellen. Sie werden aus Kohlendioxid und Wasser im Photosynthese-Prozess von grünen Pflanzen aufgebaut, um danach als Gerüst- und Reservesubstanzen in den Speicherorganen abgelagert zu werden. Als Produkte des Baustoffwechsels der Pflanze unterliegen sie einem ständigen Auf- und Abbau.
Pflanzenschleime legen sich als schützende Schicht über Haut und Schleimhaut und wirken als Schutzstoffe bei Entzündungen und Verletzungen. Sie halten schädliche Stoffe fern und saugen Sekrete auf.
Pathologische Zersetzungsprodukte im Darm können durch sie neutralisiert werden. Eine gesteigerte Schleimsekretion in den Bronchien kann reduziert und die Resorption verzögert werden. Lokal wirken sie reizmildernd und kühlend.

Senf-Öle

Sie entstehen als meist scharfriechende Ester der Isothiocynansäure durch den Zerfall von Glukosinolaten. Ihre antibakteriellen und hautreizenden Wirkungen sind von pharmakologischer Bedeutung.

Terpentine

Sie sind als Balsame verschiedener Pinaceen bekannt.

Vitamine

Einige Vitamine, wie C und B, sind in zahlreichen Pflanzen vorhanden. Für verschiedene Lebensfunktionen sind Vitamine unentbehrlich. Die rund 20 bekannten werden in wasserlösliche und fettlösliche Vitamine unterteilt, gehören aber verschiedensten Stoffgruppen an.
Ursprünglich glaubte man, dass es sich um Amine handele, woraus der Name Vitamine (Vita und Amine) entstand. Sie umfassen jedoch sowohl einfach gebaute N-freie Verbindungen als auch hoch komplizierte Molekülstrukturen.

Die Vitamine A, D, E und K sind fett-, B, C und H hingegen wasserlöslich. B-Vitamine finden sich vor allem in Samen und Nüssen und umfassen B1 (Thiamin), B2-Komplex mit Riboflavin, Folsäure, Nicotinsäure, Pantothensäure, B6 (Pyridoxin) und B12 (Cyanocobalamin).
Als teils freie, teils gebundene Ascorbinsäure befindet sich viel Vitamin C in grünen Blättern und keimenden Samen. Vitamin H ist ebenfalls in grünen Pflanzen zu finden.
In ölhaltigen Pflanzen findet sich Vitamin F, in der Brennnessel und in Kohl Vitamin K. Andere Vitamine, wie A und D, kommen nur in Vorstufen in den Pflanzen vor.
Vitamine erfüllen katalytische Funktionen und werden entweder direkt oder nach Abwandlung in Enzyme eingebaut.

Wachse

Bei Wachsen handelt es sich um Ester von Fettsäuren mit höher molekularen Alkoholen. In der Regel werden sie zu den indifferenten Begleitstoffen gezählt.

Anhang

Anhang

Glossar

adjuvant	unterstützend
adstringierend	zusammenziehend
analeptisch	anregend
analgetisch	schmerzlindernd
Anthelminthicum	Mittel gegen Eingeweidewürmer
antiandrogen	die Wirkung männlicher Sexualhormone hemmend
antidyskratisch	stoffwechselverbessernd
Antiemetikum	Mittel gegen Erbrechen
antiexsudativ	sekrethemmend
antihelmintisch	gegen Würmer
Antihidrotikum	schweißregulierendes Mittel
antimykotisch	gegen Pilze
antiphlogistisch	entzündungshemmend
antipyretisch	fiebersenkend
antivomitiv	brechreizstillend
Aphrodisiakum	Sexualtrieb anregendes Mittel (potenzsteigernd)
bathmotrop	die Reizschwelle des Herzens verändernd
Bronchialkonstriktion	Zusammenziehen der Bronchien
bronchodilatatorisch	die Bronchien erweiternd
carzinogen (karzinogen)	krebserregend
cholagog	gallensaftfördernd
Cholagogum	galletreibendes Mittel
Choleretikum	Gallenabsonderung in den Leberzellen anregendes Mittel
choleretisch	gallenflussfördernd
Cholezystopathien	Gallenblasenleiden
chronotop	die Schlagfrequenz des Herzens beeinflussend (negativ=mindernd; positiv=steigernd)
diaphoretisch	schweißtreibend
Diuretikum, diuretisch	harntreibendes Mittel, Harnausscheidung anregend
Droge	getrocknete Pflanzen, Pflanzenteile

dromotrop	die Leistungsgeschwindigkeit des Herzmuskels betreffend
Dysmenorrhoe	schmerzhafte Regelblutung
dyspeptisch	gestörte Verdauungsfunktion
euphorisierend	stimmungshebend
expektorierend	auswurffördernd
Extraktionsmittel	Auszugsmittel
Gefäßpermeabilität	Gefäßdurchlässigkeit
granulationsfördernd	neues Gewebe bildend
hämostyptisch	blutstillend
hepatogen	von der Leber ausgehend
humoral	die Körperflüssigkeiten betreffend
hypoglykämisch	Blutzucker senkend
hypotensiv	spannungs- (druck-) erniedrigend
inotrop	die Schlagkraft des Herzens beeinflussend (positiv=verstärkend, negativ=ermindernd)
karminativ	verdauungsfördernd (carminare=reinigen)
koronardilatatorisch	herzgefäßerweiternd
Laktagogum	milchtreibendes Mittel
laktagog	milchfördernd
Laxans, laxierend	mildes Abführmittel, abführend
Lymphagogum	die Bildung von Lymphe förderndes Mittel
Lymphikinetik	Lymphbewegung
Miktionsbeschwerden	Beschwerden beim Harnlassen
Noxe	schädigendes Agens, krankheitserregende Ursache, Schadstoff
Peristaltik	fortschreitende Bewegung, z.B. des Magens oder Darms
propulsiv	vorschnellend
Roborans	Stärkungsmittel
Saponine	Seifenstoffe
spasmolytisch	krampflösend, entspannend
sekretolytisch	schleimlösend
Stomachikum	appetit- und verdauungsanregendes Mittel

Anhang

Literatur

Benedum I., Loew D., Schilcher H.: Arzneipflanzen in der Traditionellen Medizin. Kooperation Phytopharmaka, Bonn, 2000

Braun H., Frohne D.: Heilpflanzenlexikon, Fischer Verl., Stuttgart 1994

Hänsel R.: Phytopharmaka. Grundlagen und Praxis. Springer Verlag, Berlin, 1996

Karl J.: Neue Therapiekonzepte für die Praxis der Naturheilkunde. Pflaum Verlag, München 1995

Lindemann G.: Tee-Rezepte. Foitzick Verlag, München, 1994

Pahlow M.: Das große Buch der Heilpflanzen. Gräfe & Unzer Verlag, München, 1997

Rothmaler R.: Phytotherapie. Sonntag Verlag, Stuttgart, 1994

Schneider G., Hiller K.: Arzneidrogen. Spektrum Akademischer Verlag, Heidelberg, 1999

Schulz V., Hänsel R.: Rationale Phytother. Springer Verl., Berlin '99

Vonarburg B.: Natürlich gesund mit Heilpflanzen. Karl F. Haug Verlag, Heidelberg, 1988

Wagner H.: Pharmazeutische Biologie; Drogen und ihre Inhaltsstoffe. G. Fischer Verlag, Stuttgart, 1993

Wagner, H., Wiesenauer, M.: Phytotherapie, Fischer Verlag, Stuttgart 1995

Weiss R. F., Fintelmann V.: Lehrbuch der Phytotherapie, Hippokrates Verlag, Stuttgart, 1999

Wichtl M.: Teedrogen und Phytopharmaka. Ein Handbuch für die Praxis auf wissenschaftlicher Grundlage. Wissenschaftliche Verlagsgesellschaft, Stuttgart, 1997

Zizmann P. A.: Die erfolgreiche Teemischung, Verlag Volksheilkunde, Bochum, 2001

Zizmann P. A.: Pflanzliche Tinkturen und Extrakte erfolgreich rezeptieren. Sonntag Verlag, Stuttgart, 1996